U0121532

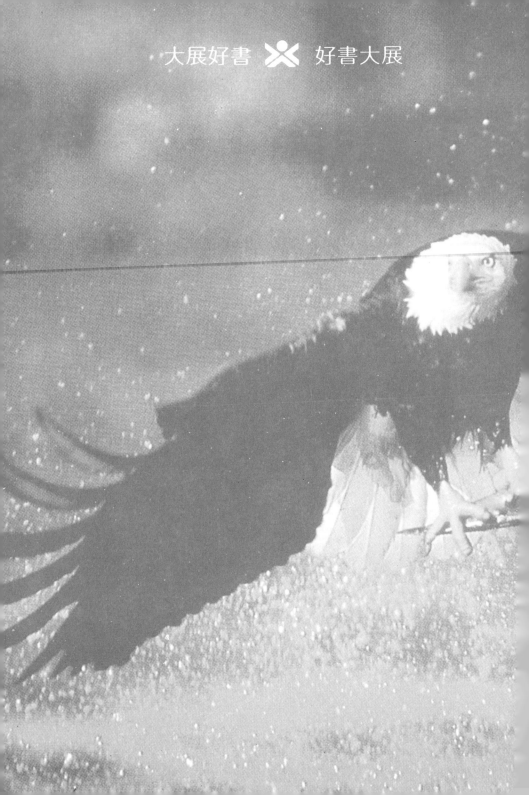

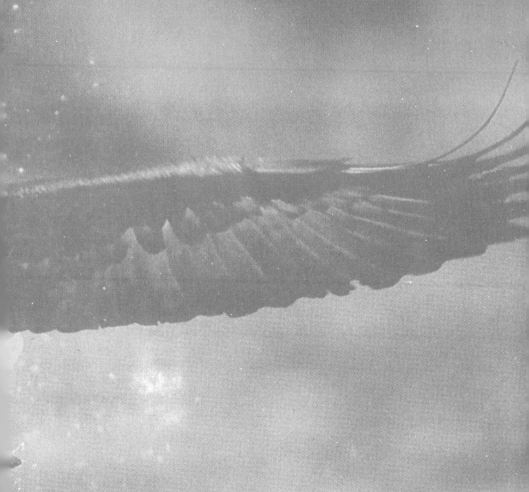

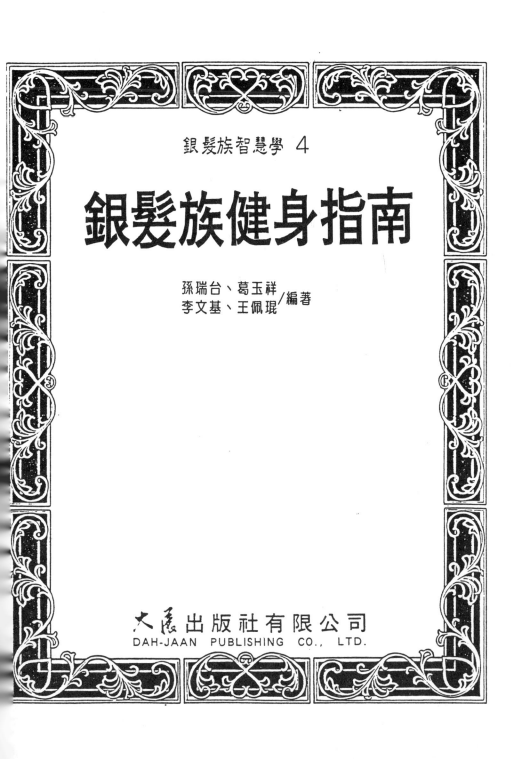

銀髮族智慧學 4

銀髮族健身指南

孫瑞台、葛玉祥
李文基、王佩琨／編著

大展出版社有限公司
DAH-JAAN PUBLISHING CO., LTD.

内　容　提　要

　　作者積多年體療工作的經驗，結合國内外的研究成果，系統介紹了老年人運動健身的意義、對運動擔憂的問題、身體素質的自我評定、運動處方的制定、運動與營養、體重的控制、運動應激反應及其處理措施、運動損傷的防治、適合老年人的運動項目、常見老年病的運動康復指導等。

　　本書通俗易懂，内容詳盡，圖解具體明瞭，對老年人運動健身有重要指導意義，適合於離退休老幹部、幹休所醫務工作者、從事老年運動醫學研究和老年病運動康復治療的醫務人員閱讀。

責任編輯　黃栩兵

前　　言

　　俗話説：「生命在於運動」，科學合理的體育運動對於增強老年人的身心健康、預防疾病和促進康復具有十分重要的意義。爲了指導、幫助老年人體育活動的正確、科學的開展，我們結合多年臨床開展老年體療的經驗，編寫了這本《老年人運動健身指南》一書。本書根據老年人的身體特點，從科學普及的角度，比較詳細地介紹了老年人參加體育鍛鍊的健身的醫學科學知識、老年人常見病的體育療法及身體素質的自我評定等。此書的編寫有些採用了問答式，通俗易懂，十分適合於廣大的老年人，也可供老年運動的組織者，醫院、療養院、幹休所的體療康復醫護人員參考。

　　本書在編寫過程中承蒙解放軍總醫院體療科主任黃美光教授的熱情指導，《中國運動醫學雜誌》編輯部主任李岳生研究員對全書進行了審定，特此表示感謝。

　　由於我們臨床經驗、學術水平還不高，書中缺點在所難免，殷切希望同道們和讀者批評指正。

作者　　於青島

目　　錄

第一章　銀髮族運動健身的意義 …………… 13

　第一節　醫療保健方面 ……………… 13
　　一、降低老年病發病率 ……………… 13
　　二、延長壽命 ……………… 14
　第二節　身體素質方面 ……………… 15
　　一、改善心血管功能 ……………… 15
　　二、保持健康的體型 ……………… 17
　　三、延緩老年性遲鈍 ……………… 18
　　四、使骨骼變堅硬 ……………… 18
　　五、煥發青春 ……………… 19

第二章　銀髮族對運動擔憂的問題 ………… 20

　第一節　年齡與運動 ……………… 20
　　一、運動會加重疲勞嗎？ ……………… 20
　　二、運動難使銀髮族成為一個健康人嗎？ 21
　　三、運動會對銀髮族的健康帶來不利嗎？ 22
　第二節　疾病與運動 ……………… 23
　　一、運動會加重病情嗎？ ……………… 23
　　二、運動會加重冠心病發作嗎？ ………… 24
　　三、運動會使癌症擴散嗎？ ……………… 25
　　四、運動會加重老年抑鬱症的病情嗎？ … 27

五、運動會影響骨質疏鬆症病人

鈣的吸收嗎？ ……………………… 27

六、經常跑步會加重骨關節疾病嗎？ …… 28

七、運動會使恢復期腦出血復發嗎？ …… 29

第三節　日常生活與運動 ……………………… 30

一、年齡大會對運動缺乏興趣嗎？ ……… 30

二、家務活能替代運動嗎？ ……………… 31

三、運動可增加食慾，使體重增加嗎？ … 32

第三章　銀髮族身體素質的自我評定 ………… 33

第一節　心肺耐力的自我測試與評定 ……… 33

一、行走能力試驗 ………………………… 34

二、跑步能力試驗 ………………………… 35

三、登台階能力試驗 ……………………… 41

四、坐站、蹲站試驗 ……………………… 45

五、安靜心率的測定 ……………………… 48

六、肺活量測定 …………………………… 49

第二節　身體柔韌性測試與評定 …………… 51

一、坐位前屈觸摸測定 …………………… 52

二、俯臥軀幹伸展測定 …………………… 54

三、雙肩抬高柔韌性測定 ………………… 54

四、直體前屈柔韌性測定 ………………… 56

第三節　肌肉力量的測試與評定 …………… 58

一、屈膝仰臥起坐 ………………………… 60

二、握力測定 ……………………………… 60

三、俯臥撐力量測定 ……………………… 63

四、引體向上力量測定 …………………… 63

　　五、背力測定 ……………………………… 64

　　六、下肢力量測定 ………………………… 67

　第四節　靈敏性、協調性測試與評定 ……… 70

　　一、快速行走 ……………………………… 70

　　二、垂直跳測定 ………………………… 73

　　三、側跳敏捷性測定 …………………… 73

　　四、閉目單足立地平衡性測定 ………… 75

第四章　銀髮族運動處方的制定 ……………… 79

　第一節　常用的運動試驗 ………………… 79

　　一、運動試驗前的體格檢查 …………… 79

　　二、等級運動試驗的分類 ……………… 85

　　三、常用運動試驗方案 ………………… 91

　　四、運動強度的計算…………………… 100

　　五、運動試驗的心電監護……………… 115

　　六、終止運動的指標及出現

　　　　異常情況的處理…………………… 117

　　七、運動試驗的監護標準……………… 119

　　八、遞增負荷運動試驗的程序………… 121

　第二節　運動處方制定原則…………………… 125

　　一、運動處方的依據…………………… 125

　　二、運動處方的內容…………………… 134

　　三、制定運動處方應注意的問題………… 140

第五章　銀髮族運動與營養、體重的控制…… 153

　第一節　銀髮族的營養………………………… 153

　　一、銀髮族營養一般知識……………… 153

二、銀髮族的膳食……………………… 156

第二節　銀髮族運動與營養……………… 175

一、運動與能量消耗…………………… 176

二、運動與營養素……………………… 181

第三節　銀髮族的體重控制……………… 185

一、肥胖的定義………………………… 185

二、肥胖與健康問題…………………… 185

三、肥胖的原因………………………… 186

四、肥胖的評定………………………… 188

五、肥胖的防治………………………… 208

第六章　銀髮族應激反應及其處理……… 219

第一節　應激反應………………………… 219

一、應激的定義………………………… 219

二、應激的特點………………………… 219

三、應激的影響………………………… 221

四、應激的自我評估…………………… 223

第二節　應激的處理……………………… 230

一、精神調節…………………………… 230

二、運動調節…………………………… 234

第七章　銀髮族運動損傷的防治………… 242

第一節　運動損傷的分期和分類………… 242

一、運動損傷的分期…………………… 242

二、運動損傷的分類…………………… 243

第二節　運動損傷的預防及治療原則…… 243

一、運動損傷的預防…………………… 243

　　二、運動損傷的處理……………………… 248

　第二節　銀髮族常見的運動損傷………… 251

　　一、急性腰扭傷……………………… 251

　　二、急性股二頭肌損傷…………… 253

　　三、踝關節扭傷…………………… 256

　　四、疲勞性骨膜炎………………… 257

　　五、手指挫傷……………………… 258

　　六、脛骨痛………………………… 260

第八章　適合老年人的運動項目……… 261

　第一節　室外運動項目…………………… 261

　　一、行走…………………………… 261

　　二、健身跑………………………… 264

　　三、游泳…………………………… 268

　　四、太極拳………………………… 272

　　五、健身舞………………………… 275

　第二節　室內運動項目…………………… 276

　　一、登樓梯………………………… 276

　　二、登台階………………………… 277

　　三、跳繩…………………………… 278

　　四、原地跑………………………… 279

　　五、夫妻操………………………… 279

第九章　常見病的運動處方…………… 285

　第一節　頸椎病…………………………… 285

　　一、診斷依據……………………… 285

　　二、運動目的……………………… 286

　　三、運動方法……………………………… 286
　　四、注意事項……………………………… 292
　第二節　肩關節周圍炎（僵凍肩）………… 293
　　一、診斷依據……………………………… 293
　　二、運動目的……………………………… 293
　　三、運動方法……………………………… 293
　　四、注意事項……………………………… 300
　第二節　腰痛………………………………… 300
　　一、診斷依據……………………………… 300
　　二、運動目的……………………………… 301
　　三、運動方法……………………………… 302
　　四、注意事項……………………………… 308
　第四節　足痛症……………………………… 309
　　一、診斷依據……………………………… 309
　　二、運動目的……………………………… 310
　　三、運動方法……………………………… 310
　　四、注意事項……………………………… 313
　第五節　偏癱………………………………… 314
　　一、診斷依據……………………………… 314
　　二、運動目的……………………………… 314
　　三、運動方法……………………………… 314
　　四、注意事項……………………………… 319
　第六節　高血壓病…………………………… 320
　　一、診斷依據……………………………… 320
　　二、運動目的……………………………… 320
　　三、運動方法……………………………… 320
　　四、注意事項……………………………… 322

第七節　冠心病……………………………… 323

一、診斷依據……………………………… 323

二、運動目的……………………………… 323

三、運動方法……………………………… 324

四、注意事項……………………………… 328

第八節　慢性支氣管炎、肺氣腫…………… 329

一、診斷依據……………………………… 329

二、運動目的……………………………… 329

三、運動方法……………………………… 330

四、注意事項……………………………… 333

第九節　糖尿病……………………………… 334

一、診斷依據……………………………… 334

二、運動目的……………………………… 334

三、運動方法……………………………… 335

四、注意事項……………………………… 337

第十節　慢性胃炎、消化性潰瘍…………… 339

一、診斷依據……………………………… 339

二、運動目的……………………………… 340

三、運動方法……………………………… 341

四、注意事項……………………………… 343

第十一節　習慣性便秘……………………… 343

一、診斷依據……………………………… 343

二、運動目的……………………………… 343

三、運動方法……………………………… 344

四、注意事項……………………………… 346

第十二節　胃下垂…………………………… 347

一、診斷依據……………………………… 347

　二、運動目的……………………………… 347

　三、運動方法……………………………… 347

　四、注意事項……………………………… 348

第十三節　痔…………………………………… 349

　一、診斷依據……………………………… 349

　二、運動目的……………………………… 349

　三、運動方法……………………………… 349

　四、注意事項……………………………… 351

第十四節　慢性前列腺炎、前列腺增生症 ……

……………………………………………… 352

　一、診斷依據……………………………… 352

　二、運動目的……………………………… 352

　三、運動方法……………………………… 353

　四、注意事項……………………………… 354

第十五節　惡性腫瘤………………………… 354

　一、診斷依據……………………………… 354

　二、運動目的……………………………… 355

　三、運動方法……………………………… 355

　四、注意事項……………………………… 356

第十六節　老年性痴呆……………………… 357

　一、診斷依據……………………………… 357

　二、運動目的……………………………… 357

　三、運動方法……………………………… 358

　四、注意事項……………………………… 358

第一章　銀髮族運動健身的意義

　　銀髮族，特別是離職、退休的人，他們的主要疾病依次為冠心病、高血壓、肺氣腫、慢性支氣管炎、腰腿痛、頸椎病、糖尿病、肩周炎等。這些疾病的發生、發展有些主要歸因於老化，而有些疾病主要是長期缺乏運動的結果。本章主要闡述運動對老年人健康保健及健康質量方面究竟有哪些好處，以幫助他們提高對「生命在於運動」意義的認識。

第一節　醫療保健方面

一、降低老年病發病率

　　關於體育鍛鍊能夠防治疾病的問題，在我國古代醫學文獻中早就有過記載。我國古代名醫扁鵲（公元前771年以前）就曾用「導引」、「體操」來預防和治療疾病。至西漢末年，醫療體育的鼻祖華佗把「導引」發展成五禽戲，即虎、鹿、鳥、熊與猿等戲。就是學五種動物的活動來強身、治病。並說，如果覺得身體不舒服，就起來作一種模仿禽獸動作的體操，稍出汗就停止，這樣就可以覺得輕鬆，就可以血脈流通，增加食慾，不生疾病，好像門軸常能動不易腐爛一樣。當前，老年人的體育運動健身發展較快，普及率在50％以上。美國運動醫學會提出的目標是到2000年老年人參加有規律的運動要達70％以上，可見越來越多的老年人認識

到運動在防治疾病、健身長壽中的作用。根據我們的統計資料表明，離職、退休依據他們的日常生活習慣，分爲經常參加運動組和不經常參加運動組。

經常參加運動組包括游泳隊、長跑隊、門球隊、冬泳隊、網球隊等，以及每天堅持有規律運動1～2小時者。不經常參加運動組包括極少參加或根本不參加有規律運動者。他們在以上幾種主要疾病的發病率方面有著明顯的不同。

經常參加運動組與不經常參加運動組患一種主要疾病的百分比分別是60％和94.26％，患二種主要疾病的百分比分別是55.41％和80.26％，患三種主要疾病的百分比分別是10.27％和42.65％，患四種主要疾病的百分比分別是4.67％和26.35％。

經常運動組的老年人不但慢性病發病率明顯下降，而且其嚴重程度也明顯減輕，經常服藥率也明顯低於不運動組。以最常見的感冒發病率爲例，經常參加運動的老年組3年內僅患過一次感冒者占67.5％，而不經常運動組，年患感冒平均2～3次，可見經常進行運動，明顯降低了疾病的發病率。

二、延長壽命

人的壽命長短受許多因素的影響，如遺傳、飲食、社會、家庭、疾病、環境、精神等。但近幾十年來，運動已被公認是人類健康長壽的重要因素之一。科學研究資料表明，長壽者以體力勞動者居多。

我國109歲的冉大姑說她長壽的經驗是「天天動、血脈通」。實際上我們的祖先賜於我們的機體結構及形態就是用於進行各種活動的，如果你不進行活動，你的機體將不會發達，並且逐漸萎縮，機體的各項生理功能就會出現未老先

衰，這樣就會影響你的壽命。有個叫哈蒙德的醫學博士花費了幾十年的時間，對397 432名不同生活特點的人進行了連續觀察。他將這些人從參加運動的角度分為特別不運動組、略有運動組、中等運動組和較強運動組，發現其死亡率與運動有著密切的關係（圖1－1）。

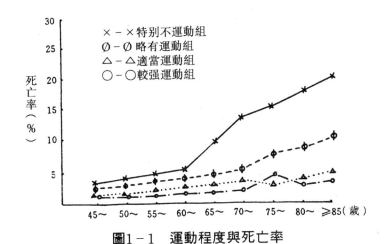

圖1－1　運動程度與死亡率

從圖1－1中可以明顯看出，在50歲之前，4組的死亡率無明顯差異，60歲之後其差異性即逐漸顯示出來，特別不運動組的死亡率則明顯上升，而中等運動組和較強運動組變化不明顯。可見經常運動有利於健康長壽。

第二節　身體素質方面

一、改善心血管功能

運動可以明顯促進心血管功能的改善，使微循環改善。老年人不經常參加運動者，上樓梯就會感到氣喘、心悸。當

你參加一段時間的運動後就會明顯感到上樓梯相當輕鬆、心率不快。隨著參加運動的時間延長，心率還會進一步變緩，這就表明你的心臟耐力變好，心泵血效率提高了。如著名網球明星比約恩·博格安靜時心率每分鐘僅40次左右。老年人經常參加運動，安靜心率平均在65次/分左右，不經常運動者達73次/分左右。單純從心跳次數這個角度去講，經常運動者與不經常運動者相比，假如不經常運動者的心臟可以跳60年的話，那麼，經常運動者的心臟可多跳5～10年，甚至多跳30年左右。這就是運動可延長壽命的一個簡單道理。美國波士頓流行病學研究室哈姆博士連續對5209人進行40年的觀察，發現當安靜心率少於67次/分的，死亡率爲11.1％，而68～75次/分的，死亡率爲20％；當安靜心率高達84～91次/分的，死亡率爲26.9％。

這充分說明死亡率隨安靜心率的增加而增加。減慢心率最有效的方法並不是依賴藥物或臥床休息，而是積極參加運動，以提高心臟每次跳動的排血效果從而使心率變緩。

運動可使你的血壓趨於穩定，使高血壓趨於正常。衆所周知，在腦出血病人中，87％是高血壓病人；在腦血栓形成病人中，73.4％是高血壓病人。高血壓病人發生腦血管病的是正常血壓者的8.7倍，是臨界高血壓的4.7倍。可見腦血管病的死亡率隨著血壓的升高而逐漸增加。所以，對高血壓的藥物治療研究越來越多，有些降壓藥物對降壓確實有一定的近期效果，但是，大多數降壓藥物均存在不同程度的副作用，如腹瀉、疲勞、憂鬱、惡夢、頭痛、陽萎等。因此，對於臨界高血壓，即舒張壓相當於12～12.5KPa（90～94mmHg）的病人，主張用運動療法或放鬆治療（相當於氣功治療）。因爲運動可改善大腦皮層興奮與抑制過程的協調功

能，調節大腦反層與血管的協調性，提高副交感神經的興奮性，從而達到降低血管張力，使血壓下降，緩解或消除頭痛、頭昏及精神緊張等症狀。同時運動降低血壓是在改善心肺功能，促進心臟後備毛細血管開放和新的毛細血管形成，建立側支循環的基礎上使血壓降低的。

運動可使血液成分發生改變。動脈粥樣硬化是老年人的常見病症，而動脈粥樣硬化的形成原因之一，是由於血液中膽固醇過高和高密度膽固醇減少。老年人經常參加運動可以使膽固醇下降和高密度膽固醇增加。在一般情況下，老年人每天堅持中等運動量運動30min，如慢跑、練太極拳等運動2個月後，高密度膽固醇可增高19.9％，低密度膽固醇下降5.9％，血清膽固醇下降7.59％，抗動脈粥樣硬化指數（即高密度膽固醇/血清膽固醇）由運動前的0.35增至0.41，增高17.1％，而致動脈粥樣硬化的指數（血清膽固醇—高密度膽固醇/高密度膽固醇）由運動鍛鍊前的1.92，降為1.48，下降22.9％。可見經常參加運動對預防冠心病具有十分重要的價值，是任何一種藥物都不可代替的。

二、保持健康的體型

人的體型一般分為三大類，即內胚葉型（全身以皮下脂肪發達，脂肪肥厚為特徵的體型，此型屬不健康型），中胚葉型（全身的肌肉和骨骼有力、強壯、發育形態正常，肌肉給人以堅實感覺的體型，此型屬健康型），外胚葉型（全身的骨骼與肌肉纖維瘦弱，外觀有某些異常為特徵的體型，此型也屬不健康型）。經常參加運動的老年人其肌肉張力保持較為正常，延遲發生肌肉的萎縮和退行性變化，保持韌帶有較好的彈性和關節的靈活性。我們測試了經常參加運動的老

年人的雙手握力平均爲33.73kg，而不經常運動的老年人，其握力僅爲19kg，相差十分明顯。據報導，經常運動的老年人縱跳的高度、仰臥起坐的次數、腰前後的曲度均明顯大於不運動者。我們觀察到經常進行健身活動的老年人，駝背發生率明顯低於不運動的老年人。

三、延緩老年性遲鈍

全身反應靈敏度，反應速度可反映全身和大腦的靈活性。隨著年齡的增長，老年人一般反應靈活性降低，興奮過程和抑制過程的轉換速度減慢。運動可以鍛鍊手、眼、足等器官的協調性、靈活性。人的靈敏度、反應速度實際上是人的神經傳導速度在起作用。人的神經傳導速度同其它生理功能一樣隨年齡的增加而逐漸變緩，但較其它生理功能衰退慢，而手足末梢神經的感覺最大傳導速度減慢較爲明顯。

所以，有的老年人常常笨手笨腳，而經常運動的老年人，如常參加網球、乒乓球、木球、羽毛球等，手腳靈活度明顯增強。

四、使骨骼變堅硬

運動可使骨骼變得更爲堅硬，使發生骨質疏鬆症（是指骨皮質變薄、骨小樑減少並變細、即在單位容積中骨的密度減少）的危險因素減少或下降。骨質疏鬆症是老年人的一種自然衰退性病症，在一般情況下，40歲以後，年齡每增加10歲，骨皮質厚度減少5％～7％，骨萎縮率上升9％。在60歲之後約有70％以上的老年人發生骨質疏鬆症。這就是爲什麼老年人在輕度摔傷後容易發生骨折的主要原因。骨質疏鬆症也是引起老年人頸肩腰痛的主要原因之一，不經常進行運動

的老年人患頸肩腰痛的比例明顯高於經常運動的老年人，這是因為經常進行運動可以調節骨礦物質的代謝，提高骨密度。經常運動者骨無機物（鈣、磷、鎂）含量平均達0.857 g/cm²，而不經常運動者僅為0.745g/cm²。所以經常運動可使骨骼堅韌，減少老年人骨折的發病率。

五、煥發青春

運動可使一個人精神面貌有較大的改觀，精力旺盛，身體、精神的自我控制能力加強。老年人腦組織水分、蛋白質、脂肪等的含量及其轉換率逐漸降低，神經細胞數目減少，腦萎縮等，這些都可引起大腦機能的改變，精神活動亦隨之發生變化。這些變化主要表現在情緒改變，60歲以後易出現憂慮情緒，對外界刺激易發生過強的情感反應。

老年人的情緒傾向於焦慮、抑鬱、自卑、無用感。從性格方面許多老年人興趣狹窄、愛好減少、生活單調、刻板、枯燥。為了預防和治療老年人精神疾病，除保持一般精神衛生外，積極參加運動是不可缺少的。運動可以提高血液中的兒茶酚胺，調節情緒。老年憂鬱病就是因血液中的兒茶酚胺明顯下降。所以，用運動治療憂鬱病可取得較好的效果。另外，合適的運動，能使身體產生適當的疲勞和氣順心暢的良性反應，會使人忘卻憂愁和煩惱。

從推遲衰老角度講，運動不但使你外表上年輕，而且最重要的是使你對生活建立了信心。經常參加運動的老年人，你不管是從那個方面去看，均顯示出要比不運動的老年人，同齡人年輕了許多。一般講，堅持有規律運動的老年人，從外表觀察可年輕5～10歲，器官功能方面可年輕3～10年，甚至10～20年。運動可使你的生活充滿生機。

第二章　銀髮族對運動擔憂的問題

　　銀髮族在進行運動之前常常提出一些令他們擔憂的問題。我們根據大多數銀髮族經常談及的問題進行整理，並進行解答，以消除他們的顧慮，放下包袱，積極地參加運動。

第一節　年齡與運動

一、運動會加重疲勞嗎？

　　年邁體弱，四肢無力，這是老年人肌肉力量減退的一種正常生理變化。單純從疲勞名詞的定義上講，疲勞係指由於活動使工作能力及身體機能暫時降低的現象。老年人經常談及的疲勞大致分為精神疲勞和身體疲勞，多數是由於神經肌肉接點和肌纖維及中樞神經系統的疲勞而引起。肌肉力量的下降是引起老年人疲勞的常見原因。例如握力，年齡小於59歲的為21.02kg，60～75歲的為10.59kg，大於75歲的僅為3kg。雙下肢肌力的大小較能反映出體力的大小。

　　據研究結果證明，人在20歲時，雙下肢的肌肉力量可達500kg，30歲之後下降為450kg，40歲之後下降為380kg，50歲則下降為310kg，60歲僅為278kg。所以，對四肢無力的原因在排除因患病而引起的原因之外，一般要從正常生理衰退方面去考慮。老年人進行一定強度的運動，尤其是對於不經常進行運動的老年人，運動後是會感到機體暫時的疲勞，

這是由於運動消耗了體內的能源如血糖，血中乳酸暫時增加，血液 pH 下降等因素而引起的疲勞。但是這種運動後的疲勞要與因肌肉無力而引起的疲勞有本質的區別，運動後的暫時疲勞通過調整運動量、注意運動後休息，疲勞會很快消失的。老年人因肌肉無力所致的疲勞用全身性運動、增加肌肉的收縮、促進肌肉的血液循環，使肌肉得到更多的營養，減少肌肉的萎縮，從而可增加肌力、消除疲勞。

二、運動難使銀髮族成為一個健康人嗎？

首先要弄清楚什麼是健康。世界衛生組織將健康定義爲：健康是指身體、心理、社會均處於良好狀態。世界運動與健康組織將身體健康定爲：以精力旺盛的、敏捷的、並沒有什麼疲倦的完成日常工作及任務，並且有充分的精力利用業餘時間從事其他的工作以及處理其它意外的事情。並且認爲身體健康的人，已被證明比那些身體不健康的人其壽命要長，運動和工作能力較好，積極樂意地參加一切活動。

有規律的、精力旺盛的運動鍛鍊是形成一個健康身體的基礎，同時也是促進幸福生活的能力。隨著我國社會科學文化的不斷發展，生活條件的不斷改善，人們對健康水平的要求愈來愈高。從重病必須就醫，到輕病亦必就醫，甚至發展到無病也追求身體的更加健康而就醫，以致使健康的內涵發生變化。身體無病就是健康的概念已經過時。「健康包括體格、精神、社會三個方面。要求不斷增強體質，保持最佳精神狀態，更有效地進行工作與社會活動，並不斷提高生活質量」。爲了促進和保持銀髮族的身體健康，除注意精神、社會、行爲、生活等因素之外，運動是不可缺少的。有些人患病總是認爲年齡大，這當然是個主要因素。

　　但是，如果銀髮族經常進行運動，許多疾病是可以避免的，如肌肉無力、氣短、反應變慢，骨質疏鬆、關節不靈活、煩惱、老年抑鬱症、老年急躁症、老年嘮叨症、老年孤獨症等。

　　比如人的肺功能，經常進行運動就可延緩衰老。人類從20歲之後，年齡每增加10歲，機體氧分子水平減少10%左右，但是如果堅持運動到70歲，肺活動仍相當於40歲時的水不。研究表明當人變老時，其心肺並沒有變得易疲勞，而是人變得懶惰了。運動可使骨骼吸收過多的鈣和磷，使骨密度增加，使骨骼更強壯有力，皮膚對氧攝入能力增加而使皮膚彈性增加，運動可使體內酶活性增加，使血流通暢，運動可使包括大腦在內的整個機體的健康，全面促進身體素質，不斷提高銀髮族的健康水平。

三、運動會對銀髮族的健康帶來不利嗎？

　　目前對年齡劃分的界限最新標準是45～59歲為中老人，60～74歲為年輕老人，75～89歲為老年人，大於90歲為長壽老人。有人把45～65歲為初老期，66歲以上劃分為老年期。但目前大多數認為80歲以上為高齡老人。高齡老人的運動由於其各方面的生理改變，運動形式，運動量確實不同於60歲的人。但是，許多經驗證明一個人要想延年益壽就要在暮年仍不斷地進行運動。許多百歲以上的老年人仍在堅持進行日常生活方面的勞動、運動。

　　當今世界老壽星易卜拉欣・阿里、哈桑・凱立米現已160歲，每天仍堅持洗冷水澡，早晨做體操，每天步行7km去採購食品。可見高齡老年人進行合適的運動，不會對身體帶來什麼不利的影響。但是，高齡老年人的運動如果不合適，

運動強度大，易引起損傷，使機體功能降低，反而加速了衰老。為了安全，高齡老年人不要參加較大運動量的比賽。總之，生命在於運動，長壽在於科學的運動。只要高齡老年人遵循科學運動的原則，運動必將給您帶來健康和長壽。

第二節　疾病與運動

一、運動會加重病情嗎？

有的老年人年大體弱，又患有多種慢性病，進行運動之前又沒有經過醫生的全面檢查，運動的強度、運動的程序掌握不好，缺乏運動科學知識，這樣有可能運動帶來不適，暫時使病情加重。如患冠心病的病人，在運動之前沒經過詳細檢查，運動量又太大，這就有可能發生病情加重。因此，老年人在運動之前要通過醫生的全面檢查，對所患的疾病有個明確的結論，按醫生所開的運動處方進行合理的運動是不會加重病情的。

目前研究及我們臨床經驗，表明運動療法對於運動器官系統的病人（肩周炎、肌肉萎縮等），某些內臟器官系統的病人（腎結石、胃下垂、肺氣腫等），某些神經系統疾病病人（神經衰弱、腦血管意外所致的偏癱等），代謝障礙疾病病人（糖尿病、肥胖等）以及手術後病人的康復是不可缺少的一種治療方法。但是，當患有體溫升高，有化膿性疾病、各種急性病期間、具有出血傾向的病人、骨折或損傷未愈、惡性腫瘤的晚期病人等，應禁忌運動。

除此之外，均可進行合適的運動。很多運動項目，如散步、騎固定自行車等對許多種慢性病均有防治作用。

二、運動會加重冠心病發生嗎？

　　有的冠心病病人長期臥床休息，不走路、不敢運動，擔心運動會加重冠心病發作，這種觀點不確切。心臟病的發生受許多因素的影響，如精神緊張、興奮、憋氣、氣溫驟變、吸煙、飲酒、飽餐等，都有可能因冠心病突然發作而猝死。

　　當然，運動屬於誘發心絞痛的因素之一，如不按運動科學原則的疾走、疾跑、持重物疾走、飯後劇烈運動、逆冷風跑步、走路等。運動中發生的心絞痛屬於運動性心絞痛。這種運動性心絞痛在平時確實存在，是運動過量而引起的，並不是在合適運動量下發生的。這個合適運動量必須通過醫生全面檢查，包括心率、血壓、心電圖等，尤其是運動心電圖的檢查對老年人尤爲重要。

　　病人一定要在醫生運動處方範圍內進行運動，切忌帶有盲目性。目前研究證明科學的運動可使心絞痛發生的次數減少或消失，發作的程度也比不運動者減輕。運動中冠心病病人危險因素發生率究竟有多少呢？這是廣大冠心病病人所關心的問題，卡頓巴赫（kaltenbach）教授對三個國家198所醫院，共計1065923人次的仰臥位踏車、坐位踏車、手臂運動、登梯、平板運動試驗進行了危險因素的評價調查，結果表明運動試驗中因發生急性心肌梗塞而死亡的占0.24人/萬，其心臟病急性發生率僅爲1.2人/萬，類似於其它心臟病急性發作的因素如天氣、環境等。

　　因此認爲冠心病病人只要按科學的方法進行運動是較安全的，但是，如果不注意掌握運動量、麻痺大意、漫不經心往往容易出問題。

二、運動會使癌症擴散嗎？

有關癌症與運動的關係，我們從兩個方面去分析，一是討論運動防癌，二是運動與癌症擴散。

癌症目前確實是影響人的壽命的大敵。1983年世界衛生統計年鑑指出癌症的死亡率在發達國家高達19％，僅次於心血管系統疾病（48％），處於第二位。我國癌症的死亡率僅次於心血管系統疾病、呼吸系統疾病，處於第三位。所以，對癌症的預防是全世界關注的問題。

運動對癌症的預防究竟有沒有作用，這是老年人經常談及的問題。從局部去看，有的老年人經常進行運動仍身患癌症。但從全局去看，從流行病學的角度去看，長期缺乏體育鍛鍊的人群，腫瘤的發病率較高，長期堅持運動的人群，發病率較低。

美國哈佛大學費里希博士，從1925年到1989年，對5398名女性進行長期的流行病學研究，發現經常參加運動者，各類癌症發生率僅為2.3‰，而不經常運動者發生率為7.9‰。兩者相比有明顯的區別。還有人統計，認為極少參加體育活動的婦女，患乳腺癌和生殖系統癌的危險性是積極參加體育運動者的 2 倍。

老年人易患的結腸癌（約占老年人所有惡性腫瘤的15％）也與運動的多少、時間的長短有關。有人對25萬名老年人進行了研究，發現經常運動的老年人，結腸癌的發病率比經常從事靜坐工作，不運動老年人低30％。同時還發現體力活動較多的人，患白血病、腎癌、腦腫瘤的也明顯低於活動少的人，可見運動對防癌有積極作用。

運動防癌的作用機制主要是因為運動能調節情緒、消除

憂慮、使人氣順心暢、形成輕鬆愉快，積極振奮的心理狀態，進一步調動和促進免疫功能。如運動防止結腸癌，這是因爲運動可使老年人的腸蠕動增快，使大便中的某些致癌物作用於結腸粘膜的時間縮短，故而使結腸癌的風險降低。

當然癌症的預防是多方面的，運動僅是癌症綜合預防措施中的一個積極方面。

擔心運動可使癌症進一步擴散、加重的觀點是毫無科學根據的。患癌症後因運動而使癌腫擴散的報導目前還沒有，但術後使癌腫轉移者報導並不少見。衆所周知，癌症的成因受多方面的影響，中醫認爲主要是由於陰陽失調、氣滯血淤形成。現代醫學認爲患癌腫是由於免疫功能低下等。

人的免疫功能隨年齡的增加而下降，腫瘤隨著年齡的增加發生率也增加。這就是說如何提高機體的免疫功能，這對癌腫的治療十分重要。

運動是機體免疫功能的增強劑，老年患癌腫者適當地增加一些有益的運動可以增強體質，提高免疫功能，提高抗病、防病能力。如果堅持運動，血液循環增加，殘留的癌細胞就不容易停留在某個組織、器官內繁殖、擴散。

運動可使白細胞增加，殘留在血液中的癌細胞就要受到更多的白細胞的包圍和攻擊。運動還使各器官的功能增強，使殘留的癌細胞無藏身之處。

傳統的醫療氣功使許多患癌症的病人恢復了健康，表明運動不但沒有使癌腫擴散，反而使腫瘤逐漸縮小、消失。這就證明患癌症的老年人進行氣功鍛鍊可行滯活血、扶正驅邪，調整陰陽、消腫散結，充分調動病人的「內因」和癌症作爭鬥，鏟除致癌的病因，消滅癌病灶。

四、運動會加重老年抑鬱症的病情嗎？

　　老年抑鬱症是老年人最常見的精神狀態。特別是輕症狀的病人極為多見。抑鬱症的發病原因多是功能性精神障礙，而不是像老年期腦器質性精神障礙是由腦或腦血管的老化而引起的。常見原因是老年人因精神不愉快，或因身體老化而引起的痛苦等因素均可發生老年抑鬱症。

　　運動可以阻止抑鬱症的發生與發展，這是由於運動可使內啡肽增加，內啡肽增加又可刺激大腦細胞產生多巴胺。目前研究證明許多老年抑鬱症的發生及肌肉反應變慢，均與大腦缺乏多巴胺有關。

　　運動不會加重老年抑鬱症的，而且由於運動使多巴胺增加，從根本上解決老年抑鬱症的發病病因，因此，運動對治療、預防老年抑鬱症的作用是十分明顯的。

　　從多年組織老年人運動中體會到，經常參加運動的老年人其身體狀況不但較好，而且性格開朗，精神面貌也好，老年抑鬱症發病率明顯低於不參加運動者。另外，每天參加運動要花去一部分時間、共同進行運動，增加了社會的交往，避免了每天那種精神不良，過度緊張、沉默等有害刺激，這些均有利於治療和預防老年抑鬱症。但是，患抑鬱症的老年人運動時要注意安全，防止運動損傷。

五、運動會影響骨質疏鬆症病人鈣的吸收嗎？

　　骨質疏鬆症是老年人的常見病症，對身體的健康造成了很大的危害，僅美國受其危害影響的就有1500萬～2000萬人。在大於65歲的婦女骨折中有1/3是由於骨質疏鬆造成的。老年頸肩腰痛病症，許多是因骨質疏鬆而引起，因此，

對骨質疏鬆症的危害有必要引起人們的關注。

　　骨質疏鬆症的三大成因是由於雌激素下降、鈣攝入少、缺乏運動。因此，將運動作爲骨質疏鬆症防治的主要措施之一。運動防治骨質疏鬆症的主要機理是由於運動可使細胞內的鈣庫——線粒體內的鈣提高132％，促進鈣吸收的維生素D濃度增加，運動可使骨血流增加，內分泌激素增加，飲食量改善等，這些因素均可促進鈣的吸收和利用。因此，患骨質疏鬆症的老年人，不要擔心運動曾影響鈣的吸收。

　　爲了預防骨質疏鬆症，適當的服用鈣製劑是有必要的，一般建議每天服用鈣1200～1500mg。如果僅服鈣劑不運動，老年人骨骼對鈣的吸收仍爲不足。所以，決不能以服鈣劑替代運動。但僅注意運動，忽視鈣的補充，體內缺鈣也不能更好地預防骨質疏鬆症，必須運動與鈣補充相結合，方可取得較好的防治效果。

六、經常跑步會加重骨關節疾病嗎？

　　老年人跑步，一般爲健身跑，這是老年人的主要運動項目之一，但是，對於這種極好的有氧運動要有一個正確的看法。運動同其他藥物治療一樣，並非是一點副作用沒有，運動量過大、鞋靴不合適、跑的姿勢有誤、場地選擇的不理想、運動之前的準備活動及運動後的整理活動做的不充分、不全面等，這些因素均易引起運動損傷。最常見的損傷有腳痛、踝關節扭傷、膝關節痛等。

　　美國亞特蘭大市運動損傷疾病研究中心認爲在年輕人進行跑項運動中，其運動損傷發生率約爲13％，在老年人跑項運動中，除以往有陳舊性損傷之外，不但沒有使老年人患骨、關節疾病增加，反而明顯低於不進行運動者。

　　我們臨床上觀察到經常進行慢跑的老年人，患骨關節疾病的發病率比不經常運動者低50％。如果運動合適，注意下肢肌肉力量及韌帶柔韌性的運動訓練，不但不會引起骨、關節疾病，反而可以治療骨關節疾病。

　　因為經常跑步訓練者其骨中礦物質大於非跑者的40％。所以，跑步時只要注意對運動損傷的預防，那麼，跑步是不會加重骨關節疾病的。

七、運動會使恢復期腦出血復發嗎？

　　患腦出血的老年人，有上述擔心並不奇怪，因為腦出血病人確實存在著反覆發作的可能性，二次復發可達42％左右。所以，預防腦出血的復發是一個十分重要的問題。腦出血復發與以下幾種因素有關：年齡65歲以上、舒張壓持續高於14.7kPa（110mmHg）、心電圖 ST 段及 T 波有改變者、不適當的體位（倒立）運動以及不能行走的病例等。

　　運動是引起腦出血復發的因素之一，但是，這類運動是激烈、緊張的運動，閉氣式、類舉重性或過於疲勞性運動等。因為上述運動可引起血壓升高、心律不整、心率增加、呼吸急促，對恢復期腦出血病人來講是不適宜的。但是，腦出血的病人在病後早期進行功能康復活動（主動或被動活動）這已成為十分必要的康復程序，其康復效果是肯定的，不管是運動機能，精神面貌、預防關節、肌肉的畸形、日常生活能力的恢復及併發症的預防方面，運動者與不運動者相比均有明顯的不同。

　　這類運動不但不會引起腦出血的復發，而且可以預防腦出血的復發。因此，腦出血病人在康復期進行小運動量，以功能康復為主的運動，不要擔心腦出血的復發。

第三節　日常生活與運動

一、年齡大會對運動缺乏興趣嗎？

　　老年人對運動興趣的建立是運動能否長期堅持的關鍵，人對運動興趣的形成，有的是從青少年時期即建立了牢固的基礎，並且從興趣中體驗了運動的效益，一直可堅持下去，而有一部分人的運動興趣是在老年時期形成的，這可能是由於退休後生活條件、環境的改變，也可能是因身體某個方面有病，而進行某項活動較為適宜而建立了興趣。

　　在一般情況下，隨著年齡的增加，會形成一種不愛好運動的生活習慣，對運動的興趣程度降低。但是，老年人對運動的興趣建立，只要正確引導，多方面的啟發，讓不愛運動者先觀看別人運動時的情緒及動作，從別人運動樂趣中共享快樂。運動項目有許多種，可以先參加某一種活動，如組織老年人釣魚比賽，你會從中逐漸的體驗到運動中的樂趣。如果身患某一種老年病，適當地活動，哪怕是散步，也會有好處。同時，老年運動組織者、體療工作者定期檢查運動者的身體，通過體能指標的改善，以提高運動者運動的信心，增加運動的興趣。

　　另外，運動者可適當閱讀一些有關老年運動健身方面的書籍，從中可得到一定的啟發，學習其他老年科學健身的方法、堅持不懈進行運動的精神。

　　如西德82歲的長跑運動員拉姆貝特，由於長期堅持運動，仍能以1小時58分鐘輕鬆愉快地跑完了21km。法國一婦女88歲獲得了柔道比賽最高獎賞，是目前世界運動員獲獎者

中年齡最大的一位。我國徐振季老人，在他66歲時因患有幾種慢性病（糖尿病、胃潰瘍等），看了別人進行冷水浴，冬泳後身體狀況一天天好轉，他就抱著試一試的觀點也參加了冬泳運動，從中逐漸感到了冬泳的好處，一直堅持了28年，一直到目前，年齡雖已達到93歲，仍堅持冬泳運動，成為我國冬泳運動中的老壽星。可見老年人對運動的興趣是可以逐漸建立起來的。

二、家務活能替代運動嗎？

有些老人雖然已退休，但是，由於家庭成員多及其它事情還要兼照，家務活較多。因此就產生了幹家務活是否就可以代替運動，怎樣使幹家務活與運動相結合的問題。人們過去對做家務活也屬運動，也具有健身作用抱著懷疑態度，可是近年來科學家們進行了大量的研究證明，常做家務活，其運動強度雖不大，也有益於健身。

美國的斯蒂爾曼教授對30～85歲的人，根據幹家務活的多少分為低活動組，中等活動組和高活動組，結果發現高活動組中的體重最輕，皮脂厚度最小，骨密度最高、心肺功能最好。從而表明幹家務活仍具有健身作用，可以替代低度運動。但是，要想把家務活作為一種低度運動來健身，第一，要帶有輕鬆愉快的心情去做家務活，如邊聽音樂邊幹活。第二，要注意動作的節奏性，擦玻璃時，手臂宜用大動作；掃地時，雙手握掃帚，儘量擴大清掃範圍，這樣可加強手腕、胳膊和胸部等肌肉的鍛鍊。

早晨一起床即可進行身體的舒展運動，借收拾床鋪的機會儘量拉伸背、腰、腿部的韌帶。登樓梯時，多活動腳趾、踝、膝，可踮起後腳跟，這樣可增強腿部肌肉力量，可利用

去購買物品的機會散步等。

總之，家務勞動可以替代低度運動，對機體健康是有好處的。但是，日常家務達不到應有的運動量，並且有些家務活僅侷限於某個姿勢，有些單調，並不能進行全身性的活動，易引起侷限性疲勞。所以老年人既不要片面的認為家務活不屬於運動，對健康無益，也不要認為家務活就完全可以替代運動，不必要再去室外運動。

三、運動可增加食慾，使體重增加嗎？

俗話說，有錢難買老來瘦。人的身體狀況、疾病的發生確實與肥胖有著密切的關係，超重可以增加死亡率。所以對老年人肥胖的預防是人們所關心的問題。

運動即消耗能量，消耗能量就要補充營養，在一般情況下，運動後食慾是有不同程度的增加，而肌肉通過一段時間的運動而變得發達起來，因此，體重會略有增加。但是，如果運動量過小，運動所消耗的熱量明顯小於所增加進食所產生的熱量，那麼，體重就會明顯增加。

如果運動所消耗的熱量與增加進食所產生的熱量相等，那麼，就能保持體重。

因此，只要採用科學的方法進行運動，同時注意飲食調節，就會使你保持適當的體重，甚至使體重減輕。

第三章　銀髮族身體素質的自我評定意義

　　身體素質是指人的體能狀態，指人體在運動、勞動與生活中所表現出來的力量、速度、耐力、靈敏性、平衡性及柔韌性等能力。研究表明，身體素質好的人壽命長，而且壽命質量也好於身體素質不好的人。從某些程度上講，身體素質好與健康具有相同的意義。

　　老年人在實施運動計劃前或運動中對自己的身體素質進行自我測驗十分有必要。它能對自己的身體情況進行自我評價，爲今後運動做到心中有數，以便選擇合適的運動項目及制定合適的運動量；通過身體素質的自我檢查評定，可對前一階段的運動計劃有個較正確的評價，比較通過運動，身體素質有哪些提高，便於找出規律，使運動目標更爲明確，更爲安全。

第一節　心肺耐力的自我測試與評定

　　心肺耐力的測試與評定是評定身體素質最主要內容之一。老年人衰老以心血管系統、呼吸系統最爲突出，維持和提高它們的功能，也是體育運動的主要目的之一。

　　老年人心血管系統的變化，一般包括心指數（空腹和安靜狀況下以每平方公尺體表面積計算的每分鐘心輸出量，當人在10歲時最大，約爲平方公尺4L/（$m^2 \cdot min$）以上，80歲時僅爲2L/（$m^2 \cdot min$）下降和心排血量減少、心肌收縮無

力，由於動脈粥樣硬化使外周阻力增加、血壓升高、每搏量及每分鐘心輸出量減少。一般60歲以上心排血量比25歲時減少30%～40%。與年輕人比較，老年人運動負荷時脈搏增加的次數、運動時心輸出量均較少，運動後恢復到原心率的時間延長。

老年人由於肺泡及毛細支氣管擴大，肺泡壁間質的纖維增加，使吸氣量和肺活量減少，餘氣增多，運動時呼吸頻率迅速增加，呼吸節律不齊，所以，老年人一運動即感氣短。可見保持心肺功能不下降或延緩下降，對延緩衰老，減少死亡率，延長壽命十分重要。常用的心肺耐力自我測驗及評定的方法簡要介紹如下。

一、行走能力試驗

行走（慢走、快走）是常用的運動方法。用此方法進行試驗，方法簡單、安全，是目前最為普通的身體素質自我評定試驗。

（一）1500m 走

即以最快速度走（不要慢跑）完1500m 所用的時間。評定標準參照表3－1。

表3－1　1500m 走自我測驗評定

所需時間（min）	身體素質評定
＜10	優
11～	較好
12～	一般
15～	較差
＞20	差

（二） 1000m 走

即用最快速度走完1000m 所用時間（ min ），並測定即刻心率（ 次/min ），代入下列公式即可計算出最大耗氧量。

$$Y = 6.9652 + (0.0091 \times W)$$
$$- (0.0257 \times A) + (0.5955 \times S)$$
$$- (0.2240 \times T) - (0.0115 \times HR)$$

式中　Y——最大耗氧量(L/min)；W——體重(kg)；A——年齡；S——性別，性別常數：男為1，女為0；T——時間(min)；HR——心率 次/min。

此試驗適用於30～70歲範圍內，評定結果可參考表3－2。

表3－2　1000m 走測驗評定

年齡	身體素質評定				
	優	較好	一般	較差	差
30～	>3.93	3.37~3.92	2.98~3.38	2.42~2.97	<2.41
40～	>3.58	3.00~3.57	2.61~3.01	2.03~2.60	<2.02
50～	>3.12	2.51~3.11	2.02~2.52	1.51~2.01	<1.50
60～69	>2.87	2.30~2.86	1.91~2.31	1.34~1.90	<1.33

註：表中數字是最大耗氧量（ L/min ）

二、跑步能力試驗

跑步能力試驗比行走能力試驗更能反映心肺功能與肌肉的工作能力。

表 3－3　距離計算最大耗氧量〔ml/(kg·min)〕評定

年齡	男性					女性				
	優	較好	一般	較差	差	優	較好	一般	較差	差
20～	>57	52～56	44～51	39～43	<38	>49	44～48	35～43	29～34	<28
30～	>52	48～51	40～47	35～39	<34	>48	42～47	34～41	28～33	<27
40～	>48	44～47	36～43	31～35	<30	>46	41～45	32～40	26～31	<25
50～	>44	40～43	32～39	26～31	<25	>42	37～41	29～36	22～28	<21
60～69	>40	36～39	27～35	22～26	<21	>37	32～36	26～31	19～25	<18

（一）2min 跑試驗

12min 跑試驗是國際運動醫學會推荐並公認的評定心肺耐力的一種方法。12min 跑既可用最快的速度跑，又可走跑交替。根據在12min 內所跑距離評定心肺耐力、身體素質的狀況。評定方法有三種

1.距離計算最大耗氧量法：根據在12min 內所跑的 m 數，計算出最大耗氧量，計算公式是：

最大耗氧量〔ml/（kg・min）〕= 33 + 0.17 ×（m/min － 133）。

例如，有一名60歲老人在12min 內跑了2400m，平均每分鐘跑200m，最大耗氧量為33 + 0.17（200 － 133）≈44ml/（kg・min）。根據計算結果再參照表3－3，進行評定。

2.評分計算法：根據12min 內所跑距離（m）計算所得的分數，跑的距離（m）越多，得分越高，表明身體素質越好。評定結果可參照表3－4。

表3－4　12min 跑評分計算評定

距離（ｍ）	得分	距離（ｍ）	得分	距離（ｍ）	得分	距離（ｍ）	得分
800	2.00	1400	3.50	2000	5.00	2600	6.50
850	2.13	1450	3.63	2050	5.13	2650	6.63
900	2.25	1500	3.75	2100	5.25	2700	6.75
950	2.38	1550	3.85	2150	5.38	2750	6.85
1000	2.50	1600	4.00	2200	5.50	2800	7.00
1050	2.63	1650	4.13	2250	5.63	2850	7.13
1100	2.75	1700	4.25	2300	5.75	2900	7.25
1150	2.85	1750	4.38	2350	5.85	2950	7.38
1200	3.00	1800	4.50	2400	6.00	3000	7.50
1250	3.13	1850	4.63	2450	6.13	3050	7.63
1300	3.25	1900	4.75	2500	6.25	3100	7.75
1350	3.38	1950	4.85	2550	6.38	3150	7.85
						3200	8.00

3.**身體素質評定法**：根據12min 內所跑的公里數進行評定，評定標準參照表3－5。

表3－5　男性12min 跑身體素質評定（km）

年齡	優	較好	一般	較差	差
10～	＞3.01	2.53～2.99	2.22～2.52	2.09～2.21	＜2.08
20～	＞2.83	2.41～2.82	2.12～2.40	1.96～2.11	＜1.95
30～	＞2.74	2.35～2.73	2.10～2.34	1.90～2.09	＜1.89
40～	＞2.67	2.25～2.66	2.01～2.24	1.83～2.00	＜1.82
50～	＞2.56	2.10～2.55	1.88～2.09	1.66～1.87	＜1.65
＞60	＞2.51	1.95～2.50	1.66～1.94	1.40～1.65	＜1.39

表3－5　女性12min 跑身體素質評定（km）

年齡	優	較好	一般	較差	差
10～	＞2.45	2.09～2.44	1.91～2.08	1.61～1.90	＜1.61
20～	＞2.35	1.98～2.34	1.80～1.97	1.54～1.79	＜1.54
30～	＞2.25	1.91～2.24	1.71～1.90	1.52～1.70	＜1.52
40～	＞2.17	1.80～2.16	1.59～1.79	1.42～1.58	＜1.42
50～	＞2.11	1.71～2.10	1.51～1.70	1.35～1.50	＜1.35
＞60	＞1.91	1.59～1.90	1.40～1.58	1.26～1.39	＜1.26

（二）2500m 跑試驗

該試驗主要適合於一般健康並長期堅持跑步運動的老年人，採用走或跑交替的方法，完成2500m 距離所用的時間。評定標準參照表3－6，表3－7。

表 3 - 6　男性 2500m 跑試驗評定

年齡	優	較好	一般	較差	差
10～	<8:37	8:38～10:48	10:49～12:10	12:11～15:30	>15:31
20～	<9:45	9:46～12:00	12:01～14:00	14:01～16:00	>16:01
30～	<10:00	10:01～12:30	12:31～14:45	14:46～16:30	>16:31
40～	<10:30	10:31～13:00	13:01～15:35	15:36～17:30	>17:31
50～	<11:00	11:01～14:30	14:31～17:00	17:01～19:00	>19:01
>60	<11:15	11:16～16:15	16:16～19:00	19:01～20:00	>20:01

註：表中數字爲時間「分:秒」，如 8:37 ＝ 8 分 37 秒

表 3－7　女性 2500m 跑試驗評定

年齡	優	較好	一般	較差	差
10～	<11:50	11:51～14:30	14:31～16:54	16:55～18:30	>18:31
20～	<12:30	12:31～15:54	15:55～18:30	18:31～19:00	>19:01
30～	<13:00	13:01～16:30	16:31～19:00	19:01～19:30	>19:31
40～	<13:45	13:46～17:30	17:31～19:30	19:31～20:00	>20:01
50～	<14:30	14:31～19:00	19:01～20:00	20:01～20:30	>20:31
>60	<16:30	16:31～19:30	19:31～20:30	20:31～21:00	>21:01

註：表中數字爲時間「分：秒」，如 8:37＝8 分 37 秒

三、登台階能力試驗

登台階能力試驗類似於上下樓梯。該試驗十分方便，這項試驗既可作為日常運動鍛鍊的方法，又可作為檢查的手段，是評定自己心肺耐力，身體素質的一種有效方法。做法見圖3－1。

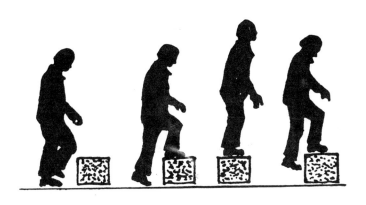

圖3－1　登台階

（一）1min 台階試驗

1min 台階試驗不要複雜的設備，方法簡單，試驗時間短。試驗方法是：有一個牢固的，高40.6cm（女）與50.8cm（男）的台階或木凳均可。試驗前先測定安靜坐位10min後的脈搏，然後進行上、下台階運動，1min 要上、下台階24次，即每5s 登兩次，試驗結束即刻測10s 心率，乘以6即為運動後每 min 脈搏數。然後參考表3－8進行評定。進行該項試驗要有人保護，不要勉強。

表3-8 1min 台階試驗身體素質評定

年齡	優	較好	一般	較差	差
20～	0～1	2～3	4～5	6～7	＞8
30～	1～2	3～4	5～6	7～8	＞9
40～	3～4	5～6	7～9	10～12	＞13
50～	6～7	8～10	11～13	14～16	＞17
＞60	7～8	9～12	13～15	16～18	＞19

註：表中數字是運動前後心率差（次/min）。

（二）哈佛台階試驗

哈佛台階試驗是較傳統的試驗方法，也是相對簡單，容易完成的心血管耐力試驗（表3-9）。該試驗以所給固定運動負荷爲前提，如果心血管機能水平高，完成運動負荷後，心率上升較慢，而且運動後心率恢復較快。

1.**試驗方法**：利用一個台階高50.8cm（男），40.6cm（女），每分鐘上、下台階30次，即每2s上、下各1次，連續進行 5 min。然後分別測定運動後第1、2、3min 後30s 的脈搏數，以計算3次所測定的脈搏數總和，用於計算評定心肺素質。進行該項試驗要有人保護，首次進行這項試驗要有醫護人員在場，要注意運動安全，不要勉強，要根據自己的身體情況去選擇測驗項目。

2.**計算公式是**：

$$心肺功能指數 = \frac{總時間內登台階次數 \times 100}{2 \times（3次所測脈搏數的總和）}$$

式中：總時間內登台階次數——根據身體情況登台階的時間可長可短，但上、下頻率應在每分鐘30次。

表3－9　哈佛台階試驗評定

年齡	心肺功能指數				
	優	較好	一般	較差	差
20～	＞90	80～89	65～79	55～64	＜54
30～	＞87	78～86	63～77	53～62	＜52
40～	＞72	65～71	58～64	44～57	＜43
50～	＞60	48～59	42～47	41～46	＜40
＞60	＞55	46～54	38～45	29～37	＜30

（三）3min 登台階耐力試驗

3min 登台階耐力試驗也稱「踏步測試法」，用此方法能測出心肺功能的強弱和身體各方面的狀況。方法是通過運動後休息30s 所測得的心率來判斷。生理學家認為，在運動後短時間內能恢復低速心跳是健康的象徵。

　1.試驗方法：進行該項試驗要有一塊20cm 高而堅固的腳踏板，或水泥台階，有個秒錶或手錶。在進行此試驗前先做好準備工作，安靜休息幾分鐘，然後開始登台階。在3 min 內要在腳踏板上上、下72次，即是一腳先踏上踏板，另一腳跟著踏上去，先踏上的那隻腳踏下來，另一腳跟著踏下來，這為一次完整的動作。

　整個動作完成用2.5s。運動3min 後坐下休息30s，不要講話，立即測休息30s 後的30s 內的心率。

　2.評定方法：用30s 所測的脈搏數參照表3－10進行評定。不同心率表示不同的健康狀況。這項測驗對大多數老年人來說並不費勁。但是，由於該試驗有一定的強度，不要勉強進行。如果測驗時感到呼吸困難，頭暈或有其它明顯的不適，應立即停止，待身體康復後再測驗。

表 3－10　3min 登台階耐力試驗評定

年齡	男　性					女　性				
	優	較好	一般	較差	差	優	較好	一般	較差	差
20～	<37	38～42	43～50	51～52	>53	<43	44～46	47～55	56～58	>59
30～	<39	40～43	44～50	51～54	>55	<43	44～47	48～56	57～60	>61
40～	<40	41～44	45～52	53～55	>56	<44	45～47	48～57	58～62	>63
50～	<41	42～45	46～52	53～58	>59	<45	46～49	50～58	59～64	>65
>60	<43	44～47	48～54	53～59	>60	<48	50～52	53～61	62～66	>67

註：表中數字表示 30s 心率數。

四、坐站、蹲站試驗

（一）坐站試驗

坐站試驗是評定有氧素質、代謝能力與心血管素質的一種常用的方法，主要是測坐站後的心率恢復情況。

1.**試驗方法**：首先準備一把椅子或方凳，秒錶或手錶。在進行坐站試驗前首先要坐下安靜休息10min，然後再測15s內的脈搏，再乘以4，或測1min心率作為運動試驗前的安靜心率。而後參見圖3－2所示進行坐站，每分鐘坐下、站立24次，即每5s 2次，連續進行3min。

在試驗過程中，雙手應交叉分別放於兩肩部，並且雙肘緊貼胸。做完坐站試驗後，坐在椅子上，分別測定運動試驗後坐下即刻到15s的心率再乘以4，運動後30s到45s的心率數再乘以4，運動45s到60s的心率數再乘以4，運動後1.75～2min的心率再乘以4。通過測定脈搏，則求出了運動試驗前及後的共計5次每分鐘心率數。

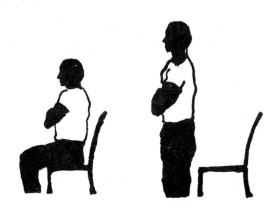

圖3－2　坐站試驗

2.**評定方法**：將5次所測定的脈搏數分別查表3－11中的相應數字及得分，得分相加即為整個坐站試驗的得分。研究認為得分越高，心血管健康水平越高。

在一般情況下得分在0～35分時為心血管不健康，36～70分時為心血管基本健康，71～100分時為健康。

表3－11　坐站心率恢復試驗評分

得分	心率（次/min）				
	安靜	試驗後即刻	運動後30s	運動後1min	運動後2min
20	44	80	64	56	50
19	48	84	68	60	54
18	52	88	72	64	58
17	56	92	76	68	62
16	60	96	80	72	66
15	62	100	84	76	70
14	64	104	88	80	74
13	66	108	92	84	78
12	68	112	96	88	82
11	70	116	100	92	86
10	72	120	104	96	90
9	74	124	108	100	94
8	76	128	112	104	98
7	78	132	116	108	102
6	80	136	120	112	106
5	84	140	124	116	110
4	88	144	128	120	114
3	92	148	132	124	118
2	96	152	136	128	122
1	100	156	140	132	126

　　註：總分＝5次得分相加，如有一60歲老人安靜心率64次/min，坐站試驗後即刻心率是96次/min，運動後30s的心率是80次/min，運動後1min的心率是68次，運動後2min的心率是62次。查表分別得分是14、16、16、17、17分，共計80分，屬心血管健康範圍。

（二）蹲站試驗

蹲站試驗方法簡單，是評定心臟機能狀況較為常用的方法之一。

1.**試驗方法**：在進行此項檢查之前，先靜坐5min，使心情、心率平靜下來，然後測定15s，脈搏乘以4，或連續測定1min脈搏數，作為試驗前安靜心率數。然後參照圖3－3進行。

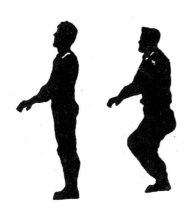

首先自然站立，而後兩腿下蹲，同時兩臂向前平舉，上身仍保持正直，在1min之內做20次下蹲，即平均每3s下蹲1次。進行此試驗時最好利用節拍器控制頻率較為精確，或先用手錶控制做幾次後，頻率掌握較為準確。

做完20次下蹲後要立即測出10s的脈搏數，然後乘以6，即為下蹲起立後1min的脈搏數。20次下蹲心臟機能狀況計算公式是：

圖3－3　蹲站試驗

$$指數 = \frac{下蹲後的心率 - 安靜時的心率}{安靜時的心率} \times 100$$

2.**心臟機能狀況評定**：根據所計算的指數，參照表3－12進行評定。進行該項試驗時，要有人保護，因運動頻率較快，不要勉強去做。該項的評定結果可供醫生參考及運動效果的對比。

表3－12　20次下蹲心臟機能狀況指數評定

年齡	優	較好	一般	較差	差
20～	＜25	26～50	51～70	71～80	＞81
30～	＜27	28～55	56～72	72～84	＞85
40～	＜29	30～60	61～74	75～88	＞89
50～	＜32	33～68	69～78	79～94	＞95
＞60	＜35	36～74	75～82	83～97	＞98

五、安靜心率的測定

安靜時心率是反映心臟情況的一個指徵。一般情況下安靜時心率隨年齡增加而增加。

（一）測定方法

安靜脈搏的測定最好是早晨醒後或安靜休息後，測定1min靜坐時的心率。據報導，人在安靜時及做相同功時的心率在一天之內是不盡相同的。

一般情況下，下午3：00時左右，不管是安靜心率還是做相同功的心率均是最高，分別比一天中心率最低的早晨3時高13.6％和1.1％。因此，以測定早晨脈搏精確度較高。一般正常人早晨安靜心率在60～80次/分，你也可參照表3－13進行比較。

（二）評定方法

當你測定安靜心率大於80次/min，應去醫院檢查。偶爾大於80次/min可能屬於吸煙、心情急躁、失眠、氣溫、飲食、環境等因素的影響。

如果經常大於80次/min，可能是甲狀腺功能亢進，身體素質低，也可能是心臟病的危險預兆，應引起注意。心血

管耐力好的人安靜心率常常較低。經常測定安靜心率，還可以觀察心血管耐力訓練的效果。如果訓練計劃有效，安靜時的心率應下降，如果心血管耐力訓練一個時期後，安靜時心率不但沒有下降，反而明顯增加，這時應請醫生尋找原因。

表3－13　各年齡組平均安靜心率（次/min）

年齡	男	女
30～	74.51	74.23
40	74.66	74.89
50	74.14	76.59
60	74.69	77.88
70	76.16	79.05
＞80	76.44	79.05

六、肺活量測定

肺活量是最大吸氣後再盡力呼出的氣體量。肺本身是一個海綿狀彈性器官，呼吸活動是肺依賴呼吸肌的收縮和舒張而進行的被動活動。膈肌是主要的呼吸肌，肺活量測定實際上是檢查呼吸肌收縮、舒張的能力。

（一）測定方法

進行肺活量測定應採用站立位，一手捏鼻另一手持肺活量計，用盡量大的吸氣後，再用力呼出，則可從肺活量計表上查出肺活量數。然後參照表3－14進行評定。

表 3－14　肺活量評定(L)

年齡	男　性					女　性				
	優	較好	一般	較差	差	優	較好	一般	較差	差
20~	>5.0	4.2~4.9	3.2~4.1	2.7~3.1	<2.6	>3.5	3.1~3.4	2.3~3.0	1.7~2.2	<1.6
30~	>5.0	3.9~4.9	3.1~3.8	2.4~3.0	<2.3	>3.4	2.9~3.3	2.4~2.8	1.6~2.3	<1.5
40~	>4.5	3.5~4.4	2.8~3.4	2.2~2.7	<2.1	>3.3	2.6~3.2	2.1~2.5	1.4~2.0	<1.3
50~	>4.0	3.1~3.9	2.5~3.8	2.0~2.4	<1.9	>3.0	2.4~2.9	1.9~2.3	1.2~1.8	<1.1
>60	>3.2	2.5~3.1	2.4~3.0	1.6~2.3	<1.5	>2.8	2.1~2.7	1.4~2.0	1.1~1.3	<1.0

（二）評定方法

在肺活量的評定中，還可採用肺活量預計公式，因為肺活量隨年齡的增加而逐漸下降，用肺活量預計公式評定肺功能的衰退情況。

男性肺活量（ml）＝（27.63－0.112×年齡）×身高（cm）×70％

女性肺活量（ml）＝（21.78－0.101×年齡）×身高（cm）×60％

例如一男性，年齡65歲，身高165cm，肺活量（ml）＝（27.63×0.112×65）×165×70％＝2349ml。如果實際測定的肺活量大於2349ml，表明肺活量大於平均數；如果實測的肺活量低於2349ml，表明肺活量低於平均數。肺活量低於平均數，也可能是因為存在某些疾病，也可能是心肺功能缺乏鍛鍊，肺功能衰退過快，應注意查找原因。

第二節　身體柔韌性測試與評定

身體柔韌性是身體素質的一種，它反映人各主要關節最大活動的能力。柔韌性是由於關節的骨結構、周圍組織體積的大小、跨關節的韌帶、肌腱、肌肉與皮膚的伸展性三個因素所決定的。其中以韌帶、肌腱對提高柔韌素質最為主要。

老年人由於生理老化而致關節、骨骼、肌肉、韌帶均發生了功能減退，又缺乏對柔韌素質的訓練。因而使機體柔韌性變差，易發生功能的失調和行動困難。如老年人手足不靈活，腰酸腿痛等。

由於柔韌性是反映每個關節的活動度，所以，目前尚無任何一種測試方法可以全面反映出機體的柔韌性。但是依照

下面的檢查方法，可以分別反映出髖關節、膝關節、脊柱等主要部位的柔韌性。

一、坐位前屈觸摸測定

該試驗主要是利用坐式軀幹的前屈觸摸，測定髖關節、膝關節、脊柱、上肢各關節的柔韌性。

（一）測定方法

坐在地板上，雙膝關節伸直，雙足底部抵住測量盒，軀幹儘量前屈，雙上肢完全向前伸展，雙手指向前伸直，測定手指尖所觸到距離（cm）。如圖3－4所示，進行該項測定時不要穿太多衣服，膝關節一定要伸直，達到雙手指尖伸觸最遠的位置要能維持3s，不要用衝刺式的動作向前伸。另外，在進行該項測定時，要根據自己的身體情況，不要勉強。還可將此測定法進行柔韌性訓練。

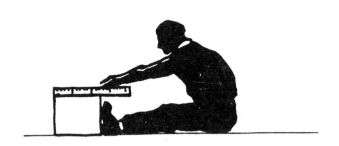

圖3－4　坐位前屈觸摸測定

（二）評定方法

評定參考表3－15。

表 3－15　坐位前屈觸摸結果（cm）評定表

年齡	男性					女性				
	優	較好	一般	較差	差	優	較好	一般	較差	差
20~	>10	8~9	6~7	4~5	<3	>10	8~9	4~7	2~3	<1
30~	>9	7~8	5~6	3~4	<2	>9	8~9	4~7	2~3	<1
40~	>8	6~7	4~5	2~3	<1	>8	6~7	3~5	1~2	<0
50~	>7	5~6	3~4	1~2	<0	>7	5~6	2~4	0~1	<-1
>60	>5	3~4	1~2	-1~0	<-2	>6	4~5	1~3	-1~-2	<-3

二、俯臥軀幹伸展測定

該項測驗主要是測定腰背、頸部的柔韌性及腰背肌的力量。

（一）測定方法

俯臥位，雙下肢伸直與床或地板貼緊，雙手十指相互交叉置於頸後，用力上抬胸頭部，抬頭時雙下肢、雙腳及臀部不要抬起，這時測定下頷從床或地板平面抬高的距離（圖3－5）。

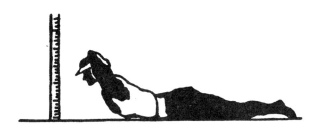

圖3－5　俯臥軀幹伸展測定圖

進行此項測定時不要用衝刺式動作，要使下頷抬最高距離維持3s。該項測定方法即可作為評定腰背部的柔韌性，又可作為老年人平時進行腰背部肌肉力量的訓練法。

（二）評定方法

參考表3－16。更重要的是測定結果作為運動效果的前後對比。

三、雙肩抬高柔韌性測定

該項試驗主要是測定雙肩部的柔韌性及肩部肌肉的力量。

表 3－16　俯臥軀幹伸展測定結果（cm）評定

年齡	男性					女性				
	優	較好	一般	較差	差	優	較好	一般	較差	差
20～	>24	21~23	18~20	16~17	<15	>22	19~21	15~18	13~14	<12
30～	>23	21~22	18~20	16~17	<15	>22	20~21	15~19	13~14	<12
40～	>22	19~21	16~18	14~15	<13	>20	18~19	14~17	12~13	<11
50～	>21	17~20	14~16	12~13	<11	>18	16~17	13~15	11~12	<10
>60	>19	16~18	13~15	11~12	<10	>16	14~15	11~13	9~10	<8

（一）測定方法

俯臥於床上或地板上，雙下肢伸直，雙足併攏、雙足尖抵地板，下頜要觸及床平面或地板平面，雙上肢向前伸直，雙手同握一木棍並平行前伸上舉。檢查此橫木棍從地板或床平行面上舉的距離（圖3－6）。

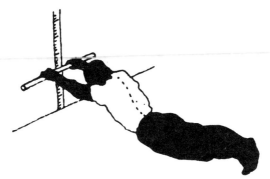

圖3－6　雙肩抬高柔韌性測定圖

進行此項測定時要注意雙上肢伸直，雙手要平行，下頜不離開地板，並且雙手上舉最高位時保持3s，避免用衝刺式動作。此項測定方法可作爲評定雙肩的柔韌性，並且經常進行該項活動，對肩周炎有防治作用。

雙肩抬高柔韌性測定結果的評定可參考表3－17，但是，對平時缺乏這方面功能訓練的老年人，不要過於追求達到更高的高度，應遵守循序漸進的原則逐步提高。

（二）評定方法

所測定的結果可作爲運動鍛鍊效果的前後對照。

四、直體前屈柔韌性測定

該測試方法主要是測定髖關節、腰背部的柔韌性。

表 3－17　雙肩抬高柔韌性測定結果(cm)評定

年齡	男性					女性				
	優	較好	一般	較差	差	優	較好	一般	較差	差
20～	>28	25～27	22～24	20～21	<19	>27	24～26	21～23	18～20	<17
30～	>27	24～26	21～23	19～20	<18	>27	23～26	21～22	18～20	<17
40～	>25	23～24	20～22	18～19	<17	>24	23～24	20～22	17～19	<16
50～	>21	19～20	17～18	15～16	<14	>20	18～19	16～17	14～15	<13
>60	>18	16～17	13～15	11～12	<10	>19	17～18	14～16	12～13	<11

（一）測定方法

雙足並立在檢查台上或台階上雙上肢、十指伸直，腰向前屈曲，測定雙手中指尖標尺的距離（cm），標尺的零點與雙足指尖平行，雙手中指超出零點爲負，反之爲正（圖3-7）。

進行該項測定時，雙膝關節要伸直，腰前屈時不要用衝刺式動作，要維持雙手中指伸最遠距離3s。同時，這項測試對不經常進行這項活動的老年人來說，有一定的難度，要注意台階的穩固性，腰前屈不要過於勉強，根據自己的身體實際情況，通過訓練逐漸提高腰部的柔韌性。

（二）評定方法

主要是作自我運動前後對照，也可參考表3-18進行評定。

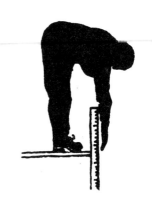

圖3-7　直體前屈測定圖

第三節　肌肉力量的測試與評定

肌肉的力量是身體的主要素質之一，人之所以能夠進行勞動、走路、運動等一系活動，都是由於肌肉收縮參與而完成的。一般來說，人的肌肉力量的大小，並不取決於遺傳，而是經常從事勞動或體育鍛鍊的結果。人的力量素質較好，其工作效率也較大。肌肉力量的大小於腰背痛及其它骨關節疾病也有密切關係，據研究90％以上的腰背痛病人，其原因是缺乏運動、腰背肌肌力下降所致。因此，力量測定在身體素質評定中有十分重要的作用。它可以幫助了解目前的肌力

表 3－18　直體前屈測定結果（cm）評定

年齡	男性					女性				
	優	較好	一般	較差	差	優	較好	一般	較差	差
20～	<2	3～6	7～10	11～14	>15	<0	1～3	4～7	8～10	>11
30～	<4	5～7	8～11	12～15	>16	<3	4～6	7～9	10～12	>13
40～	<6	7～9	10～13	14～17	>18	<5	6～8	9～12	13～15	>16
50～	<8	9～12	13～16	17～20	>21	<8	9～12	13～15	16～18	>19
>60	<10	11～13	14～18	19～22	>23	<11	12～14	15～18	19～21	>22

水平及肌肉力量訓練的效果。有關肌肉力量的測定涉及面廣，方法很多，現僅介紹常用的幾種方法供測驗時選擇。

一、屈膝仰臥起坐

該項測試主要是用來測定腹肌力量及耐力。

（一）測試方法

仰臥在床上，雙膝關節屈曲，雙手交叉分別放於兩肩，雙肘貼胸，仰臥起坐時雙下肢不要抬起，雙腳可以讓他人按壓固定，也可以雙腳鉤在床邊，檢查時一定要從仰臥位變為坐位，計算在1min 之內以最快速度所進行的仰臥起坐次數。

（二）評定方法

根據所完成的次數，參考表3－19進行評定。此項測定運動量較大，尤其是對不經常進行腹肌力量訓練的老年人，進行此項測定時一定要根據自己的身體情況而定，不要勉強，不要急於追求次數。只要經常進行仰臥起坐，腹肌力量的提高會很明顯的。此項測定結果最好是作為運動前後的對比。

二、握力測定

握力大小這不僅反映手部指屈肌力量的大小，而且反映機體橫紋肌的肌原纖維的數量和大小，一般情況下，肌原纖維的數量及握力均隨年齡的增加而減少。因此，握力的測定可較靈敏地反映出機體的衰老變化。

（一）測定方法

站位，手握握力計，不借助其他外力，用最大握力握，左、右手各做 2 次測定，取最高的 1 次記錄。

表 3 - 19　仰臥起坐測定結果（次/min）評定

年齡	男　性					女　性				
	優	較好	一般	較差	差	優	較好	一般	較差	差
20~	>40	35~39	30~34	25~29	<24	>33	29~32	23~28	19~22	<8
30~	>35	31~34	26~30	21~25	<20	>31	26~30	19~25	15~18	<14
40~	>31	26~30	20~25	16~19	<15	>27	22~26	15~21	12~14	<11
50~	>26	20~25	15~19	11~14	<10	>22	17~21	11~16	7~10	<6
>60	>21	16~20	10~15	6~9	<5	>17	12~16	6~11	2~5	<1

表 3－20 握力評定表（kg）

年齡	男性					女性				
	優	較好	一般	較差	差	優	較好	一般	較差	差
20～	>50	45～49	39～44	36～38	<35	>35	28～34	20～27	16～19	<15
30～	>49	44～48	37～43	34～36	<33	>33	27～32	19～26	16～18	<15
40～	>45	40～44	34～39	31～33	<30	>28	24～27	16～23	13～15	<12
50～	>40	34～39	29～33	26～28	<26	>26	20～25	14～19	12～13	<11
>60	>35	29～34	23～28	21～22	<20	>23	18～22	13～17	11～12	<10

（二）評定方法

將所測的握力（kg）與參考表3－20相對照，對身體素質進行評定。還可以用握力指數進行評定。

$$握力指數 = \frac{握力（kg）}{體重（kg）} \times 100\%$$

握力指數高於50為正常，低於50較差。

三、俯臥撐力量測定

俯臥撐主要是測定上肢與肩部的力量及耐力。

（一）測試方法

測試時面朝向地板，雙手撐地板，雙下肢伸直，雙足尖觸地板，利用雙肘關節的伸直與屈曲使整個身體伸直上升與下降，肘關節屈曲時肩、胸、腹不要觸地。此項測定不計時間，直到無力進行時方可記下共完成的次數。

（二）評定方法

參考表3－21。因為俯臥撐運動量較大，要根據本人身體情況，身體條件較差者不要勉強進行該項測定。

四、引體向上力量測定

該項測試主要是通過引體向上測定上肢、肩部肌肉的力量及耐力。

（一）測試方法

做單槓引體向上時要使下頜抬高於單槓，下降時要降到直臂懸垂位，雙臂要伸直，計算總共所完成的次數。年齡大，進行單槓有困難者及女性可用斜板進行引體向上，見圖3－8。斜板寬60cm，長250cm，斜板坡度為45°，受試者俯

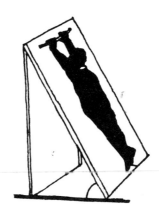

圖3-8　斜板引體向上力量測定

臥於平板上，雙臂伸直雙手握住固定架，上肢用力上拉起身體，滑下時身體要伸直。

（二）評定方法

測定結果的評定主要是作運動前後的對比，也可參考表3-22進行評定。

此項測驗運動量較大，力量要求較高，體弱多病，平時又缺乏該項運動的老年人，進行該項測定時要注意安全，不要勉強進行。參照表3-23。

五、背力測定

該試驗主要是利用背力計測定腰背部肌肉的肌力，同時也是測定上、下肢聯合肌力的一種常用的肌力測試方法。

（一）測試方法

受試者站在測試台上，雙踝關節緊靠測力計兩邊，膝關節伸直，雙手分別握橫杆兩側，雙上肢及腰背部伸直用力提拉（圖3-9）。即可測知背力（kg）。

表 3－21　俯臥撐力量測定(次)評定

年齡	男　　性					女　　性				
	優	較好	一般	較差	差	優	較好	一般	較差	差
20～	>42	32～41	20～31	15～19	<14	>31	19～30	15～18	8～14	<7
30～	>38	28～37	17～27	11～16	<10	>27	16～26	11～15	7～10	<6
40～	>30	22～29	13～21	7～12	<6	>24	13～23	7～12	4～6	<3
50～	>22	18～21	9～17	5～8	<4	>16	11～15	5～10	3～4	<2
>60	>17	13～16	6～12	3～5	<2	>12	9～11	4～8	2～3	<1

表 3－22　斜板引體向上測定(次)評定

年齡	男性					女性				
	優	較好	一般	較差	差	優	較好	一般	較差	差
20~	>30	25~29	19~24	16~18	<15	>21	17~20	11~16	8~10	<7
30~	>28	23~27	17~22	14~16	<13	>20	16~19	10~15	7~9	<6
40~	>24	20~23	12~19	9~11	<8	>18	14~17	8~13	6~7	<5
50~	>20	16~19	9~15	7~9	<6	>16	12~15	7~11	5~6	<4
>60	>18	13~17	7~12	5~6	<4	>14	11~14	5~10	3~4	<2

表 3－23　男性單槓引體向上測定(次)評定

年齡	單槓				
	優	較好	一般	較差	差
20~	>16	14~15	12~13	10~11	<9
30~	>15	13~14	11~12	9~10	<8
40~	>11	9~10	7~8	5~6	<4
50~	>10	8~9	6~7	4~5	<3
>60	>9	7~8	5~6	3~4	<2

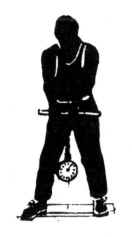

進行該項測試時，要注意安全，患腰背痛的老年人及患嚴重高血壓的病人儘量不要做此項試驗。不要過於追求背力的數字，要根據自己的身體情況，此項測定方法可作爲平時腰背肌力鍛鍊的項目，通過訓練逐漸增加肌力。

（二）評定方法

測試結果以自我對照爲主，也可參考表3－24進行評定。

圖3－9　背力測定圖

六、下肢力量測定

該項測定是檢查下肢力量較爲常用的方法之一。

（一）測試方法

利用背力計，受試者站立在測力台上，將測力計握杆繫牢於腰部，調整好距離，用寬帶紮固，上身挺直，膝關節屈曲呈115°～125°，而後伸膝用力，當用力最大時，計力表即可顯示出力量數字（kg）。

進行該項測試時，用力不要過猛，要使鏈索逐漸拉直。由於用力時有憋氣動作，因此，對高血壓病人及年老體弱者要適當控制，注意安全，要根據自己的身體情況靈活掌握，不要勉強。

（二）評定方法

此項檢查結果可作運動前後的對比，也可參考表3－25進行評定。

表 3－24 背力測定（kg）評定

年齡	男性					女性				
	優	較好	一般	較差	差	優	較好	一般	較差	差
20~	>175	140~174	101~139	72~100	<71	>95	73~94	48~72	26~47	<25
30~	>170	133~169	95~132	66~94	<65	>90	78~89	43~77	25~42	<24
40~	>160	126~159	91~125	61~90	<60	>87	73~86	38~72	22~37	<21
50~	>140	120~139	76~119	51~75	<50	>80	66~79	31~65	21~30	<20
>60	>120	101~119	66~100	41~65	<40	>70	56~69	25~55	19~24	<18

表 3－25　下肢力量測試(kg)評定

年齡	男性					女性				
	優	較好	一般	較差	差	優	較好	一般	較差	差
20~	>470	370~469	255~369	123~254	<123	>270	196~269	120~195	43~119	<42
30~	>450	330~449	235~329	113~234	<112	>260	186~259	110~185	40~109	<39
40~	>400	266~339	186~265	81~185	<80	>245	176~244	101~175	38~100	<37
50~	>350	226~349	122~225	71~121	<70	>215	151~214	96~150	36~95	<35
>60	>300	206~299	101~205	66~100	<65	>200	141~199	91~140	31~90	<30

第四節　靈敏性、協調性測試與評定

　　老年人的靈敏性、協調性測試對整個身體素質的評定十分重要。老年人的這兩個方面的素質同心血管素質、肌肉力量素質一樣，隨著年齡的增加而逐漸下降。老年人的腰腿不靈便，行走不穩，反應遲鈍、動作失靈等現象，大多是屬於靈敏性、協調性素質差有關。

　　因此，有必要注意老年人靈敏性，協調性方面的訓練，全面提高身體健康質量。

　　目前對靈敏性、協調性素質的測試方法較多，現僅介紹常用的測試方法，供在老年身體素質測試中參考。

一、快速行走

　　快速行走主要是用來測定整個身體協調性及心肺耐力的一種方法。

　　（一）測試方法

　　首先選擇好道路平坦，無斜坡、車輛少的地方及天氣好的時間進行。男性採用1500m，女性採用1000m 的距離，在這個距離內用最快的速度行走，而不是跑步，計算完成該距離的時間。進行該項測試時，要掌握好行走速度，本著先用慢速，中間用快速，鄰近到終點時再稍慢速。要根據自己的身體情況而決定行走的速度。

　　（二）評定方法

　　測試結果主要是作運動前後的對照，也可參考表3－26，表3－27進行評定。

表 3－26 男性 1500m 快速行走測定結果評定

年齡	優	較好	一般	較差	差
20～	<9:25	9:26～10:35	10:36～13:30	13:31～14:59	>15:00
30～	<9:30	9:31～10:50	10:51～13:50	13:51～15:29	>15:30
40～	<9:45	9:46～11:15	11:16～14:20	14:21～15:59	>16:00
50～	<10:00	10:01～11:30	11:31～14:35	14:36～16:29	>16:30
>60	<10:20	10:21～12:45	12:45～16:20	16:21～19:59	>20:00

註：表內數字爲「分：秒」，如 9:25＝9 分 25 秒

表 3－27 女性 1400cm 快速行走測定結果評定

年齡	優	較好	一般	較差	差
20～	<8:50	8:51～9:00	9:01～9:30	9:31～9:59	>10:00
30～	<9:00	9:01～9:15	9:16～9:45	9:46～10:14	>10:15
40～	<9:15	9:16～9:30	9:31～10:00	10:01～10:39	>10:40
50～	<9:30	9:31～9:45	9:46～10:35	10:36～11:14	>11:15
>60	<9:45	9:46～10:15	10:16～11:15	11:16～12:14	>12:15

註：表內數字為「分：秒」，如 9:25＝9 分 25 秒

二、垂直跳測定

垂直跳主要是測定上、下肢的協調性。同時對增強腿部肌肉和踝關節的力量有積極作用。

（一）測試方法

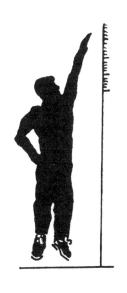

身體立正，上舉右手或左手，先標出伸直右（左）手時的中指所達高度。然後屈膝原地向上跳躍，跳起時上、下肢動作要配合協調，身體跳起時要盡力保持平衡，上舉的手臂一定要伸直，當身體騰空達到最高點時，上舉的手臂同時摸到最高點，所達高度即為垂直跳高度（圖3－10）。

進行該項測定時，不要穿皮鞋，周圍無障礙物，在落地時兩腿要屈膝緩衝，以免扭傷腳及發生其它運動損傷。

圖3－10　垂直跳測定圖

（二）評定方法

垂直跳的測定結果可作為運動前後的對比，也可參考表3－28進行評定。

三、側跳敏捷性測定

該項測試主要用於測定靈敏性及協調性，同時這項測定方法也反映人體的位移速度、動作速度及平衡能力。

表 3－28 垂直跳測定結果（cm）評定

年齡	男性					女性				
	優	較好	一般	較差	差	優	較好	一般	較差	差
20～	>60	54～59	50～53	46～49	<45	>40	34～39	28～33	21～27	<20
30～	>58	52～57	48～51	43～47	<42	>38	33～37	27～32	19～26	<18
40～	>52	47～51	43～46	41～42	<40	>30	25～29	19～24	15～18	<14
50～	>48	43～47	39～42	36～38	<35	>28	22～27	16～21	13～15	<12
>60	>45	40～44	35～39	31～34	<30	>25	20～24	14～19	10～13	<10

（一）測試方法

在地面上畫三條1m 間隔的線條，兩足分開跨立在中線的兩側，然後按從左至右，或從右至左跨線往返跳躍。測定在20s 內來回跳過左右線的次數。進行該項測定時要注意安全，要有人在場保護，地面不要太滑，心肺功能衰竭的病人不宜做此項測定。

（二）評定方法

側跳次數可作運動前後的對照，也可參考表3－29進行評定。

四、閉目單足立地平衡性測定

該試驗主要是用於檢查人體平衡性的一種常用方法。也是評價姿勢的協調性，前庭器官、視覺及機體本體感覺之間互相協調的能力。

（一）測試方法

雙手叉腰間，閉眼，提起左足（右足）並往後蹺起，測定單足站立時間。進行此項測試時應有人保護，尤其對老年人及患嚴重高血壓、美尼爾綜合症疾病者，更應慎重，以防摔傷。

（二）評定方法

閉目單足立地的測定結果可作進行該項運動的前後對照，也可參照表3－30評定。

表3－29 側跳敏捷性測試結果(次)評定

年齡	男性					女性				
	優	較好	一般	較差	差	優	較好	一般	較差	差
20~	>50	40~49	32~39	26~31	<25	>40	32~39	25~31	19~24	<18
30~	>47	39~46	29~38	23~28	<22	>37	30~36	22~29	16~21	<15
40~	>41	34~40	24~33	19~23	<18	>32	27~31	19~26	13~18	<12
50~	>34	29~33	21~28	16~20	<15	>29	23~28	16~22	10~15	<9
>60	>30	24~29	17~23	13~16	<12	>25	19~24	13~18	9~12	<8

表3-30 閉目單足立地測定結果(s)評定

年齡	男性					女性				
	優	較好	一般	較差	差	優	較好	一般	較差	差
20~	>50	42~49	30~41	21~29	<20	>40	32~39	26~31	18~25	<17
30~	>48	39~47	28~38	19~27	<18	>37	30~36	23~29	16~22	<15
40~	>43	36~42	26~35	17~25	<16	>32	26~31	19~25	13~18	<12
50~	>40	31~39	21~30	13~20	<12	>30	23~29	15~22	11~14	<10
>60	>30	24~29	16~23	11~15	<10	>25	19~24	13~18	10~12	<9

　　有了上述身體素質的各項測定結果，依據表3－31進行填寫，這樣即可對自己的身體素質有了初步評定，從中找出身體素質目前存在的不足，以便製訂出主要的運動計劃。同時也可作爲運動效果評定的基本參考依據。

表3－31　身體素質評定總表

姓　　　名	年齡　歲	性別 男女	身高（cm）	體重（kg）
測試項目	身體素質評定			
	優	較好	一般	稍差	差
1500m 走					
1000m 走					
12min 跑					
2500m 跑					
1min 台階試驗					
哈佛台階試驗					
3min 登台階試驗					
坐站試驗					
蹲站試驗					
肺活量					
坐位前屈觸摸					
俯臥軀幹伸展					
雙肩抬高					
直體前屈					
屈膝仰臥起坐					
握力					
俯臥撐					
引體向上					
背力					
下肢力量					
快速行走					
垂直跳					
側跳					
閉目單足立地					

第四章　老年人運動處方的制定

　　運動處方是由醫生按照病人健康情況制定的運動計劃，包括項目和強度。

　　運動處方是以現代生理學知識，結合體育運動而制定的一種抗衰老或康復治療計劃，可以使老年人及某些慢性病者放心地參加體育運動，達到健身與防治疾病的目的，減少不應有的運動傷害。

　　對於冠心病病人來講，運動處方尤為重要。一個合適的運動處方，不僅能確保運動安全，而且可以明顯提高心臟本身的供血功能，有助於預防心臟病的發生，特別是體重超重，又伴有慢性病者，進行有效的運動或較緊張的運動之前，如健身跑運動之前，有必要經過醫生全面檢查，其中包括安靜心電圖、運動心電圖、運動中的血壓變化、運動中的反應等等，以便在醫生的幫助下制定適合自己的運動處方。

第一節　常用的運動試驗

一、運動試驗前的體格檢查

　　在進行運動試驗前，應按運動試驗前體檢表（表4－1）的內容進行檢查。

表4－1 運動試驗前體檢表

姓名 _____ 性別 ____ 年齡 ____ 身高 ____ （cm）體重 ____
（kg）

安靜心率_____ （次/min） 血壓_____ （kPa）

安靜心電圖_____

尿潛血_____尿糖_____血膽固醇_____

甘油三脂_____血糖_____高密度脂蛋白_____

個人病史_____

家族史 _____

個人運動史_____

心臟發病危險性評定總分_____分 評定_____

物理檢查及診斷_____

服用藥物情況 _____

年齡預計心率：

100%____次/min 85%____次/min 70%____次/min

檢查日期_____年____月____日 檢查者_____

（一）心臟發病危險的評定

心臟病發病的危險因素有多種，如年齡、性別、遺傳因素、吸煙史、運動史、飲食營養、體重、血壓、血脂、血糖、心電圖、個性、精神緊張、壓力刺激等。按表4－2中各項，依次找出與受試者情況相符合的一格，其下方的數字即為該項應得分數。將各項得分相加，即為最後得分。

此表並未包括所有的危險因素如醫療、生活習慣、精神刺激、環境、氣候、家庭、社會等因素。因此，評定結果僅供參考。

1.查表注意事項：①第一排為年齡危險因素，如果病人70歲以上，查61歲以上一欄即可，年齡危險因素是8分。②

表 4－2　心臟病發病危險性評定表

年齡(歲)	遺傳	體重(kg)	吸煙	運動	膽固醇(mmol/L)或食物中脂肪百分比(%)	收縮壓(kPa)	性別
10～ 1	親屬中沒有心臟病病史 1	低於標準體重2.3以上 0	不吸煙 0	重體力勞動和業餘活動 1	小於4.65,基本無動物脂肪 1	13.1 1	女,<40歲 1
21～ 2	有1人於60歲以上患心血管疾病 2	標準體重±5 1	吸雪茄或大煙半 1	中等體力勞動和業餘活動 2	4.68～5.30, 食物中10%的脂肪 2	16 2	女,40～50歲 2
31～ 3	有1人於60歲以上患心血管疾病 3	超過標準體重2.4～9 2	吸煙每天10支左右 2	膽力大強度業餘活動 3	5.33～5.95,食物中20%的脂肪 3	18.7 3	女,>50歲 3
41～ 4	有1人在不到60歲即患心血管 4	超過標準體重9.1～16 3	每天20支左右 4	腦力工作和中等強度業餘 5	5.97～6.59, 食物中30%的脂肪 4	21.3 4	男 5
51～ 5	有2人在不到60歲即患心血管疾病 6	超過標準體重16.1～23 5	每天30支左右 6	腦力工作和輕度的業餘活動 6	6.62～7.24, 食物中40%的脂肪 5	24 6	矮胖男性 6
>61 8	有3人在不到60歲即患心血管疾病 7	超過標準體重23.1～29.5 7	每天40支以上 10	根本不參加業餘活動 8	7.27～7.76, 食物中有40%的脂肪 7	26.7 7	禿頂矮胖男性 7

遺傳危險因素，其中包括父母親、祖父、祖母、兄弟、姐妹，這些人當中有無心臟病發作或腦中風。③體重，標準體重的計算方法可參照第五章第三節肥胖的評定標準。④運動欄中，如果堅持了有規律的運動得分應減去10分。⑤血壓，血壓最好是測早晨安靜血壓。

2.得分評定：①6～11分：危險因素明顯低於平均水平；②12～17分：危險因素低於平均水平；③18～24分：危險因素處於一般水平；④25～31分：心臟病發病危險性已達中等；⑤32～40分：已達危險水平；⑥41～60分；已達非常危險水平，應找醫生治療。

（二）年齡預計心率

最簡單的方法是用公式：

220－年齡＝最大預計心率（即100％預計心率）。

分別乘以0.85、0.70則求出85％、70％的預計心率。這是確定終止試驗的標準及制定運動處方的參考依據。

年齡預計心率也可按表4－3查找。

（三）安靜時心電圖

試驗前應做12個導聯的安靜心電圖，結果基本正常方可做運動試驗。正常心電圖的標準應包括無心房（心室）肥大、無房室傳導障礙、心肌無缺血改變、心律規整等。

（四）藥物使用情況

試驗前應對受試者服用藥物情況進行了解。因爲某些藥物會影響試驗的心率、血壓、心電圖變化等，造成試驗的假陽性或假陰性，如服用硝酸甘油、心得安、利尿劑、洋地黃、肼苯噠嗪等藥物，均應注意。

尤其長期服用心得安類藥物，可減少運動的耐受量，運動試驗持續時間平均縮短8.5％，最大耗氧量平均減少9％，

表4－3　年齡預計心率表

年齡 （歲）	最大心率 （次/min）	最大心率 85％	最大心率 70％
50	171	145	119
51	170	144	118
52	168	143	118
53	167	142	117
54	166	141	116
55	165	140	115
56	164	139	115
57	162	138	114
58	161	137	113
59	160	136	112
60	159	135	111
61	158	134	110
62	156	133	109
63	155	132	108
64	154	131	108
65	153	130	107
66	152	129	106
67	151	128	106
68	150	127	105
69	148	126	104
70	147	125	102
71	146	123	101
72	145	122	101

最高心率平均減少23％，收縮壓平均降低8％，舒張壓平均降低13％，運動時排汗增高11％，體溫升高。

　　所以在運動試驗前均應了解服藥情況，必要時需在試驗

前停止服藥，以便取得準確結果。

（五）功能分級

在運動試驗前對心臟病人進行心功能分級評定較為重要。目前多採用以下兩種分級法：

1.四級心功能分級法：見表4－4。

表4－4　心臟功能分級表

功能分級	臨　床　情　況	持續　間歇 活動能量消耗 （kJ/min）	最大能量 消耗 （kJ）
1	患有心臟疾病，體力活動不受限制，一般體力活動不引起疲勞、心悸、呼吸困難或心絞痛	16.75～25.12	137.43
2	患有心臟疾病，體力活動稍受限制，休息時感到舒適，一般體力活動時，引起疲勞、心悸、呼吸困難或心絞痛	12.56～16.75	95.15
3	患有心臟疾病，體力活動大受限制，休息時感到舒適，一般體力活動即可引起疲勞、心悸、呼吸或心絞痛	8.37～12.56	63.43
4	患有心臟疾病，不能從事任何體力活動，休息時也有心功能不全或心絞痛症狀，任何體力活動，均可使症狀增加	4.19～8.37	31.72

2.心功能不全評分法：見表4－5。

表4－5　心功能不全評分表

內容	評分
食慾不振，噁心嘔吐	0.5
運動時心悸	0.5
原因不明的體重增加	0.5
夜間多尿	0.5
疲勞	1.0
尿量減少	1.0
水腫	1.0
運動時呼吸困難	1.0
發動性夜間呼吸困難	2.0
端坐呼吸	4.0

註：5分以上爲心功能不全（＋），要中止運動試驗及訓練；3～4分爲可疑（＋），要限制訓練及運動試驗；1～2分要注意觀察，可進行運動試驗及運動訓練。

二、等級運動試驗的分類

近40年來，運動試驗在臨床上的應用日益擴大，它不僅用於篩選隱性病例，如冠心病等。而且用於評定心功能，評估病情和預後，診斷和評價心律失常，是制定運動處方前試驗的最主要方法。其基本方法是，在試驗過程中逐漸增加運動負荷強度，同時測定最大耗氧量、心電圖、血壓、心率、疲勞感覺等指標，直到受試者達到一定用力程度。

（一）按骨骼肌收縮類型分類

1.**動態運動**：又稱等張運動。如步行、登梯、游泳、跑步等，運動時屈肌伸肌有節奏地收縮。

2.**靜態運動**：亦稱等動運動。如負重、握拳等，運動時肌肉持續性收縮。

3.**動、靜態混合運動**：如負重步行、或騎自行車時緊握車把等。動態運動影響心率較明顯，靜態運動時對心率影響不太明顯，但對血壓影響較爲明顯。動態運動的循環反應和氧需要量成正比，而靜態運動，特別是過度費力時，血壓急劇上升，往往超過氧需要量。

在心臟病人進行靜態運動時，應注意可能發生心律失常等嚴重併發症。在一般情況下，心臟病人極少應用靜態運動試驗，但可適當進行小運動量的力量試驗。

（二）按終止試驗標準分類

1.**最大強度運動試驗**：也稱爲極量運動試驗。要求使受試者達到最大吸氧量及最高心率水平。一般以心率達到220——年齡的水平爲終止試驗標準。

2.**次大強度運動試驗**：也稱次（亞）極量運動試驗，要求心率達到最大預計心率的85％，或達到195；年齡水平爲終止試驗標準。

3.**症狀限制最大強度運動試驗**：也稱以症狀及心電等變化爲限的運動試驗，或症狀限制性運動試驗。該試驗以血壓、心率、心電、呼吸、主觀感覺、客觀表現等任何一方面出現問題時，爲終止試驗標準。

4.**低水平運動試驗**：心臟功能容量測定雖能精確地了解心臟功能容量，但在康復活動初期，活動量和活動範圍都很有限，一般無需參考心臟功能的最高界限，更不必冒次極量運動試驗的風險。因此，多數學者主張在心臟病的康復初期做低水平運動試驗。此試驗主要是對即將出院或已出院的冠心病病人進行康復活動的指導。低水平運動試驗在平板上進行，速度爲1.9km/h，坡度爲3％、6％，每級負荷是3min，共試驗6min，如用踏車運動試驗則按60.6kJ值求得負荷

量，轉速60轉/min，前後兩次共4min，中間休息2min。

以上分級運動試驗的分類見表4－6。

表4－6　分級運動試驗運動量分類

分類	運動終點	適應範圍
低水平運動試驗	運動中最高心率＜115次/min，血壓（收縮期）增加＜2.7kPa	急性心肌梗塞後1週以上，重症病人。
亞極量運動試驗	運動中最高心率（次/min）＝195－年齡	診斷冠心病及機能評定
極量運動試驗	運動中最高心率（次/min）＝220－年齡	診斷冠心病及機能評定，制定運動處方
症狀限制最大強度運動試驗	運動至發現症狀，ST段缺血性下移或血壓異常等為止。	制定運動處方及機能評定

（三）按運動試驗的目的分類

1.**診斷性分級運動試驗**：該試驗主要用於冠心病的診斷。心電運動試驗診斷冠心病的靈敏性一般為60％～80％，特異性為90％左右。這是目前臨床上最有價值無創傷性檢查方法之一，對於判斷冠狀動脈病變的嚴重程度及預後具有重要的參考價值。心電運動試驗的結果，可以做為冠狀動脈病變程度的半定量指標，如ST段下移的程度與冠狀動脈病變的程度成正比，即ST段下移越明顯，冠狀動脈病變的數量和狹窄的程度越明顯。同時可用於預後預測。

據報導，ST段下移＜1mm者年死亡率為2.5％，下移1.0～1.9mm者為3.7％，≥2mm者為40.8％。該試驗還可用於預測無症狀者冠心發生的危險性。

　　美國運動醫學會從1971～1987年統計了23702健康人
（男18076人，女5626人）運動試驗心電圖改變的結果，其
中，異常心電圖發生的比例見表4－7。運動試驗陽性者在5
年內冠心病發生率比運動試驗陰性者高13.6倍。可見等級運
動試驗在冠心病普查中有十分重要的作用。

　　診斷性分級運動試驗常用最大強度運動試驗或症狀限制
最大強度試驗。

表4－7　美國運動醫學會1971～1987年23702健康人
**　　　等級運動試驗心電圖異常檢出率‰)**

年齡　（歲）	男	女
20～	0	9.9
25～	0	0
30～	12.3	5.2
35～	12.5	2.3
40～	24.8	21.9
45～	48.2	19.3
50～	73.0	31.9
55～	108.5	72.2
60～	173.6	22.7
65～	152.2	150.0
70～	190.5	200.0
＞75	250.0	－

　　2.**運動醫學分級運動試驗**：該試驗的目的是為了進行科
研或為制定訓練計劃提供依據。主要採用最大強度運動試
驗。

　　3.**預防、監督及康復性分級運動試驗**：該試驗是制定運
動處方的基本依據之一。一般認為冠心病病人最佳的運動強

度是在即將發生心肌缺血時，目前爲了確保運動的安全，多以發生缺血時心率的60％～80％作爲運動強度的標誌。分級心電運動試驗可以確定心臟發生缺血時的心率、血壓及其他改變，該試驗的結果具有良好的重複性，故可作爲冠心病治療後的療效評定客觀指標，也可當作其他疾病康復治療後心臟功能和體力活動能力的指標和判定療效的參考依據，以及評定運動生理學效果及排除受試者不必要的顧慮等。

但在康復醫學中對於住院病人在出院前一般採用症狀限制最大強度運動試驗或次大強度運動試驗。

（四）按運動試驗的方法分類

運動試驗的方法較多，在美洲多採用活動平板，在西歐多用功率自行車，我國較多應用的是功率自行車、活動平板、二級梯。這幾種運動試驗方法各有其優、缺點，要根據各自的身體情況及設備條件選擇應用。

1.二級梯運動試驗：該試驗方法的優點是：①設備簡單（僅需要高23cm 的台階）；②試驗方便，類似上下登樓梯；③安全性好，時間短；④適合我國國情；⑤受試者易掌握；⑥可隨時掌握運動量的大小。但此試驗方法也存在缺點：①陽性率較低；②由於此方法易造成下肢的肌力疲勞，常常因下肢的疲勞而達不到應有的運動強度；③受試者可自行改變功率（登台階的次數）。

2.踏車運動試驗：該項試驗也稱功率自行車運動試驗。其優點是：①價格較便宜；②占地面積小，適合於家庭用；③運動試驗時易於進行心電圖監護及血壓測定；④安全性能好；⑤運動量易調整，便於計算；⑥運動方法簡單，適合我國國情。但仍存在不足：①常因下肢過早疲勞，而達不到應有的運動強度即停止運動試驗；②受試者可自行改變運動量

（減慢轉速）。

3.**活動平板運動試驗**：該試驗又稱跑台運動試驗。優點：①全身活動，易達到最大運動強度；②運動方式自然（走、跑）；③運動量易調整；④適用於各種年齡的人（只要能行走）；⑤受試者不能自行控制運動量；⑥現場醫護監督方便；⑦在速度、坡度固定情況下，反覆試驗其誤差較小。缺點是：①該運動試驗所用設備較貴；②占地面積較大；③有一定的噪音；④強度人時不易測定生埋指標；⑤安全性稍差，必要時要加強保護；⑥受試者要有一個適應過程。

4.**上、下肢功量機運動試驗**：該試驗也稱上肢搖、下肢蹬功量機運動試驗。優點：①該試驗屬全身性運動，大約全身70％的肌肉參加運動；②設備簡單、價格不貴；③安全；④運動量可調整；⑤醫務監督方便，生理指標易測；⑥受試者適應性強。缺點：①受試者往往上、下肢用力分配不合理；②常常因為局部肌肉疲勞，達不到應有運動強度。

5.**臥式踏車功量機運動試驗**：優點：①適用於老年人，尤其是適用於冠心病的老年人；②該試驗安全性能好；③心電圖監護方便；④運動量可調整。缺點是：①易造成下肢的疲勞；②運動強度尚不能充分反映其本人的真實運動強度。

（五）運動方式分類

1.**單級運動試驗**：如二階梯，多採用額定運動量，包括台階高度、登台次數、所需時間等。

2.**多級運動試驗**：一般為低水平運動試驗、亞極量運動試驗、極量運動試驗、症狀限制最大強度運動試驗、多用活動平板運動試驗。

3.**持續性運動試驗**：一般在活動平板車上進行。試驗時

逐漸增加運動量，直至力竭爲止。

　　4.間歇性運動試驗：對老年人或冠心病病人常用間歇性運動方式，如次極限量運動試驗。

　　目前常用的是持續性的，多級直立位的運動試驗。

三、常用運動試驗方案

（一）活動平板運動試驗

　　1.布魯斯（Bruce）方案：布魯斯方案最初將運動分爲4級，後因每一級遞增的負荷過大而改爲7級，又稱改良Bruce方案，目前臨床上最爲常用。方案見表4－8。

表4－8　布魯斯活動平板運動試驗方案

級別	速度		坡度 （%）	時間 （min）	耗氧量 （ml/kg·min）	能量 消耗 （kJ）
	（km/h）	（m/min）				
0	2.7	45	0	3	5.0	34.3
0.5	2.7	45	5	3	10.0	58.6
1	2.7	45	10	3	16.5	94.9
2	4.0	67	12	3	24.8	143.4
3	5.5	92	14	3	35.7	206.0
4	6.3	105	16	3	47.3	272.7
5	8.0	133	18	3	60.5	349.5
6	8.9	148	20	3	71.4	412.1
7	9.7	162	22	3	83.3	480.8

註：坡度1°＝1.75%

　　2.諾頓（Naughton）方案：該項運動試驗方案與布魯斯方案比較其速度相對不變，但坡度增加，運動量相對較小，適合於老年人（表4－9）。

表4－9　諾頓活動平板運動試驗方案

級別	速度		坡度 (%)	持續時間 (min)	耗氧量 (ml/kg·min)	能量消耗 (kJ)
	(kg/h)	(m/min)				
1	1.6	26.6	0	2	6.3	36.4
2	3.2	53.3	0	2	8.7	50.5
3	3.2	53.3	3.5	2	12.2	70.7
4	3.2	53.3	7.0	2	15.7	90.9
5	3.2	53.3	10.5	2	19.0	109.1
6	3.2	53.3	14.0	2	22.4	129.3
7	3.2	53.3	17.5	2	26.0	149.5

　　3.鮑克（Balke）方案：鮑克活動平板運動試驗方案級別多，速度恆定，無零坡度，使用較爲複雜，不太適合於老年人（表4－10）。

表4－10　鮑克活動平板運動試驗方案

級別	速度 (m/min)	坡度 (%)	持續時間 (min)	耗氧量 (ml/kg·min)	能量消耗 (kJ)
1	80	2.5	2	15.1	86.8
2	80	5.0	2	19.0	109.0
3	80	7.5	2	22.4	129.2
4	80	10.0	2	26.0	157.5
5	80	12.5	2	29.7	171.7
6	80	15.0	2	33.3	191.9
7	80	17.5	2	36.7	212.1
8	80	20.0	2	40.6	234.3
9	80	22.5	2	44.1	254.5
10	80	25.0	2	47.6	274.7
11	80	27.5	2	51.4	296.9
12	80	30.0	2	55.0	317.1

美國運動醫學會在鮑克方案的基礎上又進行了修訂。並且將所修訂的方案（表4－11）廣泛應用於活動平板運動試驗當中。

表4－11 美國運動醫學會修改後的鮑克方案

級別	速度 (m/min)	坡度 (%)	時間 (min)	級別	度速 (m/min)	坡度 (%)	時間 (min)
1	88	0	1	14	156.9	14	1
2	93.3	2	1	15	162.2	15	1
3	98.6	3	1	16	167.5	16	1
4	103.9	4	1	17	172.8	17	1
5	109.2	5	1	18	178.1	18	1
6	114.5	6	1	19	183.4	19	1
7	119.5	7	1	20	188.7	20	1
8	125.1	8	1	21	194.0	21	1
9	130.4	9	1	22	199.3	22	1
10	135.7	10	1	23	204.6	23	1
11	141.0	11	1	24	209.9	24	1
12	146.3	12	1	25	215.2	25	1
13	151.6	13	1				

4.埃爾斯塔德（Ellestad）方案：該試驗方案等級少，坡度無零坡，適合於健康老年人（表4－12）。

5.低水平運動試驗方案：低水平活動平板運動試驗有許多種，現僅將常用的幾種試驗方案列表4－13，供選擇參考。低水平運動試驗級別少，速度慢，坡動小，十分適合於年大體弱者及冠心病病人進行運動試驗。

表4－12 埃爾斯塔德活動平板運動試驗方案

級別	速度		度 (%)	持續時間 (min)	耗氧量 (ml/kg·min)	能量消耗 (kJ)
	(km/h)	(m/min)				
1	2.7	45	10	3	15	80.8
2	4.8	80	10	2	25	121.2～141.4
3	6.4	106.7	10	2	35	161.6～181.8
4	8.0	133.3	10	3	45	202.0～242.4
5	8.0	133.3	15	2	55	262.6～303.0
6	9.6	160	15	3	70	323.2～404.0

表4－13 低水平運動試驗方案

方案	級別	速度		坡度 (%)	持續時間 (min)	能量消耗 (kJ)
		(km/h)	(m/min)			
A	1	3.2	53.3	0	3	40.4
	2	3.2	53.3	2.5	3	52.5
	3	3.2	53.3	5.0	3	66.7
B	1	1.9	31.7	0	2	26.3
	2	2.4	40.0	0	2	30.3
	3	3.2	53.3	0	2	40.4
	4	4.0	66.7	0	2	50.5
	5	4.8	80.0	0	2	60.6
C	1	3.2	53.3	0	3	26.3
	2	3.2	53.3	3	3	42.4
	3	3.2	53.3	6	3	56.6
D	1	2.4	40.0	0	3	30.3
	2	2.4	40.0	2	3	40.4
	3	2.4	40.0	4	3	50.5

6.我國常用的分級活動平板運動試驗負荷遞增法：見表 4－14。

表4－14　分級活動平板運動試驗方案

級別	速度		坡度（％）	持續時間（min）
	km/h	m/min		
1	3	50.0	10	3
2	4.5	75.0	12	3
3	6.0	100.0	14	3
4	7.5	125.0	16	3
5	9.0	150.0	18	3
6	10.5	175.0	20	3
7	12	200.0	22	3

7.溫格（Wynger）修改的運動試驗方案：該試驗方案是在凱特圖斯（Kattus）、鮑克（Balke）平板試驗方案的基礎上進行了適當的修改。

該方案根據受試者的臨床情況（體力活動的人、坐位工作的健康人，患病但已恢復的人、有症狀的病人）分別選擇較為合適的運動試驗方案。該方案還將踏車試驗與臨床情況、耗氧量及能量消耗均相應列出，以便對照及試驗中參考（表4－15）。

（二）踏車運動試驗

1.世界衛生組織推薦的試驗方案：該實驗方案見表4－16。該試驗方法是功率遞增，每2min 增加功率153kg/（m・min），直至運動終點（運動終點指極量運動試驗的心率＝220－年齡；亞極量運動試驗的心率＝195－年齡；症狀限制性的運動試驗），該方案適用於一般健康人和心血管病病人。

表 4－15　溫格修改的運動試驗方案

臨床情況	耗氧量 [ml/(kg·min)]	能量消耗 (kJ)	凱特圖斯法 時間各3min 速度(km/h)	凱特圖斯法 坡度(%)	布魯克法 5.4km/h 坡度(%)	布魯克法 4.8km/h 坡度(%)	踏車試驗 [kg/(m·min)]
A	56.0	323.2			26		
A	52.5	303.0			24		
A	49.0	282.8	6.4	22	22	22.5	1500
A	45.5	262.6	6.4	20	20	20.0	1350
A	42.0	242.4	6.4	18	18	18.0	1200
A	38.5	222.2	6.4	16	16	17.5	1050
A	35.0	202.0	6.4	14	14	15.0	
B	31.0	181.8	6.4	12	12	12.5	900
B	28.0	161.6	6.4	10	10	10.0	750
C	24.5	141.4	6.4	10	8	7.5	600
C	21.0	121.2	4.8	10	6	6.0	450
C	17.5	101.0	4.8	10	5	5.0	400
D	14.0	80.8	4.8	10	4	5.0	300
D	10.5	60.6	3.2	10	3	2.5	150
D	7.0	40.4	3.2	10	2	0	100
D	3.5	20.2	3.2	10	0	0	50

註：A—該區代表體力活動運動試驗範圍區；B—該區代表運動試驗範圍區；C—該區代表患病已恢復的人運動試驗範圍區；D—該區代表有症狀病人運動試驗範圍區。

表4－16　世界衛生組織推薦的試驗方案

分級	轉速 （rpm）	功率 〔kg/（m·min）〕	時間 （min）
1	60	153	2
2	60	306	2
3	60	459	2
4	60	612	2
5	60	765	2
6	60	918	2
7	60	1071	2
8	60	1224	2

2.阿斯特蘭德（Astrand）方案：該試驗方案是從零〔kg/（m·min）〕開始，每3min增加150〔kg/（m·min）〕（表4－17）。

表4－17　阿斯特蘭德方案

分級	功率 〔kg/（m·min）〕	時間 （min）	rpm
1	150	3	60
2	300	3	60
3	450	3	60
4	600	3	60
5	750	3	60
6	900	3	60
7	1050	3	60
8	1200	3	60

3.我國7級踏車運動試驗法：該試驗法在我國較為常用（表4－18）。

表4－18　踏車運動試驗分級表

分級	男〔kg/（m·min）〕	女〔kg/（m·min）〕	時間 min	轉速（rpm）
1	300	200	3	60
2	600	400	3	60
3	900	600	3	60
4	1200	800	3	60
5	1500	1000	3	60
6	1800	1200	3	60
7	2100	1400	3	60

4.托尼（Tawney）上肢功率計運動試驗方案：上肢功率計運動試驗目前開展的還不廣泛，試驗的方案、程序在探索之中。托尼的方案是從零〔kg/（m·min）〕開始，每min搖60圈，直至力竭（表4－19）。

表4－19　托尼上肢功率計試驗方案

分級	功率〔kg/（m·min）〕	時間（min）
1	50.0	5
2	73.4	5
3	147.1	5
4	220.4	5
5	293.7	5
6	306.0	5
7	379.4	5

5.洛夫廷（Loftin）上、下肢聯合運動試驗方案：上、下肢聯合運動試驗是近幾年剛剛興起的一種全身性運動試驗。該項試驗是上、下肢聯合運動，較全面的反映了機體的整個運動水平，在某些方面糾正了單純上肢、下肢踏車時易引起局部肌肉疲勞而終止運動試驗的不足。

但是，對於該項試驗的具體方案、程序目前研究的還不多，上、下肢在聯合運動試驗中的比例還沒有確切的依據，現僅將洛夫廷的試驗方案作一介紹，供參考。洛夫廷的方案是運動的終點達到力竭（表4－20）。

表4－20　洛夫廷上、下肢聯合運動試驗方案

| 分級 | 功率〔kg/（m·min）〕 | | | | | rpm | 時間（min） |
	上肢	%	下肢	%	共計		
1	269.9	33.3	539.7	66.7	809.6	60	3
2	359.8	33.3	719.7	66.7	1079.5	60	3
3	449.8	33.5	893.5	66.5	1343.3	60	3
4	539.7	33.5	1073.4	66.5	1613.1	60	3
5	629.7	33.4	1253.3	66.6	1883.0	60	3

（二）單程二級梯運動試驗

單程二級梯運動試驗是按照病人年齡、性別與體重，依二級梯運動量表的頻率進行上、下台階。台階高23cm，上、下台階定為90s，蹬梯次數見表4－21。進行該項測試時最好有節拍器控制蹬梯頻率。

為了提高陽性率，根據受試者身體健康狀況，可採用增強式的雙倍二級梯運動方案，即踏步的次數再增加15％，在3min 內完成。

表4－21　單程二級梯運動試驗蹬梯次數

體重 （kg）	25～		35～		45～		55～		65～歲	
	男	女	男	女	男	女	男	女	男	女
40～	29	28	27	26	26	23	25	21	23	20
45～	28	26	26	24	25	22	24	21	22	19
50～	28	26	26	24	25	22	23	20	22	18
55～	27	25	25	23	24	21	23	19	21	18
60～	27	24	25	22	23	20	22	19	20	17
65～	26	23	24	21	23	19	21	19	20	16
70～	25	22	24	20	22	19	20	17	19	16
75～	25	21	23	19	21	18	20	16	18	15
80～	21	20	22	18	21	17	19	16	18	14
85～	23	19	22	17	20	16	18	15	17	13
90～	23	18	21	17	19	16	18	14	16	13
95～	22	17	21	16	19	15	17	13	15	12

註：表內數據爲蹬梯次數

四、運動強度的計算

　　運動試驗中常用的運動強度評定包括許多方面，各種不同的運動項目，有不同衡量運動強度的方法。在一些可計時的運動項目中，如走、跑、游泳、自行車等，常用速度、距離作爲運動強度的指標。在有些運動項目中如投擲、立定跳遠等；可用長度單位來衡量強度的大小。在力量訓練項目中，可用重量單位來評定強度。但是，有些項目，如健身操，醫療體操、球類、健身器械運動等就很難用上述單位來客觀評定運動強度的大小。

　　爲了更科學的指導運動，用生理指標在運動中的改變評定運動強度。目前已廣泛應用並證實較爲精確的運動強度評

定包括心率、最大吸氧量、心率收縮期血壓雙乘積、能量消耗、血壓、功能能力、靶心率等，現將主要的指標計算法作一介紹。

（一）最大吸氧量

最大吸氧量是反映心肺功能狀態最靈敏的生理指標之一。其數值的大小主要取決於心排血量、動靜脈氧差、氧彌散能力和肺的通氣量。其公式是：

$$最大吸氧量 = SV \times HR \times (a - VO_2Diff)$$

式中　SV：心每搏量（ml）；HR：心率（次/min）；
　　　a：動脈；V：靜脈；O_2Diff：氧差。

從公式中可以看出耗氧的大小有3個相關係數，包括心每搏出量、心率，動靜脈氧差，每分鐘心輸出量。動靜脈氧差又涉及兩個因素，肌肉從動脈血中攝取氧的能力大小及血流分布情況如何。可見最大吸氧量與心臟排血量和肺通氣量之間的關係十分密切，通過測定均呈正相關關係。因此，最大吸氧量的測定指標，目前認為是評定心肺機能和體力活動最主要的、最有價值的指標。

最大吸氧量是隨著年齡的增大而逐漸變小，因此，在運動強度計算中應考慮到年齡因素。在一般情況下的變化規律見表4－22。

另外，最大吸氧量還與不同的運動方式有關係。通常以活動平板運動試驗的測定為標準。如用其它方法，應與相同運動形式下的數值相比較。

在一般情況下，將活動平板大於3％坡度定為100％的最大吸氧量，而坡度小於3％，則定為95％～98％的最大吸氧量。在同樣達到力竭的情況下，也就是在均達到最大吸氧量

表4-22　最大吸氧量年齡變化

年齡	最大吸氧量	
	（L/min）	〔ml/（kg·min）〕
30～	3.69	47.10
40～	3.18	44.52
50～	2.81	39.24
60～	2.32	32.91
70～	2.11	28.30

運動試驗的終點下（終點依據是：兩次吸氧量數值相差小於5％或小於2〔ml/（kg·min）〕；逐漸增加運動量而吸氧量反而下降；受試者已達到年齡最高心率時；呼吸商——呼出氣的二氧化碳排出率除氧吸收率大於0.95；主訴已精疲力竭。）其最大吸氧量是不相同的（表4-23）。

　　但是，用活動平板所測定的73歲～86歲老年人的最大吸氧量，在不同坡度、不同速度的情況下，其最大吸氧量是十分近似的（表4-24）。

表4-23　不同運動方式所獲最大吸氧量的差異

活動方式	最大吸氧量（％）	活動方式	最大吸氧量（％）
活動平板（坡度≥3％）	100	手臂搖輪運動	65～70
活動平板（坡度＜3％）	95～98	上、下肢聯合功率運動	100
直立踏車	93～96	游泳	85
臥式踏車	82～85	台階試驗	97

表4－24　活動平板不同坡度最大吸氧量的差異

活 動 方 式	最大吸氧量〔ml/（kg·min）〕
坡度零　　跑速40m/min	13.14
坡度零　　跑速80m/min	13.44
坡度1％，每3min 增加1％，跑速40m/min	13.62

　　用最大吸氧量表示運動強度雖較科學，但是用直接測式法需要一定的設備，測定技術比較複雜，並不易被所有的人接受，因此，目前在體療康復中尚無法廣泛開展，僅用於科研工作。爲此，許多學者在實際測量工作中探索出十分近似於實測的預計公式。

　　用亞極量負荷下的生理指標來推測最大水平，這是由於人體極量運動能力與亞極量運動能力有著密切的聯繫，因此這種間接推算的方法有一定的實用意義。

　　爲了便於應用，現介紹幾種較爲常用的最大吸氧量間接測定法。

　　1.斯托勒（Storer）方法：受試者踏功率自行車，空檔踏4min，60轉/min，而後每分鐘增加92kg·m，直至力竭。計算公式是：

男性最大吸氧量(ml/min)$= \dfrac{10.51 \times 功率〔kg/(m·min)〕}{6.12}$
$+ 6.35(kg) - 10.49(年齡)$
$+ 519.3$

女性最大吸氧量(ml/min)$= \dfrac{9.39 \times 功率〔kg/(m·min)〕}{6.12}$
$+ 7.7(kg) - 5.88(年齡)$
$+ 136.7$

為了計算方便還可用瓦（W）表示，$1W = 6.12kg/（m\cdot min）$，公式可變為：如女性最大吸氧量（ml/min）$= 9.39 \times（W）+ 7.7（kg）- 5.88（yr）+ 136.7$。

該計算公式與實測數相比十分相似（$r = 0.96$），是目前預計最大吸氧量較為精確及常用的方法。

2.**布魯斯（Bruce）方法**：運動試驗採用活動平板，試驗方案用布魯斯方案（參考表4－8）。最大吸氧量的預計公式是：

一般健康人最大吸氧量〔ml/（kg・min）〕$= 6.70 - 2.82 \times（男1，女2）+ 0.056 \times$運動時間（s）

心臟病病人的最大吸氧量〔ml/（kg・min）〕$= 6.70 - 2.82 \times（男1，女2）+ 10.5 + 0.035 \times$運動時間（s）

該預測公式與實測的最大吸氧量也十分接近，相關係數為0.92。

3.**陳文堉法**：該試驗方法是讓受試者坐在自行車功率計上，靜息片刻後測取各有關指標的安靜值，繼之進行踏車運動，功率從306〔ml/（kg・min）〕（約50瓦）起始，每3 min增加306〔ml/（kg・min）〕，直至力竭為止，最大吸氧量的預計公式是：

$$最大吸氧量（L\cdot min）= 7.9297 - 0.0304 \times HR_{150w}（b\cdot min）$$

式中　HR_{150w}（b・min）－ 918〔ml/（kg・min）〕（150 W）負荷時的每分鐘心率。

該計算公式較為簡單，但預測結果的精確度相對低些，與實測之相關性是0.7964。

4.**行走1km 預測法**：預測公式是：

$$最大吸氧量（L/min）- 0.0091 \times WT \quad 0.0257 \times yr$$
$$+ 0.5955 \times sex - 0.2240 \times Time$$
$$- 0.0115 \times HR_{1-4}$$

式中　WT —— 體重（kg）；

　　　yr —— 年齡（歲）；

　　　sex —— 性別，式中性別項男性為1，女性為零；

　　　Time —— 快速行走1km 所用的時間（min）

　　　HR_{1-4}—— 將1km 分為4段，在後1/4段中每 min 測心

　　率1次，最少測2次心率，求其均數。

　　該預測法十分適合於老年人，預測值（3.41L/min）和實測值（為3.42L/min）十分接近，相關係數0.92。

　　5.阿斯特蘭德（Astrand）方法：該方法預測自行車功率計運動試驗的最大吸氧量與實際測定結果十分近似（ r = 0.93 ），而且適合於20～75歲年齡範圍內的一般健康人、患慢性病者及冠心病患者。試驗的程序見表4－17，預計步驟如下：

　　第一步：按阿斯特蘭德功率自行車運動試驗的方案進行，當受試者盡了自己的最大能力，或症狀限制性運動試驗出現異常反應時，這時所完成的功率數〔kg/（m・min）〕，測定即刻心率（次/min）。為了便於理解，舉例說明，舉例：男性，60歲，負荷功率600kg/（m・min），心率是145次/min。

　　第二步：計算出受試者最大吸氧量的百分比（%）。計算公式是：

　　男性最大吸氧量的百分比（%）= 0.769 × HR - 48.5

　　女性最大吸氧量的百分比（%）= 0.769 × HR - 56.1

式中 HR ── 每 min 心率次數。

本例的最大吸氧量的百分比（％）＝ 0.769×145－48.5 ≈63.0％。

第三步：評估完成此負荷的吸氧量（L/min）：男性可查表4－25。

表4－25　評估吸氧量表（男性）

功率〔kg/（m·min）〕	吸氧量（L/min）	功率〔kg/（m·min）〕	吸氧量（L/min）
150	0.65	1200	2.83
300	0.95	1350	3.17
450	1.25	1500	3.53
600	1.54	1650	3.85
750	1.83	1800	4.25
900	2.12	1950	4.65
1050	2.47	2100	5.05

女性吸氧量（L/min）＝ 0.00193× 功率〔kg/（m·min）〕＋ 0.326

該例的功率是600kg/（m·min），查表4－25，則為1.54L/min

第四步：非年齡區分的預計最大吸氧量：

有了最大吸氧量的百分比和完成該負荷功率評估的吸氧量即可用非年齡校正公式預計最大吸氧量。公式是：

$$最大吸氧量（L/min）＝ \frac{完成功率的吸氧量}{最大吸氧量的百分比} × 100$$

本例的最大吸氧量（L/min）＝ $\frac{1.54}{63} × 100 ≈ 2.44$

第五步：用年齡校正的最大吸氧量：年齡校正公式是：

男性最大吸氧量（L/min）＝0.348×非年齡校正的最大吸氧量（L/min）－0.035×年齡（歲）＋3.011

女性最大吸氧量（L/min）＝0.302×非年齡校正的最大吸氧量（L/min）－0.019×年齡（歲）＋1.593

本例：最大吸氧量（L/min）＝0.348×2.44－0.035×60＋3.011≈1.76

6.阿斯特蘭德（Astrand）台階試驗心率預計法：阿斯特蘭德自從1954年即開始研究用台階試驗預計最大吸氧量。經過數年研究，不斷提高該試驗預計值與實測值之間的相關性，因爲使用了列線圖，臨床上應用方便。所以，此方法仍被廣泛應用。

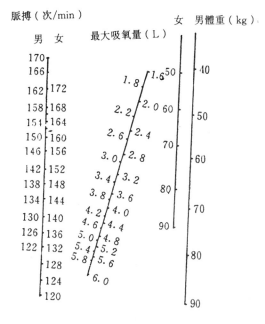

圖4－1　從台階試驗脈搏推算最大吸氧量

阿斯特蘭德用台階試驗作爲負荷方式。男性用40cm高、女性用33cm高的台階，受試者需1min登台階22.5次，連續運動5min，共登112次，然後測即刻10s心率數，再折合爲1min心率。根

據體重（kg），參照圖4－1即可推算出最大吸氧量（L/min）。圖4－1使用方法是在圖的左側直線上找出體重（kg），在右側直線上找出完成負荷後即刻心率（次/min），兩條線上的兩點相連，相交於中間的斜線，相交點即爲最大吸氧量（L/min）。

通過一定的運動試驗預測最大吸氧量雖說方法簡單、適合於基層體療康復運動處方的製訂。但是，預測值與實測值相比，雖經許多計算方法的改進，其精確性仍還欠缺。有的計算公式適合於部分人，而對另一部分人就不合適。預測方法最好用在同一個人，同一個運動試驗方法的比較。

目前研究認爲最大吸氧量的預測值在一般情況下略大於實際測定的數據。國際生物學發展規劃理事會（IBP）用功率自行車及台階試驗，分別採用直測法和預測法對比之間的差異性，結果表明自行車實測的最大吸氧量是2877ml/min，台階試驗是3059ml/min。用預測方法計算的分別是3202ml/min（自行車）及3126ml/min（台階）。因此，國際體力研究委員會（ICPFR）和國際衛生組織（WHO）一致認爲最大吸氧量的間接預計值，以自行車功率和台階試驗較爲適用，並且提出預測值的差異性要進行3次，其相差值不應超過5％的，方可作爲預測最大吸氧量的最佳方法。

（二）千焦耳

1.定義：千焦耳（kJ）是國際計量單位系統中所用的能量單位，每一焦耳（J）相當1牛頓的力將1kg重的物體移動1m距離所消耗的能量，常用其1000倍，即千焦耳（kJ）作單位。

人體靜息時的能量代謝，即每kg體重每分鐘消耗能量約爲71.1kJ，相當於3.5ml/（kg·min）氧，運動強度越

大，kJ 值越高。

以往人們常將梅脫作爲運動能量消耗單位，將人在安靜時的能量消耗代謝率定爲 1 梅脫。有的用千卡表示能量消耗單位，爲了便於計算，有關能量消耗單位的換算如下：

$$1kJ = 10^3J = 0.239kcal$$

$$1kcal = 4.1868kJ$$

$$1梅脫 = 4.825kcal$$

2.千焦耳的測定：人體熱量的消耗可用直接和間接方法測量。直接測熱法是讓受試者進入特殊的隔熱小室內，以各種測熱儀器直接準確確定人體各種活動狀態下傳導或發散出的熱量。此法在實際應用中因條件要求較高和設備昂貴而極少應用。間接測熱法則是在受試者進行各項運動時，用呼吸測定儀氣袋收集受試者的全部呼出氣體，分析呼氣與吸氣中氧和二氧化碳含量，然後求出氧耗量及二氧化碳產生量。

根據呼吸商和每升氧消耗的產熱量（又稱氧的熱價，即 20.2kJ/L）間接計算出特定活動狀態下機體能量的消耗。

3.千焦耳的預測：人體熱量消耗的直接和間接測試法雖較精確，但設備複雜，在體療工作的實際應用中難以做到。許多研究者通過多年的實驗，總結了許多預測方法，現介紹幾種供參考。

(1)用單程二級梯運動試驗預測：預測方法是每階高23cm，登階頻率可選擇每 min12次、18次、24次或30次，然後用公式計算：

$$kJ = [台階高度（m）×登階頻率（次/min）$$
$$×0.684 + \frac{登階頻率（次/min）}{10}] × 20.2$$

例如一老人，男性，60歲，登台階高度是0.23m，登階頻率是24次/min，求其消耗熱量多少 kJ/min。

$$kJ = （0.23 \times 24 \times 0.684 + \frac{24}{10}）\times 20.2 \approx 124.7 kJ/min$$

爲了便於計算可參考表4－26。

表4－26　台階試驗能量消耗預測表

台階高度	登階頻率　次/min			
（cm）	12	18	24	30
0	24.2	36.4	48.5	60.6
4	30.3	46.5	62.6	76.8
8	38.4	56.6	74.7	92.9
12	44.4	66.7	88.9	111.1
16	50.5	76.8	101.0	127.3
20	56.6	86.9	115.1	143.4
24	64.6	96.9	127.3	159.6
28	70.7	105.4	141.4	175.7
32	76.8	115.1	155.5	193.9
36	82.8	125.2	167.7	210.1
40	90.9	135.3	181.8	226.2

註：表內數字爲 kJ。

(2)用功率自行車運動試驗預測：預測方法是用我國常用的7級踏車運動試驗爲例，即從306kg/（m·min）（約50W）開始，每3min 增加300kg/（m·min），直至達到亞極量，極量或症狀限制性爲止。預測公式是：

$$kJ = \left[\frac{負荷功率〔kg/(m·min)〕\times 2 + 3.5 \times 體重(kg)}{3.5 \times 體重(kg)} \right] \times 20.2$$

式中　負荷功率〔kg/（m·min）〕──如用瓦換算，則是1
瓦相當於6.12〔kg/（m·min）〕。

　　例如一男性，60歲，體重70kg，踏車918〔kg/（m·
min）〕（150W），共運動9min，求 kJ。將上述數值代入
公式則爲：

$$kJ = \left[\frac{918 \times 2 + 3.5 \times 70}{3.5 \times 70}\right] \times 20.2 \approx 171.58kJ$$

　　爲了便於計算，可查表4－27。

表4－27　自行車功率計運動試驗能量消耗表

體重 （kg）	完成功率〔kg/（m·min）〕，（W）						
	300 50	450 75	600 100	750 125	900 152	1050 175	1200 200
50	103.1	139.4	173.7	208.1	242.4	276.7	311.1
60	86.9	115.1	143.4	173.7	202.0	230.3	260.6
70	74.7	98.9	123.2	147.5	173.7	197.9	222.2
80	64.6	86.9	109.1	129.3	151.5	173.7	193.9
90	58.6	76.8	96.9	115.1	135.3	153.5	173.7
100	52.5	68.7	86.9	103.1	121.2	139.4	155.5

註：表中的數字單位爲 kJ。

　　(3)用活動平板運動試驗預測：預計公式是：

kJ/min ＝

$$\left(\frac{速度(m/min) \times 0.1 + 3.5 + 坡度(\%) \times 速度(m/min) \times 1.8}{3.5}\right)$$

$$\times 20.2$$

設一男性，走速80m/min，坡度為5％，求每分鐘千焦。將80m/min和坡度5％代入公式：

$$kJ/min = [\frac{80 \times 0.1 + 3.5 + 5\% \times 80 \times 1.8}{3.5}] \times 20.2 \approx 107.9$$

為了方便，可參照表4－28。

表4－28　活動平板運動試驗能量消耗表

坡度	走速（m/min）					
（％）	45.6	53.7	67.0	80.5	91.2	100.5
0	46.5	50.5	58.6	66.7	72.7	78.8
2.5	58.6	64.6	76.8	86.9	96.9	105.1
5.0	70.7	78.8	92.9	109.1	119.2	171.7
7.5	82.8	92.9	111.1	129.3	143.4	157.6
10.0	92.9	107.1	127.3	149.5	167.7	183.8
12.5	105.1	121.2	145.4	171.7	171.7	210.1
15.0	117.2	133.3	163:6	191.9	214.1	236.3
17.5	129.3	147.5	179.8	212.1	238.4	260.6
20.0	141.4	161.6	197.9	234.3	262.6	286.8
22.5	153.5	175.7	214.1	254.5	286.8	313.1
25.0	165.6	189.9	232.3	274.7	309.1	339.4

註：表中的數字單位為kJ。

(4)實測平均數預測：國際衛生組織為了方便應用，曾對各種日常生活活動、家務勞動、娛樂活動和有些運動項目等進行能量消耗的實際測定，取得平均值（表4－29），可參考安排運動量。

表4－29　各種活動的能量消耗

活動項目	kJ/min	活動項目	kJ/min
臥床休息	20.2	扶拐行走	131.3
坐位休息	20.2	用輪椅前行	40.4
立位放鬆	20.2	用手縫紉	20.2
進餐	20.2	掃地	30.3
談話	20.2	擦拭家具	40.2
穿脫衣	40.4	立位擦洗	50.5
洗漱	40.4	洗衣服	50.5
行走（4km/h）	60.6	揉麵團	50.5
淋浴	70.7	擦玻璃	60.6
下樓	90.9	鋪床	60.6
行走（6km/h）	111.1	立位燙衣服	70.7
拖地板	70.7	機器縫紉	50.5
用手擰乾衣服	70.7	用手修草坪	131.3
懸掛衣服	70.7	木工	111.1
敲打地毯	80.8	挖土	141.4
繪畫（坐位）	30.3	攜物上樓 61.6kg（m‧min）	151.5
彈鋼琴	40.4	體操	29.9
自行車（8.8km/min）	70.7	坐位學習	20.4
跳舞	90.9	室內一般體力活動	24.2
園藝	90.9	乘汽車	28.2
網球	121.2	泥瓦工	70.7

（三）心肌耗氧指數

　　心肌耗氧指數（RPQ），這個指標可用來代表心肌耗氧量（MVO_2）的大小，由於心肌耗氧量受三個方面的影響，包括心室壁應力、心室壁應力作用時間、心肌收縮力和心率，並且與運動強度的大小有著密切的相關關係。因此，目前在運動強度的計算中，仍把心肌耗氧量作為一個指標。

　　心肌耗氧量的實測目前仍十分困難，需要設備昂貴，而且又是創傷性。因此，研究者們根據容易測得的，並與心肌耗氧量密切相關的血液動力變量，找到了一種間接測定心肌耗氧的辦法。計算公式是：

$$心肌耗氧指數 = HR \times MAP \times Q - T$$

　　式中：HR：心率（次/min）；MAP：平均動脈壓；
　　　　　　Q：心輸出量（L/min）；T：心搏出時間（s）。

　　由於平均動脈壓的測定技術複雜，因此這種間接測定心肌耗氧量方法又難以推廣。所以，喬治森（Jorgensen）在1973年，從大量的實測當中總結了用心率與收縮壓的乘積計算心肌耗氧量的指數。計算公式是：

　　心肌耗氧指數 = 心率（次/min）
　　　　　　　　　× 收縮壓（kPa）× 10^{-2}

　　用此方法所計算的心肌耗氧量僅與實測的相差5％，是目前較為簡便，而又較為精確的計算方法。

　　心肌耗氧量隨著運動強度的增加而增加，在一般情況下，如採用活動平板，分別用60％、70％、80％最大吸氧量進行運動，其心肌耗氧指數分別是17.8、21.6、25.2。如經一週以上的耐力訓練，其心肌耗氧量在做同樣功的情況下即可減少。

　　心肌耗氧量的大小還受身體做功部位不同的影響。通過測定安靜時、上肢、軀幹、下肢做最大運動時，其心肌耗氧量分別是14.6、18.6、22.3、24.3。

五、運動試驗的心電監護

運動試驗中的心電監護是運動試驗的重要組成部分，是製訂科學的運動處方重要的依據，是確保運動安全的重要保障之一。

（一）運動試驗心電監護的導聯體系

運動試驗心電監護的導聯體系，根據監護設備的不同略有不同，遙測心電圖一般用 V_5，Holter 三通道分析系統採取 X、Y、Z 雙極正交導聯，多導生理記錄儀用 CM_5 導聯等，但目前較為常用的仍為下面二種：

1.**更改的常規十二導聯**：其內容與一般心電圖測定相同，為了防止在運動時因肢體活動造成電極脫落或接觸不良，四肢電極可移到軀幹，即兩上肢電極分別移至鎖骨下胸大肌與三角肌的交界處，兩下肢電極至兩骼前上嵴內側，這樣可以獲得良好的心電圖記錄，胸導聯的位置不變。

2.**監護導聯**：目前國內外通用的監護導聯是 CM_5、CC_5 導聯。用這兩個導聯監護心肌缺血性改變與心臟灌注顯影技術對照，其符合率為90～95％。這兩個導聯均是正極為 V_5 的位置（左腋前線與第五肋間，同 V_4 平行位置），負極 CM_5 為胸骨柄，CC_5 為 V_5R（即左胸相當於 V_5 的位置）。為了便於運動中的監護，有的仍用 CH 導聯，即胸額導聯，正極在 V_5，負極在前額（印堂上方）。

（二）運動試驗心電監護的異常標準

運動試驗前，首先要做安靜時心電圖作對照。運動期間每3min 或每1min，也可連續描記心電圖，運動後恢復期要分別在1、3、5、7和10min 各記錄心電圖 1 次，必要時也可連續描記。在描記中發現有以下症狀或心電圖改變者，哪伯

僅有 1 項也應定爲運動試驗異常。

1.ST 段下降：運動試驗中出現 ST 段下降或抬高1mm，或大於1mm 者（從 J 點開始持續0.08s 或大於0.08s）。運動試驗中 ST 段的改變與心肌供血有著密切的相關關係，許多學者認爲運動試驗中 ST 段下降與冠狀動脈造影（冠狀動脈狹窄大於或等於70％爲陽性）相比較其符合率90％，2支血管以上病變陽性率爲100％。

如運動試驗中 ST 段呈下斜型壓低，3支血管病變中占64％，2支血管病變占42％。如用 7 級活動平板運動試驗的方案（表4－14），在試驗的第 2 級內即出現 ST 段下降≥2.5mm 者，3支血管病變占64.3％，並且運動後5min 仍沒有 ST 段下降恢復者，其 3 支血管病變占64.3％。

2.運動誘發心絞痛或典型的胸悶：運動試驗中發生心絞痛，這是心肌嚴重缺血的一種表現。運動試驗中發生心絞痛者3支血管病變的占85.7％，2支血管病變的占71.4％，1支血管病變的占55.6％。

3.心律失常、室性心動過速：頻發性室早（大於30％）或多源性室早，室性心動過速是較嚴重的心律失常，臨床運動試驗中有時發生陣發性室性心動過速，頻率多爲163次/min，QRS 波增寬畸形。頻發性室早多呈二聯律、三聯律，當心肌較爲嚴重受損時形成多源性室性早搏，早搏的 QRS波、T 波形態及大小各不相同，並與其前面竇性激動的 R波配對間期也不固定。

4.運動誘發左右束支傳導阻滯：運動試驗誘發傳導阻滯多爲左、右束支不完全性傳導阻滯及左、右束支完全性傳導阻滯，Ⅱ～Ⅲ度房室傳導阻滯或竇房阻滯等。

5.血壓異常改變：運動試驗期間收縮壓應隨著運動強度

的增加而相應的增加，血壓增加的幅度與心率的增加幅度呈正相關關係。如果運動試驗中收縮壓下降大於1.33kPa則爲異常，這表明可能是由於主動脈流出道梗阻、左心室功能障礙，也可能是左冠狀動脈病變。研究表明運動試驗時收縮壓不隨運動強度的增加而增加，反而下降，這表明有66％的是屬於冠狀動脈三支血管的病變。

　　6.心電圖其它異常改變：①異常 u 波：運動後 u 波呈雙向、倒置；②R 波振幅：運動後 R 波振幅應隨運動強度的增加而逐漸降低，但冠心病病人由於心肌缺血，使心室順應性下降，左室容量增加，所以易出現 R 波振幅隨著運動強度的增加而逐漸增加；③T 波改變；在 R 波占優勢的導聯上，運動後出現 T 波由直立變爲倒置，並持續2min者；④ST 段抬高：在 R 波占優勢的導聯上，運動後出現 ST 段上升（弓背向上型）超過0.3mm者，運動試驗中發生 ST 段抬高者，要注意冠狀動脈痙攣及心肌梗塞發生的可能性。

六、終止運動的指標及出現異常情況的處理

　　運動試驗從總體上講是安全的，但是，如方案選擇不當，心電監護不完善，試驗對象、目的不明確均會發生較爲嚴重的併發病。卡頓巴克（Kaltenbach）1982年對3個國家的198個醫療機構共進行的1065923人次的運動試驗的安全性進行了系統的研究，結果表明在運動試驗中發生意外者計17例，約0.0017％，並且這17例全部是患冠心病的病人，運動試驗後患急性心肌梗塞。運動試驗中患其它併發病的還有79例，包括嚴重心律失常、急性肺水腫等，約占0.0079％，其中約56％是心房纖顫。因此，爲防萬一，在進行運動試驗前必須做好充分準備，明確運動試驗的應用範圍，選擇合適的

運動方案,建全試驗中醫務監督制度等。

(一)運動試驗終止運動的指標

各類運動試驗在達到運動終點(即按年齡所預計的靶心率)之前,凡出現下列情況之一者均應立即終止試驗。

1.**運動時收縮壓下降大於1.33kPa**:分級運動試驗中收縮壓比前一階段下降大於1.33kPa;或急劇上升超過33.3~37.3kPa,舒張壓比前一階段升高大於2.67kPa或已超過14.7kPa。

2.**心率不增加**:心率並不隨運動強度的增加而相應增加,反而不變或下降。

3.**頻發室早**:反覆出現頻發性室早。

4.**心絞痛**:運動試驗中出現心絞痛。

5.**心率迅速增加**:心率的增加不與運動強度的增加成比例,心率迅速明顯的增加,這可能是心血管疾病的反應。

6.**ST段改變**:ST段下降大於2mm。

7.**異位心律**:出現嚴重的各種異位心動過速、房顫、房撲、室顫、Ⅱ度以上的房室傳導阻滯或竇房阻滯、完全性束支傳導阻滯等。

8.**嚴重症狀**:運動試驗中出現頭痛、視力模糊、面色蒼白、皮膚出冷汗、步態不穩、氣急、紫紺等症狀不能堅持運動。

(二)運動中常見的異常改變一般處理原則

1.**陣發性室上性心動過速**:如短時間發作,僅予休息鎮靜,常能自行終止,或用機械性刺激迷走神經反射性地終止發作,可給予指壓眼球或頸動脈竇,每次壓10s,先壓右側,無效時再壓左側。必要時洋地黃快速給藥,或用心得安1mg,於3~5min注入。

2.室性心動過速：利多卡因50mg，靜脈滴注。

3.心室纖顫：體外心臟按摩，電除顫。

4.心動過緩：用阿托品或異丙腎上腺素。

5.頻發性室性早搏：休息，吸氧，可選用慢心律（250～500mg 靜脈注射），或利多卡因（50mg 靜脈注射）。

6.Ⅱ－Ⅲ度房室傳導阻滯：休息，吸氧，當心室率＜40次/min 時可給予麻黃素25mg，阿托品0.3～0.6mg。

7.低血壓：臥床休息。

8.心絞痛：停止活動，立即休息，吸氧，硝酸甘油0.3～0.6mg，舌下含化，或用消心痛5～10mg 舌下含服。

9.嚴重疲勞或呼吸困難：休息，必要時吸氧。

七、運動試驗的監護標準

（一）運動試驗的禁忌症

1.絕對禁忌症：①急性心肌梗塞；②不穩定的或休息期的心絞痛，特別是兩週內有心絞痛發作者；③心臟明顯擴大伴有心力衰竭，嚴重心律失常者；④安靜心電圖有明確的嚴重的缺血損傷改變者；⑤有危險性心律失常，包括室性、室上性心動過速，多源性室性早搏等；⑥有明確的心臟瓣膜病、心包炎、心肌炎、心肌病活動期或可疑；⑦有過量用藥史（洋地黃、利尿劑、治療精神病藥物等）；⑧循環機能代償不全；⑨其他：嚴重主動脈狹窄、嚴重左室流出道阻塞性疾病、已確診或懷疑有動脈瘤、血栓性靜脈炎、全身性或肺部血栓、全身近期患急性活動性炎症、嚴重的未控制的高血壓。

2.相對禁忌症：①未控制的或經常出現的室上性心律不齊；②經常出現室性異位心律；③未經治療的嚴重的全身性

或肺動脈狹窄；④心臟明顯擴大；⑤完全性房室傳導阻滯及高度竇房阻滯；⑥頻發室性早搏呈聯律，預激綜合症；⑦嚴重肝腎疾病，貧血及未能控制的糖尿病、甲亢、骨關節病等。

（二）健康者的運動監護

對無症狀、經常參加體育運動、勞動，心臟病發病危險性較低。運動試驗的目的是查體、確定運動強度、評定心功能力及運動能力，運動試驗的危險性不大，稍加監護即可。

對於年齡在35歲以上，並且經常參加運動，其心臟病發病危險性較低，運動試驗前應由醫生研究試驗方案及試驗中可能會發生的問題，並制定處理方案。對於不經常參加運動，雖無明顯的自覺症狀，但年齡已在35歲以上，其心臟病發病均具有一定的危險性，在試驗全過程中應有醫生在場，並做好對試驗中發生意外的救護準備工作。

（三）慢性病者的運動監護

對於年齡在35歲以上，並患有糖尿病、冠心病、肺氣腫、腦中風、哮喘、甲狀腺功能紊亂、安靜心電圖異常者。在進行運動試驗前，醫生要進行周密的安排運動方案，對運動試驗中可能發生的問題及處理方案要心中有準備，試驗時醫生必須在場，並密切注意試驗過程中的心電動態變化。

對年齡在35歲以上，有冠心病高發生危險因素的均應重點監護。危險因素主要包括：

①有高血壓病史或目前血壓在19.6/12.7kPa 以上的；②總膽固醇高者，20～29歲大於5.2mmol/L，30～39歲大於5.72mmol/L，大於40歲高於6.24mmol/L 者；③有吸煙習慣者；④安靜心電圖異常者；⑤有心臟病發作的家族史者；⑥空腹血糖大於7.84mmol/L 者。

對於有上述冠心病發作高危險因素者，運動試驗時醫生必須在場。對有冠心病，平時無症狀，但有心肌梗塞、心絞痛、肺部疾病病史，雖然目前處於穩定狀態，而且經常參加活動，在試驗過程中醫生必須在場。對患慢性病者，病情近來有變化，進行試驗時醫生必須在場，並對受試者密切進行觀察。

八、遞增負荷運動試驗的程序

（一）體格檢查

在進行遞增負荷運動試驗之前，首先要進行體格檢查（表4－30）。

表4－30　體格檢查

姓名	性別	年齡	單位
職業	門診號	住院號	運動史　　　年
經常參加何種運動項目			
每週運動次數　　　　次		每次運動的時間　　　　　min	
病史			
服用藥物情況			
心臟病危險因素的評定　　　分　心功能分級　　　　級			
安靜心率　　次/min	身高　cm	體重　kg	血壓　　kPa
總膽固醇　　mmol/L	空腹血糖　　mmol/L	肌力　　　級	
安靜心電圖表現			
骨關節功能檢查			
結論 　　　　　　　　　　　醫師　　　年　月　日			

通過體格檢查及身體狀況的了解，對運動試驗有沒有禁忌症，運動試驗的目的，採用何種運動試驗方案等均可做到恰當的處理。

（二）選擇運動試驗的方案

運動試驗的方案很多，在選擇運動試驗方案中要注意以下幾點：①根據身體狀況選擇：健康者多選擇極量運動試驗；冠心病患者多選用症狀限制性運動試驗方案；上肢有功能障礙者多選用以下肢運動為主的運動試驗等。②根據運動試驗的目的選擇：運動試驗的目的不同、選擇運動試驗方案也不盡相同，一般情況下可參考表4-31。

表4-31　運動方案選擇

目　的	運　動　終　點	試驗分類
急性心肌梗塞後1週以上重症病人的心機能評定	最高心率 <100～120次/min 血壓增加 <2.66～5.33kPa	低水平運動試驗
診斷冠心病機能評定	最高心率（次/min）=195—年齡（歲）	亞極量運動試驗
診斷冠心病制定運動處方	最高心率（次/min）=220－年齡（歲）	極量運動試驗
制定運動處方機能評定	運動至出現症狀ST段缺血性下移或血壓異常等	以症狀及心電等變化為限的運動試驗
評定心肺耐力制定運動處方	力竭	極量運動試驗

（三）心電監護

運動時心電監護電極一般選用 CM_5，正極固定於 V_5 位

置上，負極固定於胸骨柄，或右鎖骨下凹陷中，無關電極固定在右乳頭下。適當用導電膏局塗。用遙測心電圖時將心電信號發射器兩電極分別放在 V_5 和胸骨柄即可，而後將遙測儀與心電圖機連接。

（四）調試好試驗設備

如果選用功率自行車運動試驗，要調節好自行車座位的高低後，令受試者騎在車上，使功率調節到零位，計時器調到零位。測定坐位心電圖，接通示波器，調整好遙測心電信號。測定血壓，固定好袖帶。交待好試驗注意事項及方法，做好一切試驗前的準備工作。

（五）測定試驗中指標

1.**心率測定**：心率的測定可採用心電圖、遙測心電圖隨時可以記錄，一般每2min 應描記心率 1 次。

2.**血壓測定**：在每一級運動的最後30s 測定血壓一次，為避免干擾，測定時將左上肢伸直放在血壓測試架上進行測試。

3.**心電圖測定**：用心電遙測時示波器顯而易見，可隨時記錄，一般情況下每2min 記錄--次，必要時可連續記錄。

4.**吸氧量測定**：有條件時，測定每 min 吸氧量。

5.**自感疲勞指數評定**：由受試者自述試驗過程中的自我感覺並記錄。

6.**終止試驗**：當出現終止試驗的指證後，要停止試驗，繼續觀察恢復期指標，包括心率、血壓、心電圖。待上述指標恢復到運動前水平，運動試驗全過程結束，填寫運動試驗報告表（表4－32）。

表4-32　運動試驗報告

姓名		性別		年齡		單位	
試驗目的				運動方案			
試驗前心率		次/min	血壓		kPa	心電圖	

運動負荷〔kg/（m·min）〕	時間（min）	心率（次/min）	血壓（kPa）	心電圖變化	自覺症狀	自感疲勞指數
恢復期						

結論

醫師　　年　月　日

第二節　運動處方制定原則

　　運動處方是由醫生按健康情況及心血管系統功能狀態，為準備從事體育運動的人、有慢性病需要醫療體育康復的人制定的運動內容、運動強度等。

　　運動處方是以現代生理學、病理生理學知識協助體育運動更廣泛地開展的一種方式，可以吸引更多的人，特別是中老年人和某些慢性病患者，放心地參加體育運動，使體育運動更加科學化，更好地達到健身與防治疾病的目的，同時減少不適當運動引起的身體傷害。

一、運動處方的依據

　　一個合適的運動處方制定的依據，主要是來自有關的運動試驗、功能檢查、自覺症狀、運動條件及運動目的。

（一）按心率確定運動量

　　1.按運動試驗時最高心率確定運動強度：在運動處方中運動量的掌握一般是以運動試驗時的最高心率爲依據。在運動試驗中，當出現運動試驗終止指徵時的心率，一般稱爲最大心率。對於年老體弱、慢性病者因極量運動試驗受到限制，因此，一般以症狀限制爲最大強度運動試驗。

　　2.按靶心率確定運動強度：如果運動試驗一時尚沒有確定可採用靶心率確定運動強度。靶心率是指運動時，心率隨運動強度的增加而增快，當達到最佳心血管訓練效果時的心率稱爲靶心率。研究表明在靶心率範圍內進行運動，對提高心血管功能作用明顯，而且較爲安全，十分適合於老年人運動。靶心率的計算方法是：

最高心率（次/min）＝220－年齡（歲）。

靶心率的下限範圍是：

靶心率下限（次/min）＝最高心率（次/min）－安靜心率（次/min）×0.70＋安靜心率（次/min）。

靶心率的上限範圍是：

靶心率上限（次/min）＝最高心率（次/min）－安靜心率（次/min）×0.85＋安靜心率（次/min）。

如一受試者年齡65歲，安靜心率65次/min，靶心率範圍應是128～142次/min，為了便於查找可參考圖4－2。

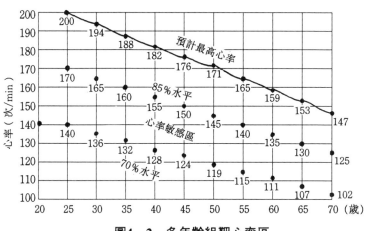

圖4－2　各年齡組靶心率區

（二）按自感疲勞指數確定運動量

自感疲勞指數（RPE）是瑞典心理學家博格（Borg）1961年所創出來的，此方法主要是根據運動時的中樞疲勞信號（心率、吸氧量、通氣量）和周圍疲勞信號的綜合。即是運動心理學，又是運動生理學的結合，中樞信號的諸症狀

包括心慌、氣短、發熱，周圍自感的信號包括下肢酸痛、下肢痙攣、震顫、肢體沉重無力。這兩個方面的疲勞自感信號通常在運動時同時出現。博格用7個形容詞短語將運動中的自我感覺情況從6～20分分別列出（圖4－3）。

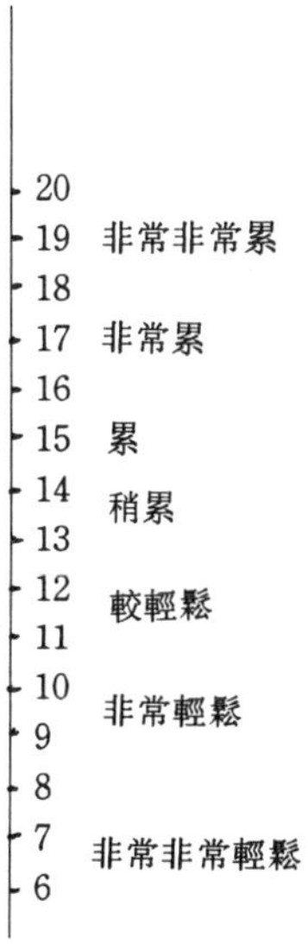

用自感疲勞指數作為運動量的一個指標，已被世界廣泛應用，其評定結果與心率的相關性為0.80～0.90。分級中的6～20分，近似於安靜時和一般運動時的心率60～200次/min。所以，在運動處方中，可以用運動試驗所評定的自感疲勞指數確定運動量。

```
- 20
- 19    非常非常累
- 18
- 17    非常累
- 16
- 15    累
- 14    稍累
- 13
- 12    較輕鬆
- 11
- 10    非常輕鬆
- 9
- 8
- 7     非常非常輕鬆
- 6
```

圖4－3　自感疲勞指數分級

（三）按運動試驗的最大功率確定運動量

在運動處方中究竟用多大的運動量才算合適呢？其主要依據是通過運動試驗，當達到終止運動指標時的最大功率〔（kg/（m·min）〕即為運動處方中的最大運動量。

例如一男性，採用世界衛生組織推荐的功率自行車運動試驗的方案（表4－16）進行運動試驗，完成了8個分級，運動時間共16min，那麼總運動量則是：

（153＋306＋459＋612＋765＋918＋1071＋1224）×2
＝5508kg/（m·min）。

換算為能量消耗（kJ）則是：

$$能量消耗（kJ）＝〔5508÷106＋（16×1.64）〕×$$
$$4.1868≈327.40kJ$$

（四）按運動器官系統功能檢查結果確定運動量

在制定老年人運動處方時，還要根據運動器官系統功能檢查結果制定合適的運動處方，尤其是對患有運動系統功能障礙的老年人，更應注意這方面的檢查。

運動系統包括骨、關節、肌肉、韌帶，其功能障礙可因關節動廈下降、肌肉力量不足、肌肉耐力下降、肌肉萎縮、肢體殘缺、神經傳導障礙等致正常功能減退或缺失。在制定運動器官系統體療康復運動處方中，主要檢查關節動度、肌肉力量。而體療康復對運動系統疾病的主要目的是改善或恢復關節的動度，增強肌力。

1.關節動度的測定：關節動度的測定目前多採用角度測量器，在測量關節動度時應先測定關節自動運動範圍，然後及於被動運動。正常時，關節自動與被動範圍應相一致，但如關節病變，則自動與被動動度均可能受限，而在肌腱斷裂或肌肉麻痺時，則被動動度較自動動度為大。

測量角度之初須取一標準解剖位置（中位）為基準，以求得一致，並須與對側相比較。一般常以中位為零度起算，但前臂旋轉以手掌處矢狀位為零度。例如髖關節中位為伸直位，屈曲140°即表示前屈由零度的中位達140°的弧度活動，即使大腿與軀幹成40°位。伸直10°即表示後伸由零度的中位向後活動10°。其活動範圍（屈伸）為150°。

在肘、膝關節均以充分伸直，兩尺成一直線時為180°，但測屈曲範圍時以充分伸直為零度。

⑴脊柱：①頸椎前屈正常約為35°～45°（圖4－4），後伸為40°～50°（圖4－4），左、右旋轉60°～80°（圖4－5），

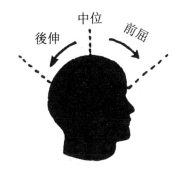

圖4－4　頸椎前屈後伸

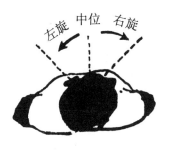

圖4－5　頸椎左右旋轉

左右側彎各40°；②脊柱前屈一般為60°左右（圖4－6），後伸20°～30°（圖4－6），左、右側屈為30°～40°（圖4－7）。

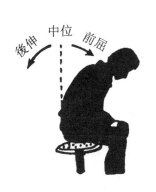

圖4－6　脊柱前屈後伸

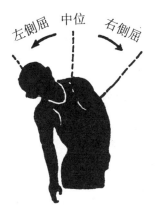

圖4－7　脊椎左、右側屈

(2)**肩關節**：①前屈可達150°～170°（圖4－8）；②後伸

一般30°～45°（圖4－8）；③外展為150°～170°（圖4－9）；④內收一般為110°～120°（圖4－9）。

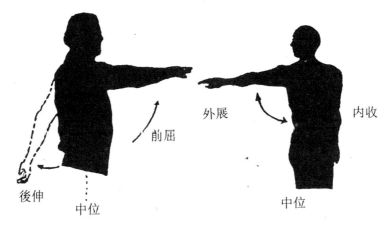

圖4－8　肩關節前屈後伸　　　圖4－9　肩關節內收外展

(3)肘關節：①屈曲一般135°～150°（圖4－10）；②內旋、外旋均為80～90°（圖4－11）。

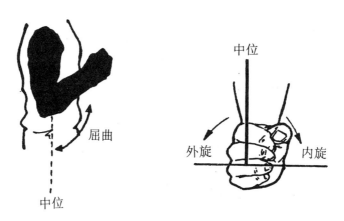

圖4－10　肘關節屈曲　　　圖4－11　肘關節內旋外旋

(4)**腕關節**：①腕掌屈一般70°（圖4－12）；②腕背屈為65°（圖4－13）；腕外展一般是25°～30°（圖4－14）；腕內收一般爲35°～45°（圖4－15）。

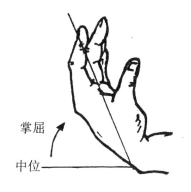

掌屈

中位

圖4－12　腕掌屈

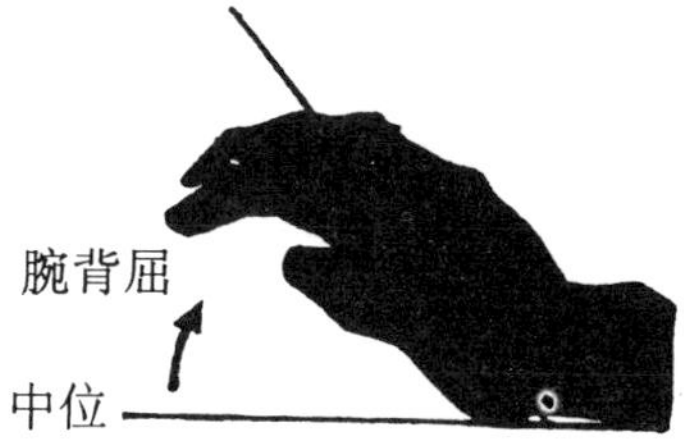

腕背屈

中位

圖4－13　腕背屈

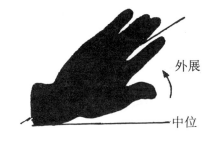

外展

中位

圖4－14　腕外展

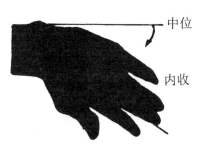

中位

內收

圖4－15　腕內收

(5)**髖關節**：①前屈90°（圖4－16）；②後伸40°～45°（圖4－17）；③內收在35°～45°（圖4－18）；④外展一般在45°～50°（圖4－18）。

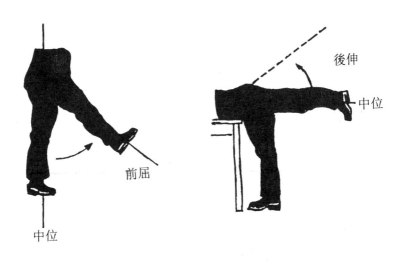

圖4-16　髖關節前屈　　　　圖4-17　髖關節後伸

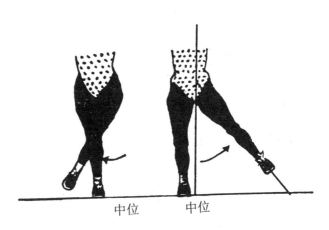

圖4-18　髖關節內收外展

(6)膝關節：①屈曲一般在140°～150°（圖4-19）；②伸直在5°～10°（圖4-19）。

(7)踝關節：①背屈20°　30°（圖1－20）；②蹠屈一般在40°～50°（圖4－20）。

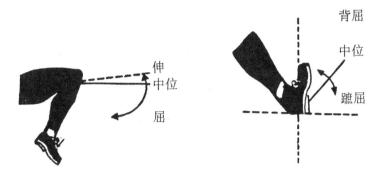

圖4－19　膝關節屈伸　　　圖4－20　踝關節背屈蹠屈

　　2.肌肉力量的測定：在運動處方中肌肉力量的檢查是運動系統功能檢查的最基本的項目，尤其是在運動系統疾病康復工作中是更不可少的。運動處方中肌力訓練的科學性依據主要是根據肌肉力量的檢查。有關腹肌、握力、俯臥撑、引體向上、背力、下肢力量的測試與評定請參考第三章的第三節肌肉力量測定與評定。上述主要大肌肉群肌力的測定結果在運動處方中可作爲肌肉力量訓練的主要依據。但手法肌力試驗，雖有不足之處，然而方法簡便，臨床實用，因此仍爲常用的肌力測試方法。

　　(1)測定方法：令患者處於適當位置，囑患者盡最大力量活動肢體，觀察其對抗地心引力及阻力的情況。

　　(2)分類評定：肌力測定一般依其程度，可分爲以下6級，即：0級——肌肉完全無收縮（完全癱瘓）。1級——肌肉稍微有收縮，可以看到或摸到該肌肉的收縮，但不能使關節產生運動（近完全癱瘓）。2級——肌力差，不支持傷肢

重量時，能主動運動，肌肉收縮可以使關節產生運動，亦能順地心吸力方向作關節全部動度的活動，但不能對抗地心引力（重度癱瘓）。3級——肌力尚可，支持傷肢重量時，仍能主動運動，僅可對抗地心引力而作關節全部動度，但稍加阻力則不能產生運動（輕度癱瘓）。4級——肌力良好，支持傷肢重量時及抵抗阻力時，均能主動運動，即對抗重力與阻力均有相當力量（接近正常）。5級——肌力正常，有抗強阻力的運動能力（正常）。

二、運動處方的內容

目前的運動處方一般分為兩大類，即治療性運動處方和預防性運動處方。治療性運動處方主要用於某些疾病和創傷後患者的功能康復，這類運動處方定量化較強，不同疾病，疾病的程度不同，其運動量均不相同，即是相同的疾病，運動處方也不盡相同。預防性運動處方主要是以中老年健康者為對象，用於防病健身，指導其科學地鍛鍊身體。這類運動處方在某些方面類似於運動健身計劃，根據身體檢查的結果，制定出進一步提高身體健康水平的運動處方，有些預防性運動處方可具有普遍的使用價值。

根據運動處方的類別不同，其內容也不盡相同。但是，從整體上講，運動處方一般要包括以下幾項內容：

（一）運動的內容及方式

老年人活動的形式有許多種，主要是根據本人運動的習慣、條件、設備及某些活動對某個器官效益的優劣並結合身體的具體情況進行合適的選擇。適合老年人健身的活動形式有：散步、健身跑、徒步旅行、固定功率自行車、跳舞、登山、爬樓梯、游泳、練太極拳、門球、網球、毽球、氣功、

冬泳、康樂球、高爾夫球、釣魚等。適合於老年人疾病康復，尤其是骨關節疾病功能康復的活動形式有：醫療體操、體療康復器械活動、氣功、職業治療活動等。

　　老年人活動形式的選擇要以有氧運動形式為主。有氧運動是一種著眼於增強有氧代謝能力的運動。有氧運動能有效地增加機體的呼吸系統、循環系統的吸氧和運輸氧的能力，因此認為有氧運動實際上是一種增強呼吸和心血管功能及改善新陳代謝過程的鍛鍊方式。有氧活動的形式必須包括大肌肉群所參加的，而且活動可以持續較長時間，並且在一定規律下，天然有氧條件下的活動形式，如健身跑、步行等。

　　（二）運動的強度

　　運動強度是指運動者在單位時間內所作的功，一般用 kg/（m·min）表示。單位時間內所做的功越大，運動的強度也越大。運動強度是運動處方的主要內容，是決定運動處方有效性的主要因素。運動強度的表示方法有：

　　1.**用最大吸氧量**：運動強度的大小可從機體吸氧量（ml/min）的多少反映出來。較大運動強度的吸氧量約相當於最大吸氧量的70％，中等運動強度的吸氧量約相當於最大吸氧量的50～60％，小運動強度的吸氧量約相當於最大吸氧量的40％。

　　2.**用年齡最大心率**：在實際工作中反映運動強度的最實用的指標是心率，因為運動時心率和機體的吸氧量成正相關關係，為了便於臨床應用，對於一般運動健身的運動處方可參考（表4－33），用心率選擇運動強度。

　　3.**用運動強度閾值**：運動強度閾值即是促進最大吸氧量的運動強度，也就是說要想達到運動的最佳效果，就必須有一個最佳運動強度的閾值。其計算公式是：

表4－33　不同運動強度的心率（次/min）

運動強度（％）	年　　齡（歲）				
	20～	30～	40～	50～	＞60
100	190	185	175	165	155
90	175	170	165	155	145
80	165	160	150	145	135
70	150	145	140	135	125
60	135	135	130	125	120
50	125	120	115	110	110
40	110	110	105	100	100

註：運動強度（％）——運動強度相當於最大吸氧量的百分率。

運動強度閾值心率（次/min）＝〔年齡最高心率（次/min）－安靜心率（次/min）〕×（40％至50％）＋安靜心率（次/min）

例如一男性，70歲，安靜心率70次/min，年齡最高心率147次/min（查表4－3），其運動強度閾值心率（次/min）則是：111.6～122.0次/min。

這就表明要想促進最大吸氧量，在運動處方中所制定的運動強度心率最好是在111.6～122.0次/min。如低於這個心率數則對最大吸氧量無明顯促進。此方法僅對老年人健身運動處方而言，對身體十分健康或患較重慢性病患者，其運動強度閾值要略高於或略低於上述標準，否則達不到或超過運動刺激強度，運動效果將受到一定的影響。

4.用強度分級法：在運動處方中如果進行耐力運動，可以參考（表4－34）進行運動強度分級。老年人的耐力運動一般可安排20～60min，這種分級法是根據運動過程的主觀感覺於心率監測而制定出來的，一旦心率和主觀感覺的關係得以確定，即可用主觀體力感覺代替心率來監測運動量。

表4－34　20～60min 耐力運動強度分級

相對強度		自感疲勞指數		分　級
最高心率（％）	最大吸氧量（％）	評　分	自　感	
＜35	＜30	＜10	很輕鬆	很小
36～	31～49	10～11	輕鬆	小
60～	50～74	12～13	稍累	中
80～	75～84	14～16	累	大
≥90	≥85	≥17	很累	很大

5.負荷重量：在一般健康人提高肌力的運動處方中的負荷強度常常以重量或力的單位表示負荷強度（kg）。由於力量練習的方法不同，其負荷強度也不盡相同，目前常用的練習方法主要有：等張練習（如單槓的引體向上）、等長練習（倒立動作）、等動練習（用等動練習器練習）、被動練習（多見偏癱病人的力量練習）、助力練習（康復器械練習）、主動練習（力量練習的主要方法）。

近幾年來，通過研究試用認為 RM 訓練法作為負荷強度較為適用，該方法是用 kg 來表示其可重覆練習幾次的最大重量。如1RM 為可重複1次練習的最大負荷量。10RM 則為可重複練習10次的最大負荷量。

在力量練習的運動處方中，根據練習近期目的不同，採用的 RM 也不盡相同，為了增強肌肉的絕對力量一般採用1～2RM，為了兼顧發展力量和力量耐力，多數主張採用8～12RM，如病人不能完成8次說明太重了，可以完成多於12次說明太輕啦。

在制定運動處方時，確定採用多少 RM 之後，應通過實際測定，找出患者應使用的重量。重複次數，應與確定的

RM 一致。一旦確定了負荷重量，可採用下列方法練習：

⑴10RM 訓練：該方法是由3組組成，①50％10RM，重複10次；②75％10RM，重複10次；③100％RM，重複10次。

⑵短暫最大負荷練習：該方法是發展肌肉力量的有效方法，也是在臨床上較爲常用的力量訓練方法。每次負重要求只維持5s，每次增加0.5kg，不斷增到最大負荷，到不能維持5s爲止。每個負荷只進行1次，不必重複。

⑶等張收縮、等長收縮相結合法：此方法必須首先找出伸肌最大重量，取其80～90％爲負荷重量。練習分爲3組，如進行股四頭肌力量練習，通過抗阻伸膝最大重量爲50kg，練習方法是：①採用50％負荷重量（20～22.5kg），抗阻伸膝，維持10s，休息20s；②用75％負荷重量（30～33.8kg），抗阻伸膝，維持10s，休息20s；③用100％負荷重量（40～45kg），抗阻伸膝，維持到疲勞爲止。

（三）運動的持續時間

運動強度確定之後，運動的持續時間直接影響到運動量，因爲運動量（運動負荷或稱生理負荷）是由強度、密度、時間、數量及運動項目的特點等因素構成。

尤其是運動的持續時間與運動強度關係密切，兩方面組成完成的總運動量。

老年人運動處方中的每次運動持續時間目前沒有一個統一的意見，從多數統計資料來看，一般認爲每次運動持續時間應在20～60min，不要少於20min，因爲有氧的鍛練至少要20min 方可明顯提高心肺耐力。但是，持續時間的長短要根據運動的強度、每天運動的次數，完成總運動量而定。例如低強度的運動所持續的時間要長些，高強度的運動時間要

短些，運動強度與運動持續時間之間的關係見表4－35。

表4－35　運動強度與不同持續時間的最大吸氧量百分比

運動強度	5	10	15	20	30（min）
小	70	65	60	50	40
中	80	75	70	60	50
大	90	85	80	70	60

　　運動持續時間的長短還要根據身體健康情況而定。如身體較差每次運動3～5min即可產生運動效果，老年人要採用低、中強度，較長時間的運動方法。研究證明，當用最小強度以上進行運動時，總運動量在運動效果中起重要作用。這表明，假如活動的總能量消耗是相等的話，低強度長時間的活動與高強度短時間的活動相比較，其對機體的效益將是類似的。對老年人來說，大強度的運動還具有一定的危險因素，如心血管疾病、外傷等。並且對大強度、短時間的運動還要有一定的順應性，老年人這種順應性很低。

　　因此，要選擇低到中等強度，適當延長運動時間的運動方法為最優的運動方法。

　　運動的持續時間還可與每天運動的次數有關係。比如運動處方中每天運動時間60min。用60％～70％最大吸氧量，也可一次完成，也可分3次完成，其運動效果相似。這就表明在總運動量相同的情況下，可以採用短時間分散運動法，也能收到較好的鍛鍊效果，達到健身的目的。

　　（四）運動的頻度

　　運動的頻度也稱每週運動的次數，也是運動處方的內容之一。有關每週運動幾次其效果最好，這是廣大老年人最關

心的問題之一，但是，目前對這一問題仍沒有確切的結論。單純從提高最大吸氧量的角度，每週運動3～5次，其最大吸氧量則呈漸進性增加，如果每週運動5次以上，對最大吸氧量的增加並沒有超過每週3～5次的運動。但是，如果每週運動少於2次，在相同運動量的情況下，對最大吸氧量並沒有什麼影響。如單純對提高肌肉力量來講，通過研究發現，用同樣的負荷重量練習臂力，每週練習7次的，1週後力量增長4％，2週後增長8％，4週後增長32％，5週後增長60％左右；每週練習3.5次，其肌力增長幅度和每週練習7次的基本相同。如每週練習2.5次，5週後肌力增長大約40％；每週練習1次，5週後增長24％；2週練1次幾乎沒有鍛鍊效果。

因此，從老年健身角度講，一般每週運動3～5次最好，最少也要每週運動1次。

對患慢性病的老年人，尤其是患骨關節功能障礙的老年人，每週運動3～5次顯然有些不足，有的需在40％～50％最大吸氧量的運動強度下，每天運動2次，每次1～5min。如有的患肩周炎病人，每天需要3～5次，每次5～10min。因此，患慢性病的老年人，每週運動的次數要依身體的具體情況而定。

三、制定運動處方應注意的問題

運動處方同其它醫療處方相同，具有科學性、嚴謹性、法律性。運動處方是醫療文書的一部分，是提高身體素質、疾病功能康復的科學依據，同時也是確保運動安全的基本保障。為了制定科學的運動處方，在對運動者進行全面體檢，運動試驗後，運動強度、運動全過程、運動計劃等方面還應注意以下幾個方面的問題：

（一）安排準備活動和整理活動

準備活動和整理活動是運動處方的內容之一。在進行運動之前進行準備活動十分重要，尤其是老年人的骨骼、肌肉、關節、韌帶、心肺功能等對運動應激的適應時間長、應激反應緩慢更應做好準備活動。準備活動作用主要是：①使心率漸進性增加；②使肌肉、關節放鬆，爲進入運動狀態做準備；③減少運動外傷和運動後肌肉酸痛；④使神經系統興奮，能充分發揮人體的工作效率。

準備活動又分爲一般性準備活動和專門性準備活動。一般性準備活動，包括徒手操、走等，從上肢、下肢、軀幹、頭頸、一直到手腳，全部活動到，要求動作細緻、柔和、輕鬆、自然。專門性準備活動，即是按運動處方中的主要運動項目進行選擇性準備活動。如參加跑步活動，就要選擇髖、膝、踝關節的準備活動，如進行力量訓練，要多做肩、肘、腕關節、腰部的準備活動。

準備活動一般做10～15min即可，以全身微微見汗，自覺關節靈活、身體有力而輕鬆即可。

整理活動是在運動後使機體逐漸達到運動前狀態的一種活動。整理活動有以下幾方面的作用：①使運動後流向肌肉的血液迅速返回心臟和大腦；②消除運動所造成的疲勞；③有助於預防肌肉酸痛；④可提高機體的柔韌性。

整理活動的內容很多，主要是應和剛結束的運動相銜接，如進行跑項活動，其整理活動應是用慢跑、散步進行整理活動。整理活動著重於呼吸運動和較緩和的全身運動，運動量要逐漸減輕，儘量使肌肉放鬆，當自己覺得呼吸和心跳已較穩定，其它一些不適感覺消失時就可以了。

（二）體現出漸進性的運動原則

運動的漸進性是由適應性和負荷決定的。適應性涉及機體對運動項目及運動負荷應激反應能力，即機體對運動量是否勝任。運動處方所制定的運動量僅是根據運動試驗結果而制定的這一個階段（數週或數月）的運動量，當完成這一階段運動後要通過檢查結果再制定下一階段的運動量，爲了進一步促進或提高機體的能力，運動處方中的運動負荷就要在原來的基礎上進行適當的增加。因爲機體對運動應激的調節必須有個過程，一旦已經適應，運動量必須有所增加，方可達到適宜的應激量。比如在運動處方中制定了每天跑步1次，1000m，用10min 時間。2週後病人體力增加、心血管功能改善，運動後感覺十分輕鬆。這樣就應該增加運動量，跑1000m，用9min 時間，或1100m，用10min 時間，如果仍用原有的運動處方，對心血管功能就會無明顯提高，達不到應有的運動應激量，就不可能獲得更理想的運動效果。下面介紹幾種運動處方中常用運動項目漸進性運動安排計劃，供參考。

1.步行計劃：對於平時沒有進行任何有規律運動的老年人，可通過運動試驗的結果，制定行走運動處方。運動處方中的行走計劃可參照（表4－36）。

表4－36 步行計劃

運動階段	步行距離（m）	時間（min）
1	1200	18
2	1500	20
3	2500	30
4	2500	28
5	3000	38
6	4000	43
7	4800	50

　　老年人從上一個階段到下一個階段必須要經過2～3週的運動後方可再按下一個階段的運動量進行。如果患有慢性病，其運動階段變換還應再長些。

　　2.走、跑交替運動計劃：當你行走的運動計劃已落實啦，並感到行走已十分輕鬆，通過運動試驗結果判斷，目前行走計劃已達不到再進一步促進你的心血管功能，那麼就應制定走、跑交替運動的運動處方（表4－37）。

表4－37　走、跑交替運動計劃（min）

運動階段	計劃1			計劃2		
	快走	慢跑	總時間	走	跑	總時間
1	20		20	5	5	20
2	2	0.5	20	4	6	20
3	2	1	21	2	8	20
4	2	2	20	2	8	30
5	5	2	21	1	9	30

　　3.游泳運動計劃：根據運動的條件及身體狀況，可在運動處方中制定游泳運動計劃（表4－38）。但為了確保安全，游泳運動計劃要根據每個人的具體情況而定，決不可強求一律。

　　（三）注意 β－受體阻滯劑對運動能力的影響

　　β－受體阻滯劑是冠心病病人、高血壓病人常用的藥物之一，經常服這類藥物者占80％以上。其中最常用的有心得安、消心痛、利心平及心得平等，這類藥物具有減少心肌耗氧量，改善心臟貯備力、擴張血管等作用，因此，被稱為心臟的保護劑。但是，長期服用β－受體阻滯劑，對運動期間

表4－38　游泳運動計劃

運動階段	距離（m）	時間（min）
1	50	6
2	100	11
3	200	9
4	300	12
5	300	8
6	400	10
7	500	13
8	600	15
9	700	18
10	800	20
11	900	23

表4－39　長期服用 β－受體阻滯劑對運動的影響

測　定　內　容	增減率（％）
運動的持續時間	↓23
最大吸氧量	↓9
運動時最高心率	↓23
運動時收縮期血壓	↓8
運動時舒張期血壓	↓13
心電圖 ST 段下降0.1mV 的時間	↑50
運動時排汗量	↑11
運動時機體中央溫度	↑1.3

的血液循環和代謝影響十分明顯（表4－39），在制定運動處方中要注意。

　　長期服用 β－受體阻滯劑雖然對運動有一定的影響，但是，同樣可以取得提高心肺功能的，不過對運動的順應性時間延長。研究表明對於這類病人運動鍛鍊不應少於20週，少

於20週則運動效果不太明顯。這在制定運動處方中要引起注意。

　　長期服用β－受體阻滯劑的冠心病病人的運動處方，有關運動強度不宜參照年齡預計心率。在一般情況下對於健康人常用最大心率的55～90％作爲刺激心肺運動效益的適宜運動強度，而對長期服用β－受體阻滯劑的病人來說，因服藥後安靜心率下降，運動時心率上升慢而低，所以就不宜用年齡預計心率法。國際β－受體阻滯劑與運動專題學術會議上對長期服用β－受體阻滯劑的冠心病病人和高血壓病人規定運動強度爲最大吸氧量的60％～80％。用心率可用下列公式計算：

　　運動時的心率（次/min）＝安靜心率＋0.6（極限心率－安靜心率）。

也可用：

　　運動時的心率（次/min）＝安靜心率＋0.8（極限心率－安靜心率）。

　　公式中的極限心率是通過運動試驗，在達到終止運動試驗的指標時的心率數。

（四）運動量應與運動試驗量一致

　　在運動處方中運動項目其強度的制定，一般應與該運動項目的運動試驗相一致，這是因爲運動的項目不同，對心血管的反應也不盡相同，如果運動試驗是用的活動平板，但運動處方中用的運動項目是功率自行車，雖說功率自行車運動已達到疲勞程度，但其最高心率仍達不到平板運動試驗的心率要求，因此要了解運動項目的不同，所產生的心血管反應也不同方面的一般規律。

　　1.活動平板、測功計、功率自行車三種運動試驗的區

別：這三種運動試驗在臨床上較爲常用，它們之間的區別
（表4－40）要在制定運動處方中加以注意。

表4－40　三種運動試驗對心血管的影響

測定項目	活動平板	測　功　計			功率自行車
		上肢	上下肢聯合	下肢	
最大吸氧量〔kg/（m·min）〕	51.6	37.1	49.1	48.1	45.0
最高心率（次/min）	189.1	169.1	185.6	181.4	179.4
自感疲勞指數	12.3	14.4	13.5	10.92	14.4
最大功率〔kg/（m·min）〕	2040.6	825.6	1969.6	1737.5	1494.9

　　2.**靜力性運動與動力性運動的區別**：靜力性運動使血壓
升高、心率增加並不明顯。動力性運動使心率和吸氧量增
加。在運動處方中爲了提高肌力，制定了力量運動計劃，但
是，直立位和仰臥位力量運動訓練時的心血管反應特點要注
意。通過對老年人，採用同樣舉起最大重量的30％，分別用
仰臥位和直立位維持靜力性收縮3min，研究表明這兩種不
同姿勢運動對心血管反應是不相同的（表4－41）。
　　3.**姿勢、用力部位對心血管反應的影響**：在同一姿勢下
由於肢體用力部位不相同，心血管反應是不相同的。通過對
老人在仰臥位用力部位不同的研究，認爲在右手腕的屈曲用
力、右下肢用力伸展、雙下肢同時用力伸展，均用各自最大
力量進行2min 的靜力運動時，其心血管反應是不相同的
（表4－42）。

表4－41　兩種姿勢對心血管反應的區別

測　試　項　目	仰臥位	直立位
心率（次/min）	93.0	111.1
收縮壓（kPa）	19.9	24.1
舒張壓（kPa）	13.5	14.9
平均動脈壓（kPa）	20.1	22.9
吸氧量〔ml/（kg·min）〕	7.8	9.9
心肌耗氧指數	18.5	26.7

註：平均動脈壓 $= \dfrac{收縮壓}{3} + 舒張壓$。

表4－42　不同部位最大用力的心血管反應

測試項目	右手腕		右下肢		雙下肢	
	仰臥安靜	運動後	仰臥安靜	運動後	仰臥安靜	運動後
心率（次/min）	65.0	98.0	66.0	118.0	65.0	116.0
收縮壓（kPa）	15.9	21.7	15.9	23.7	15.9	24.5
舒張壓（kPa）	10.3	14.8	10.3	15.7	10.1	16.1
脈壓差（kPa）	5.6	6.9	5.6	8.0	5.8	8.4
平均動脈壓（kPa）	15.6	22.0	15.6	23.6	15.4	24.1
力量下降（%）		50.0		25.0		38.0

4.水中運動與地面運動的區別：水中運動在有條件的單位也是常用的健身、慢性病康復的方法之一。對冠心病病人來講，在水溫合適的情況下，在水中做健身操運動十分有益。但是，運動量如何去掌握、水中運動與地面運動的區別，這些在制定水中運動處方中必須加以注意。

由於在水中運動受水壓力及溫度等的影響，因此，在相同心率的情況下，水中運動吸氧量低於地面運動。最大強度運動時，水中運動的心率低於地面運動，而最大吸氧量也低

於地面運動，可是自感疲勞指數相類似。

　　症狀限制性運動試驗（ST 段下降≥1mm）地面用功率自行車，水中運動用水中腳踏器，兩種試驗均發生相同心率時。因此，研究認爲用活動平板試驗的運動強度安排水中運動，其強度太大，而用上肢功率計運動試驗的運動量安排水中運動較爲合適。

（五）冠心病病人的運動處方

　　心率缺血閾是指冠心病病人在等級運動試驗中，當運動強度達到心電圖 ST 段下降或心絞痛發生，心肌部分缺血時的心率。對於這類冠心病病人，在制定運動處方中，對其運動強度要有嚴謹的態度，即要達到對心血管的生理適應性（血壓、心率、左心泵血功能）又要達到刺激冠狀動脈側支循環的形成，還要確保運動的安全。目前研究認爲對於冠心病病人，採用心率缺血閾運動強度進行漸進性運動，對改善心肌供血十分有益，運動計劃可參考（表4－43）。

　　當已完成 2 週訓練計劃後，根據病人的身體情況，應重複運動試驗，重新確定心率缺血閾。

表4－43　按心率缺血閾安排運動計劃

心率缺血閾的百分比（％）	訓練天數（d）
75	1～3
80	4～5
85	6～8
90	9～10
95	11～12
100	13～14

（八）維持鍛鍊效果的運動處方

老年人通過數月按運動處方進行有規律的運動，自感及各方面測試評定，證明其身體素質已有了明顯的改善。如何維持所取得的訓練效果呢？這是體療工作者及廣大參加運動的人所關心的問題。

科伊爾（Koyl）對大量的一直沒有進行系統運動的老年人全面研究，這些老年人經過數週系統運動鍛鍊後，心肺功能均明顯改善，但停止訓練 2 週，所提高的心肺功能就下降50％，停止運動鍛鍊10週，心肺功能又降到運動鍛鍊前的水平。但是，對於經常運動的老年人來講，即是停止運動稍長一些，其心肺功能下降的速度也明顯慢於平時不運動而僅進行短期運動而停訓的人。

阿斯特蘭（Asteland）對60～82歲的老人進行了數十年的觀察研究，經常進行運動的老年人其心肺功能可十年不變化，如運動的方式、強度沒變化，其最大吸氧量也保持不變。這即表明老年人的運動要有連續性，已養成的運動習慣、運動的順應性不要輕易停下。但是，如果因患某種慢性病或其它原因不能堅持運動，還可以更換運動的形式及次數，儘量保持原有運動的效果不下降。

研究表明如果運動強度不變，而運動的次數及持續時間減少到原來的2/3，那麼最大吸氧量可維持15週不變。如果運動的次數及持續時間不變，則運動強度減少1/3，那麼最大吸氧量可明顯減少。這就表明老年人一旦因其它原因訓練次數可適當減少，如原先每週運動5次，目前可僅運動3次，但運動強度不變，這樣可維持原運動所提高的心肺功能不變或下降速度減慢。

老年人進行力量運動鍛鍊同樣可提高肌力、增加肌肉的

重量，就是90歲左右的老年人通過每週3次的下肢力量訓練，8週後力量平均可以提高174％。但是，如何維持肌力不變呢？研究表明，如果運動負荷量不變，每週至少要力量運動2次，方可維持所提高的肌力不變。如果每週僅運動1次，只能保持12週以內肌力不變。因此，爲了維持運動效果不變，必須堅持長期不懈的運動訓練原則。

（七）認眞塡寫運動處方

運動處方的格式目前尙無統一標準，可根據具體情況自己制定，一旦制定就要認眞塡寫。

表4－44　運動處方

姓名　　　　性別　　　年齡　　　日期
病史
全身機能檢查
運動器官檢查
診　斷
體療康復目的
鍛鍊方法
負荷強度
每次持續時間
每組完成次數
完成組數
各組間休息時間
每週鍛鍊次數
注意事項
醫師

　　1.**運動器官系統體療康復運動處方**：運動處方中要填寫體療康復的目的（遠期目的、近期目的）及注意事項，掌握運動疲勞的標誌：①運動後出現疼痛，持續到第二天；②關節度沒有提高反而下降；③肌肉力量下降；④病變部位出現水腫；⑤病變處皮膚溫度升高；⑥運動後影響了全身正常生理改變，如心率快、睡眠差等。運動處方的格式可參看（表4－44）。

　　2.**一般慢性病病人的運動處方**：對於患慢性病病人的運動處方，其目的主要是全面提高身體素質，並對相應的慢性病制定出提高相應器官功能的運動內容。填寫格式見（表4－45）。

表4－45　慢性病病人的運動處方

```
姓名_____性別____年齡_____歲　身高____ cm　體重_____kg

安靜脈搏____次/min　安靜血壓____（kPa）　安靜心電圖____

運動試驗方法____　最高心率____次/min　最高血壓____ kPa

最大功率____ kg/（m·min）　最大吸氧量____ kg/（ml·min）

自感疲勞指數_____

臨床診斷_____　運動目的_____

運動項目_____　運動強度_____

運動中最高心率_____次/min　運動持續時間_____ min

運動次數_____

注意事項_____

_____

_____

　　　　　　　　　　　　　　醫師　　　　年　月　日
```

3.冠心病病人的運動處方：冠心病病人的運動處方必須要包括運動的內容、持續時間、運動強度、每週運動的次數、注意事項等，尤其是運動強度更應填寫清楚。填寫格式可參考（表4－46）。

表4－46　冠心病病人的運動處方

姓名_____性別_____年齡_____歲　臨床診斷_____

安靜心率____次/min　安靜血壓_____kPa　安靜心電圖_____

運動試驗方法_____　心率缺血閾_____次/min

最高心率____次/min

最高血壓_____kPa　最大功率_____kg/（m·min）

最大吸氧量_____kg/（m·min）

終止運動試驗因素_____　用藥史_____

運動目的_____

運動內容_____　準備活動內容_____

準備活動的時間及要求_____　運動強度_____

運動時最低心率與最高心率_____次/min

整理活動內容時間_____

整理活動使心率恢復到_____次/min

每次運動需時間_____ min

每週運動次數_____次

注意事項_____

_____

_____

_____

醫師　　　年　月　日

第五章　銀髮族運動與營養、體重的控制

老年人的營養與運動能力、健康水平之間的關係正逐漸引起人們的注意。在十大疾病的死因中，營養因素占50％。其中心臟病、癌症、中風、糖尿病、動脈硬化，其死因均與飲食計劃不妥有關，可見普及營養、食物攝取、飲食調配、合適安排運動等知識十分重要。

以往人們多把營養缺乏當作研究的重點，可是近幾年，人們多數關注飲食和慢性疾病之間的關係、如何把營養調配得最適合於機體的需要、如何用運動療法控制體重在最佳範圍之內等。

第一節　銀髮族的營養

一、銀髮族營養一般知識

銀髮族的營養問題是個十分複雜的問題，目前國際上並沒有一個完整的統一標準。因為老年人的營養需要是隨著年齡、性別、職業、身材大小、體質、以及體力腦力活動量等諸多因素的變化而改變的。

（一）老年人身體成分的特點

人體的水分、脂肪及除脂肪以外的組織，隨著年齡的增加，其比例也相應發生變化，老年人與青年人相比就有明顯的不同（表5－1）。

表5-1　青年、老年人身體組成比例

	脂肪（％）	除脂肪外的組織（％）	水分（％）		
			總量	細胞內	細胞外
青年	17	22	61	38	23
老年	23	20	57	30	27

從（表5-1）中可以看出老年人脂肪百分比增加，水分百分比下降。

（二）老年人對營養素需要的特點

老年人維持健康所必需的營養物質是多方面的。簡單地說，除了水和空氣之外，還需要五大類營養素，它們是蛋白質、脂肪、碳水化合物、維生素類和無機鹽類。

老年人由於年齡的增加、其消化吸收功能下降，因此其營養素的需要也發生了變化。

老年人由於體內蛋白質分解較多，而合成較少。這主要是由於衰老而致蛋白質合成的各個階段及蛋白質更換率方面的功能異常及攝入量不足、吸收不良所致。蛋白質主要是構成體質的原料，是建造肌肉的重要原料。老年人蛋白質的需要量較多，尤其是在患病的恢復期間，對蛋白質的需要量應有所增加。如果蛋白質攝入不足或不當即會造成不良反應，影響健康。

例如，蛋白質缺乏可使腸粘膜分泌消化液減少，出現消化不良，慢性腹瀉，肝臟功能下降，人體血漿中蛋白質成分改變，出現營養不良性水腫。另外蛋白質缺乏還會影響機體激素和抗體的產生，使機體對許多細菌和病毒的感染抵抗力下降。同時還可使生殖機能減退，衰老加快。

脂肪需要量下降，而脂肪積聚增加。脂肪是生命活動的

輔助劑，是必不可少的營養物質之一。脂肪除了作為身體的能源之外，還可提供重要的脂溶性維生素和必需脂肪酸。在一般情況下，適當攝入脂肪對機體健康是有益的。但是老年人由於活動減少，消耗下降，如果食入過多的脂肪，再加上老年人對脂肪的消化和吸收能力都有所降低，就會對機體健康產生不利的影響，多餘的脂肪便形成脂肪組織在體內沉積而引起發胖，體重增加，形成膽固醇過高。這些不利因素均有產生糖尿病、高血壓以及心血管疾病的可能性。

　　老年人維生素需要與成年人相似，而體內儲備量卻逐漸下降。維生素是一種特殊的營養素，是生命的生物催化劑。老年人由於攝入維生素不足，吸收功能下降等因素而易引起維生素缺乏。尤其是維生素 C、維生素 A、維生素 B_{12} 及維生素 D、葉酸等在老年人當中常常偏低。

　　維生素缺乏對保持人的健康產生不利的影響，老年人應注意補充，尤其是患慢性病的老年人，需要維生素量增加，更應補充維生素。

　　老年人總熱量需要減少，而攝入過多逐漸增加。老年人每日總熱量可由體重、活動情況及吸收情況而定。我們機體所需要的能量主要是從食物中攝取的糖、蛋白質、脂肪三大類物質在體內氧化而獲得的。60歲以上老年人，由於身體組織的萎縮，活動量減少，代謝過程降低，因此每日從飲食中攝入的熱量應比年輕人低，一般認為60～70歲老人的安靜時代謝率可能比20歲時低10％左右，以20～30歲時為基準，以後每10年減少一定的百分比（表5-2）。

　　從（表5-2）中可以看出老年人隨年齡的增加，而每日總熱量的需要逐漸減少。在一般情況下每日可按每千克體重134～150kJ。如攝入過多食物產生過多的熱量，將會導致肥

胖，增加胰島素的負擔。有的老年人甚至還會發生糖代謝紊亂，使血糖升高，引起糖尿病。

表5－2 不同年齡男女每日熱量需要量

年齡（歲）	減少百分比（%）	需要熱量（kJ）	
		男（65kg）	女（55kg）
30～	3	12560.40	9210.96
40～	6	11932.38	8750.41
50～	13.5	11304.36	8289.86
60～	21	10048.32	7368.77
＞70	31	8792.28	6447.67

註：kj－焦爾，1kj＝0.239kcal

二、銀髮族的膳食

老年人的機體生理功能減退，細胞活動下降，分解代謝率超過合成速度，組織器官逐漸退化和老化，消化吸收能力降低，牙齒的咀嚼功能也逐漸下降，並且患有不同程度的老年病，以及在攝食心理方面與中年人也有差別。因此，應注意膳食保健。

（一）推薦膳食的原則

1.**五大類食物要合理調配**：膳食應包括五大類，即穀類、豆類、肉魚蛋奶類、蔬菜類和水果類、油脂類。上述膳食中五大類食物都應該經常使用，以取得均衡的膳食。

2.**注意補充蛋白質**：保證按每公斤理想體重1g 以上的蛋白質供給，其中含有一定量的優質蛋白質。

3.**提供足夠的維生素**：老年人的各種維生素的供給一般不低於中年人，尤其是維生素 C、維生素 B_1、維生素 B_{12}含

量豐富的食物供給。

4.保證鈣的供給：老年人缺鈣是比較常見的，儘可能使用含鈣較多的食物如奶類、豆類等。

5.保證良好的胃口，預防疾病：保證良好的胃口，預防可能發生的疾病和已有慢性病的復發，預防偏食或長期單調食物所引起的營養缺乏。

6.注意調味：照顧到老年人牙齒缺失及對食物的嗅覺、味覺的改變，給予經恰當加工的多種形式的食物。並給予足夠的湯水。

7.補充纖維：膳食中應適當增加纖維素含量高的食物，改善胃腸功能。

8.不斷改變烹調形式：相同的食物採用不同的烹調形式加工，其營養素的含量是不相同的，其消化率也不相同。因此要不斷改變食物的烹調形式，提高菜肴的營養價值及飯菜質量。

9.加強營養教育：對老年人要經常宣傳全面均衡膳食的意義，注意飲食衛生。注意個體的背景及飲食特點，糾正不良飲食習慣。

（二）老年人膳食指南

隨著我國經濟的發展，生活水平不斷提高，老年人膳食結構也應十分重視，以防止引起冠心病、腦溢血、高血壓、糖尿病、肥胖症以及某些癌症如乳腺癌、直腸癌、食管癌、胃癌等。目前，西方的膳食結構正越來越多的引用我國傳統的膳食結構，如西方逐漸重視了吃穀類等粗纖維食物。但是，我國老年人的膳食結構也有不合理的一面，即穀類食物過多，而動物性食物和豆類食物，如各種豆製品、黃豆、綠豆等吃的太少，並且普遍存在缺少奶製品，這些對老年人健

康會產生不良影響。

（三）食物要多樣

　　老年人的所需要的營養素是多方面的，目前還沒有任何一種食物可包含人所需要的各種營養素，因此，老年人膳食要多樣化，不要偏重某一方面或幾種食物，只有這樣，我們才能攝取到所需要的各種營養成分，避免某一營養素的過多或過少，達到合理營養的要求。

　　1.多種營養素：適宜的膳食必須由多種食物組成，才能達到平衡膳食的目的。老年人合適的膳食組成見（表5－3）。

表5－3　不同年齡組男女每天合適的膳食組成（g）

食品種類	中年		60～69歲		70歲以上	
	男	女	男	女	男	女
穀　類	450	350	350	300	350	270
芋薯類	100	100	100	100	100	100
砂糖類	30	30	20	20	20	20
油脂類	30	20	20	15	10	10
豆　類	90	90	90	90	90	90
魚肉類	100	80	100	80	80	80
蛋　類	50	50	50	50	50	50
牛　奶	200	200	200	200	200	200
黃綠色蔬菜	150	100	100	100	100	100
水　果	250	255	250	250	250	250

　　2.合適的膳食結構：現代營養家對各種食物的營養成分有了較詳細的了解，各國營養工作者根據各種食物所含營養素的特點及各自的膳食結構，將食物分成若干大類，每天所

進食物組成應含有這些大類的食物，才能保證得到所需的營養素。一般情況下，可按（表5－4），（表5－5）即可比較合理的提供每日所需能量。

表5－4　推薦的每日膳食中營養素供給量
（中國營養學會　1988年10月修訂）

營養素種類	60～69歲			70～79歲		＞80歲
	極輕勞動	輕度勞動	中等勞動	極輕勞動	輕度勞動	
蛋白質（g）	70	75	80	65	70	60
脂肪能量占總能量的百分比（％）	20～25	20～25	20～25	20～25	20～25	20～25
鈣　　（mg）	800	800	800	800	800	800
鐵　　（mg）	12	12	12	12	12	12
鋅　　（mg）	15	15	15	15	15	15
維生素 A（μg）	800	800	800	800	800	800
維生素 D（μg）	10	10	10	10	10	10
維生素 E（mg）	12	12	12	12	12	12
維生素 B_1（mg）	1.2	1.2	1.3	1.0	1.2	1.0
維生素 B_2（mg）	1.2	1.2	1.3	1.0	1.2	1.0
煙　酸（mg）	12	12	13	10	12	10
維生素 C（mg）	60	60	60	60	60	60
碘　　（mg）	150	150	150	150	150	150

按主要食物百分比去安排膳食結構，一般可採用糧食占20％～40％，蛋、肉和魚8％～16％，油脂食品12％～18％，乳類製品16％～18％，糖和甜食10％，蔬菜和水果12％～20％。一般認為，各種主要營養素的熱量分布，以蛋白質占10％～15％，糖55％～77％，脂肪20％～30％為宜。

3.**注意補充維生素**：由於老年人的消化和吸收功能較差，胃酸及小腸粘液分泌功能降低，影響了腸中正常菌群的生長，使小腸內合成的維生素減少；再因老年人不太注意維生素的攝入，實際需要量反而較大，則易引起維生素缺乏。為此，國際衛生組織1980年推薦了每日膳食中維生素供給量（表5－5）。

表5－5　每日膳食中維生素供給量

維生素種類	男性		女性	
	23～50歲	≥51歲	23～50歲	≥51歲
維生素 A（μg）	1000	1000	800	800
維生素 D（μg）	5	5	5	5
維生素 E（mg）	10	10	8	8
維生素 C（mg）	60	60	60	60
維生素 B_1（mg）	1.4	1.2	1.0	1.0
維生素 B_2（mg）	1.6	1.4	1.2	1.2
維生素 B_6（mg）	2.2	2.2	2.0	2.0
維生素 B_{12}（μg）	3.0	3.0	3.0	3.0
煙　酸（mg）	18	16	13	13
葉　酸（μg）	400	400	400	400

　　為了從食物中攝取較多的維生素，老年人一般應了解各類食物中維生素的含量及作用（表5－6）。

　　4.**注意補充礦物質**：老年人由於胃酸分泌的減少、室外運動減少及食物調配不合理，均會影響鈣和鐵的吸收，引起缺鈣和缺鐵。老年人由於鈣缺乏使骨密度下降，骨骼變疏鬆，臨床上稱為骨質疏鬆症。人到35歲之後，骨密度隨年齡的增長而逐漸下降。但是，在婦女當中，尤其是絕經後的

表5－6　主要維生素的來源、作用

維生素	食物來源	缺乏時病症	作用
維生素A	肝、蛋黃、乳、肉、胡蘿蔔、西紅柿、紅薯、綠葉蔬菜、水果	夜盲症、對炎症抵抗力下降	爲了正常的視力需要，治療夜盲症，保護皮膚粘膜，增加抵抗力
維生素B₁	全麥麵、瘦肉、肝、玉米、黃豆、花生米、木耳、豆角	腳氣病、多發性末梢神經炎、吸收不良綜合症	對神經系統健康是必需的，促進正常食慾和吸收
	動物內臟、雞蛋、豆類、牛奶、花生米、葵花子、牛羊肉	復發性口瘡、膜性口炎、游走性舌炎、貧血、陰囊皮炎、白內障	有助於細胞利用氧氣，幫助維持好的視力，對皮膚健康有益
煙酸	肝、乳、粗糧、花生米、蔬菜、瘦肉	硬皮病、皮膚瘙癢症	有助於蛋白質、碳水化合物、脂肪代謝
泛酸	存在於較多植物中和動物組織中	胃腸功能紊亂	是蛋白質、碳水化合物、脂肪代謝所必要的
	小麥胚芽、肉、肝、腎、穀類、豆類、花生米、酵母	復發性口瘡、過敏性皮炎、驚厥、脂肪肝、胃痙攣性嘔吐	維持正常血紅蛋白的攜帶氧功能
維生素H	肝、蛋、胰臟、豆類	皮膚感染、脫髮、嗜睡、食慾下降	增加營養代謝機能
葉酸	肝、腎、綠葉蔬菜	貧血、營養不良、生長遲緩、慢性腸炎	維持正常生長及血紅蛋白功能

續表5-6

維生素	食物來源	缺乏時病症	作用
維生素C	紅棗、乾酵母、蔬菜、水果類、土豆、西紅柿	壞血病、牙齦及皮下出血、對疾病抵抗能力下降	維持細胞代謝，對牙齦健康，防止細菌感染有益
維生素D	魚肝油、蛋奶、肝	兒童佝僂病、骨質疏鬆	增強骨和牙齒的力量有助於鈣的吸收
維生素E	穀胚、麥胚、蛋黃、豆、豆角、核桃	習慣性流產、過早衰老、食慾下降	抗氧化劑，有利於抗衰老
維生素K	菠菜、白菜、西紅柿、肝、植物油	易患出血病症	有助於血液正常的凝血功能

婦女，更易患骨質疏鬆症。所以，要選擇一些含鈣多而且又較易吸收的食物（表5-7）。在注意補充含鈣豐富的食物基礎上，還要注意運動，適當供應一定數量的維生素D，以利於鈣的吸收。

表5-7　含鈣豐富的食物（每100g可食部分的含鈣量）

食物	含鈣量（mg）	食物	含鈣量（mg）
蝦皮	2000	南瓜子	235
海帶（乾）	1177	莧菜	162
芝麻醬	870	白菜	114
黃豆	367	豇豆	100
青豆	240	乾蠶豆	93
西瓜子	237	青菜	86
芹菜	79		

　　老年人循環系統的機能差，許多重要器官的血液減少，機體細胞中血流速度和血流量降低，這就要求血液中含有較多的血紅蛋白來彌補這種機能衰退，以避免老年人常見的輕度貧血現象。世界衛生組織建議的鐵供給量爲：成年男性每日10mg，成年女性每日18mg，大於50歲的男性和女性每日均爲10mg。我國規定的供給量：青春期少年男女分別爲15和20mg，成年男子及老年人每日12mg，成年女子每日18mg，孕婦和乳母爲20mg。因此，老年要選擇含鐵豐富的食物（表5－8）。

表5－8　含鐵豐富的食物（每100g可食部分的含鐵量）

食物	含鐵量（mg）	食物	含鐵量（mg）
黃豆	11.0	毛豆角	7.0
黑豆	10.5	芹菜	7.5
豇豆	7.6	薺菜	6.3
蠶豆	7.0	桂圓（乾）	44.0
黃豆芽	8.2	南瓜子（炒）	67.0
小油菜	7.0	豬肝	25.0
芝麻醬	58.0	雞毛菜	7.0

　　老年人在從食物中攝入鐵中還要考慮到食物中鐵的吸收率較低，如動物肝臟爲22％，魚爲11％，植物性食物吸收率多在10％以下，所以鐵的供給要多些。

　　另外還有磷、鎂、鉀、鈉、鋅、碘、銅、硒、錳等常量元素，它們的主要功能是參與骨骼、肌肉、神經、血液、腺體、體液、毛髮和指甲等多種組織的構成，它們既是身體的構建材料，又能調節生理和機能，因此，老年人要注意補充（表5－9）。

表5-9　主要礦物質的作用、曰需要量和主要來源

礦物質	作用及特徵	日需要量（mg）	主要來源
鈣	發展和維持骨骼肌肉力量、正常血液凝固、心跳、神經應激、肌肉收縮	80	牛奶、豆類、杏仁、各種水果、蔬菜
磷	能量的利用、肌肉活動、神經傳遞，同鈣一樣是形成骨骼和牙齒的基礎	800	肉、魚、蛋、穀類
鎂	身體代謝的基礎，是細胞內液的主要成分	300～350	乾果、豆類、穀類、綠葉蔬菜
鉀	調節機體液體平衡，鉀缺乏時運動障礙，心肌衰弱、組織腫脹	1875～5625	水果、蔬菜、大豆、核桃、蜂蜜、桃
鈉	維持正常水平	1100～3300	食鹽及食鹽製品
鐵	參與紅細胞形成，缺鐵則發生缺鐵性貧血	10～18	肝、魚類、蛋類、穀類、豆類、水果
鋅	蛋白質合成，生長和發育，是人體許多種酶的組成部分	15	魚類、雞肉、豆類、穀類、牡蠣
碘	是合成甲狀腺素的原料，缺乏可引起地方甲狀腺腫	150	魚類、菠菜、海產品

續表5－9

礦物質	作用及特徵	日需要量（mg）	主要來源
銅	參與酶系統的活動反應，維持中樞神經系統正常機能	2.0～3.0	肝臟、魚類、豆類、各種蔬菜
硒	是心臟代謝的重要元素，缺乏易發生克山病與大骨節病	0.05～0.2	動物內臟、海味產品、穀類、蔬菜
錳	保持肌肉正常張力和骨關節的功能	2.5～5.0	穀類、豌豆、蠶豆、水果

（四）油脂適量食用

　　老年人要避免吃太多的脂肪，特別是少吃含飽和脂肪酸較多的動物脂肪，以免增加血中膽固醇的含量，而可能導致冠心病。

　　在一般情況下，脂肪占人體重的18％左右，但是，可供人體所需總能量的10％～40％，較相同重量的糖或蛋白質多產生能量1倍。脂肪除供給熱量之外，尚有如下作用：

　　①構成腦細胞的主要成分：脂肪中的磷脂和膽固醇是人體細胞的主要成分，以腦細胞和神經細胞中含量最多；②保溫和防護作用：脂肪大部分貯存於皮下，用於調節體溫；並保護對溫度敏感的組織，防止熱能的散失；③對組織和器官的支持和襯墊作用：保護內臟，防止機械性損傷；④可促進發育：維護皮膚和毛細血管的健康；⑤增加食慾：脂肪能改善食物的色、香、味，引起人的食慾；⑥促進脂溶性維生素的吸收：如維生素 A、D、E、K 屬於脂溶性維生素，只能溶於脂肪。

　　食物中的脂肪，可以作為脂溶性維生素的溶劑，促進它

們的消化與吸收。可見我們在飲食中攝入的脂肪既不可過多，又不可過少。根據我國近年來的調查，認爲我國城市人均脂肪攝入量增加非常明顯，由1981年占總熱量的26％增加到1988年的29.5％，已超過我國營養學會建議的20％～25％指標，達到世界衛生組織建議的高限（30％）。同樣每天所攝入膽固醇量已達400mg，已超過世界衛生組織建議的高限（每天不應多於300mg）。因此，有必要提醒人們注意合理調整飲食結構，以免增加血膽固醇含量（表5－10）。

表5－10　部分食物的膽固醇含量（每100g 食物的含量）

食物名稱	膽固醇（mg）	食物名稱	膽固醇（mg）	食物名稱	膽固醇（mg）
豬肉（瘦）	77	豬腦	3100	豬心	158
豬肉（肥）	107	豬舌	116	豬肝	368
豬肺	314	豬腎	405	豬肚	159
豬大腸	180	豬肉鬆	163	豬小腸	58
粉腸	69	火腿腸	70	牛肉（瘦）	63
牛肉（肥）	194	牛心	125	牛肝	257
牛肚	132	羊肉（瘦）	65	羊肉（肥）	173
羊心	130	羊肝	323	羊肚	124
兔肉	83	牛乳	13	酸牛奶	12
牛乳粉（全）	104	牛乳粉（脫脂）	28	羊乳	34
雞	117	鴨	80	雞肝	515
雞蛋（全）	680	雞蛋黃	1705	鴨蛋（全）	634
松花蛋	649	松花蛋黃	1132	鵝蛋	704
對蝦	150	青河蝦	158	小蝦米	738
蝦皮	608	河蟹（全）	235	海蜇頭	5
海蜇皮	16	海參	0	豬油（煉）	85

續表5　10

食物名稱	膽固醇（mg）	食物名稱	膽固醇（mg）	食物名稱	膽固醇（mg）
牛油（煉）	89	羊油（煉）	110	鳳魚尾(罐頭)	330
鰻魚	186	大黃魚	79	帶魚	97
鯧魚	68	草魚	81	鯉魚	83
鯽魚	93	黃鱔	117	墨魚	275
魷魚	265	甲魚	77	黃油	295
奶油	168	蛋糕	172	蛤肉	65
扇貝類	53	牡蠣	45	穀物	0
蔬菜	0	水果	0		

　　從（表5－10）可了解到膽固醇廣泛存在於許多食物中，尤其是動物性食物。膽固醇在正常範圍內是機體許多機能所必需的，一般情況下依靠肝臟的合成即可滿足需要，過多的膽固醇會沉積於動脈，侵犯心臟。因此，目前對血中膽固醇濃度有以下幾點建議，（表5－11）。

表5－11　對血中膽固醇含量的建議

分　級	含量（mmol/L）	建　　議
A級	＜5.17	理想血膽固醇水平
	5.18～6.18	臨界性高血膽固醇
	≥6.19	高血膽固醇
B級	＜5.17	在3年內再複查一次
	5.18～6.18	注意冠心病的防治，注意飲食每年檢查1次
	≥6.24	嚴格控制飲食，積極治療、運動

　　膽固醇過高的老年人除適當控制含膽固醇高的食物之外，還要注意膳食中的油料選擇。我們平時常食用動物油和植物油。這兩種油在營養價值上各有千秋，無所謂孰優孰劣，但是從降低膽固醇的角度，要選擇植物油。

　　因植物中含較多的不飽和脂肪酸，它們具有降低膽固醇作用；而動物脂肪主要含飽和脂肪酸，它們增加膽固醇作用較爲明顯。常用食油中含不飽和脂肪酸和飽和脂肪酸的百分比見（表6－12）。

表5－12　食油飽和脂肪酸不飽和脂肪酸含量百分比

食油類型	不飽和脂肪酸（％）	飽和脂肪酸（％）
紅花油	74	9
葵花油	64	10
玉米油	58	13
菜子油	40	13
花生油	30	19
雞脂肪	26	29
豬　油	12	40
橄欖油	9	14
牛脂肪	4	48
黃　油	4	61
棕櫚油	2	81
椰子油	2	86

　　膽固醇一旦在機體內形成後，即附於某些蛋白質上，稱爲脂蛋白。脂蛋白在冠心病發病因素方面，其意義與膽固醇類似。脂蛋白又分高密度脂蛋白、低密度脂蛋白。高密度脂蛋白又稱爲「血管衛士」，它像清潔工一樣，保持動脈內壁的平滑，保持血管內壁的正常擴張，不斷清除動脈內壁的沉

積物。高密度脂蛋白越高，冠心病發生的危險性越低。女性冠心病的發病率一般低於男性，因為女性血中的高密度脂蛋白濃度普遍略高於男性。而低密度脂蛋白有的稱為「破壞衛士」，它使膽固醇沉積於動脈內壁，阻止動脈通道，阻礙血流。因膽固醇侵襲動脈，並在其周圍形成瘢痕組織，這些斑塊逐漸增加，阻滯動脈道，使血流速度下降。如果運動時心肌需要從血中吸收更多氧氣，冠狀動脈內的這些斑塊即可阻止血流達到心肌，而發生心肌缺血缺氧，出現心絞痛。

膽固醇水平越高，形成動脈內壁斑塊越大。一般情況下，總膽固醇水平在3.9mmol/L 以上，冠狀動脈粥樣硬化的危險因素則逐漸增加，如果伴有高血壓、吸煙或糖尿病，則冠心病發作的危險性更大。

膽固醇的控制，飲食調節是控制膽固醇過高的關鍵。對大多數人來說，在飲食方面適當進行調整和控制，能在幾週內使膽固醇降低0.78～1.04mmol/L。因此，要儘量控制和減少膽固醇飲食，每天不要多於300mg，多於300mg 則可使膽固醇沉積。同時還要注意吃較多的可溶性纖維食物和多進行運動，兩者均有降低膽固醇，增加高密度脂蛋白的作用。

（五）粗細糧要搭配

近幾年來，由於人們的生活水平不斷的提高，飲食過於追求精緻的現象普遍存在。因此給身體健康帶來不利的影響。近代營養學研究結果表明，食物纖維並不是廢物，它對人體健康的影響，有人甚至提出不亞於維生素。食物纖維在人體腸道中有其特殊的代謝過程，發揮其增強胃腸道功能、促進食物中其他成分的消化吸收，以及軟化糞便等作用。同時，食物纖維在腸腔內有與膽固醇分解產物膽酸結合，促進膽固醇的代謝，從而降低血膽固醇水平。

1.**降低發病率**：多吃纖維素食物有利於提高健康水平，降低發病率，如腦血栓形成，市區的死亡率比郊區高38.4％，研究認為這和市區居民飲食過精有關。國外有人曾對攝入纖維素食物的多少進行調查。結果表明，纖維素食物攝入多者，高血壓病、心臟病、動脈粥樣硬化的發病率顯著低於攝入少者；並且攝入纖維素少者容易產生疲乏，傷風感冒、便秘和頭痛等（表5－13）。

表5－13　纖維素食物攝入量與發病率（％）的關係

年齡	纖維素攝入量	
	多	少
20～	6	24
30～	13	38
40～49	45	91
整個年齡組	18	45

2.**胃腸道疾病和纖維素攝入量的關係**：攝入的食物纖維在人體腸道中有其特殊的代謝過程，發揮其增強胃腸道功能、促進食物中其他成分的消化吸收以及軟化糞便等作用。

(1)過敏性結腸炎：是老年人較為常見的胃腸道疾病，表現為小腸內壁肌肉的功能紊亂、交替性便秘和腹瀉，同時伴有疼性痙攣、腹脹，多吃含纖維素食物和全麥可使這些症狀緩解。

(2)腸憩室：是腸道壁層局部向外膨出，形成袋狀或囊狀突出，其原因與腸壁的肌層肌纖維鬆弛，受乾燥堅實的糞團在腸壁薄弱處的擠壓而發生腸壁向外隆起有關。如果經常攝入含高纖維素食物，如全麥麵等，可軟化大便，防治便秘，

從而對腸憩室有防治作用。

　(3)結腸癌：是老年人多發的癌症之一，約占全部癌症發病率的15％左右。目前研究表明，老年人結腸癌的發生、發展與攝入纖維素的多少有一定的關係。吃高纖維素食物可預防結腸癌，主要是因為纖維素飲食可增加糞便的柔軟性和體積，減少某些致癌因子的存留，使糞便排泄速度加快。

　研究證明，進精食的中、老年人，排便間隔時間一般比進粗食者長3～4倍。由於便秘緩解，糞便中大量細菌和有毒代謝物及時排出，不致於產生腹脹、口臭、頭痛、煩躁等一系列自身中毒症狀，增強了機體的抗病能力。

　另外，高纖維素飲食者體內脂肪也較少，低脂肪者患結腸癌的比例低於肥胖者。

　3.**心臟病與纖維素攝入量的關係**：食物纖維素在防止和治療動脈粥樣硬化、冠心病方面有特殊作用。攝入高纖維素者必然要減少其它食物的攝入量，並且高纖維飲食進食速度變緩，利於控制肥胖，減少動脈粥樣硬化、冠心病發病機會。攝入高纖維素食物可以降低膽固醇。

　纖維素能與膽酸在腸腔內結合，使部分膽酸隨纖維素排出，因而使體內過多的膽固醇降低。研究表明高纖維飲食與膽固醇水平關係十分密切，即攝入高纖維素飲食越多，其膽固醇水平越低，冠心病的發生率也越低。

　4.**膳食纖維的組成**：食物纖維來源包括：①植物性食物，例如穀物、豆類、蔬菜、水果、種子和堅果；②動物組織多糖；③未消化藥劑的製品；④未消化的生物合成多糖類。根據食物纖維結構和性質分為纖維素、非纖維素、木質素三類（表5－14）。

表5-14 膳食纖維的組成、來源及作用

組成	來源	作用
纖維素	植物細胞壁	刺激胃腸道蠕動，增加糞便容積，通便
非纖維素 { 半纖維素 果膠 膠質類	植物細胞壁 植物細胞間質 植物分泌物	刺激胃腸道蠕動，增加糞便容積，通便 與木質素結合形成膽酸降膽固醇作用，降血糖作用 延緩葡萄糖的吸收，延長小腸的通過時間降低血糖
木質素	植物的本質部分	降低膽固醇，增加微量元素，防癌作用

5.膳食纖維的選擇：由於纖維素對健康十分有益，有人把它列為7大營養素之一。因此，平時應注意多吃富含纖維素食物，這不僅可減少多種疾病的發生機會，而且對改善機體營養狀況非常有益。纖維廣泛存在於蔬菜、水果、穀類中，如西紅柿、卷心菜、黃瓜、蘋果、桃子、柑橘、葡萄、山莓、豆角、全麥麵、麵包、麥麩等。主要食物的膳食纖維構成見（表5-15）。

表5-15 部分食物每100g中穀類纖維素的組成（g）

食物名稱	總計	膳食纖維			粗纖維
		纖維素	半纖維素	木質素	
全麥麵包	8.50	1.31	5.95	1.24	1.6
全麥麩	26.70	6.01	17.82	2.66	7.6
精麵包	2.72	0.71	2.01	微量	0.2
豆類	7.75	2.09	5.48	0.18	1.9
蘋果	1.42	0.48	0.94	0.01	0.6

註：表中的粗纖維是在實驗室條件下經熱強酸、強鹼或其它溶劑作用後，仍不被消化的殘渣。

在一般膳食中，老年人每日纖維飲食應達20～30g/d 為宜。這對減少癌症的發病率，尤其是降低結腸癌的發病率有重要作用。為了確保老年人吃入合適量的纖維素，應鼓勵適當吃粗糧，多吃水果及蔬菜，少吃精米白麵。因為米麵加工過程越細，纖維素含量越少。穀物中所含維生素、礦物質、纖維素等營養素大部分流失到糠麩中，因此，長期吃精米白麵對健康不利。

（六）甜鹹要適中

甜食應適量。糖是能量的主要來源，但過多的攝入對健康不利，如齲齒的發病率與食糖的消費量呈正比。另外，糖尿病常常與吃糖有關連，糖吃過多易引起肥胖，而肥胖者糖尿病的發病率是標準體重者的2倍以上。

研究認為飲食中攝入過多的糖，雖然不是造成糖尿病、心臟病、肥胖的直接原因，但是，攝入過多的糖易發生生理紊亂，引起上述疾病。因此，老年人甜食的攝入要適當，即不要太少，也不要太多。因為糖是人類最重要、最廉價的能量來源，尤其是進行運動後，應適當補充甜類食物。

食鹽要限量。人體每公斤體重約含58mmol 的鈉，其中70％存在於骨骼和細胞外液中。正常人血漿中，鈉的濃度為135～142mmol/L。

膳食中的鈉主要來源於食鹽，水、肉類和蔬菜中亦含較多的鈉。鈉進入胃腸道，由小腸吸收，再通過血液運行，分布到汗液、胃液、胰液、膽汁和小腸液中。分布到胃腸道的鈉多數可被重吸收。鈉的排泄主要途徑是皮膚和腎臟。

一般情況，成年人每天僅需要鈉220mg，從食物中需供食鹽6g 以上即可滿足機體的需要，由於老年人活動量少，從預防心血管疾病的觀點出發，一般每日食鹽量宜控制在3g

以下。如果每天從食物中進入過多的鹽，對機體健康是很不利的。因爲食鹽在消化道內幾乎全部吸收，過多攝入後，使血鈉增加，對腎臟有損害，使腎臟負擔加重，尤其是對腎功能不全者可促使腫脹、水腫。

最主要的還是吃過多的鹽易引起高血壓。這是因爲氯、鈉過多，細胞外液滲透壓增高，細胞內液滲至細胞外液，造成血管內血漿容量增加，回心及組織中血液量增加，人體爲保持一定的組織血流量，通過自身調節，使周圍小動脈收縮，增加血管的阻力。同時因周圍小動脈血管壁內的鈉及水瀦留，使小動脈收縮，血管阻力增加，引起高血壓。

研究表明在進低鹽飲食的人群中，患高血壓者較爲少見，而在高鹽飲食人群中，患高血壓病者相當普遍。如果患高血壓者通過限制鹽的進入量，血壓即可適當下降，有的可降爲正常。當然，人對鹽的耐受量不盡相同，對每日所進食鹽量也要根據氣候、勞動強度等不同而適當進行調整。但爲了預防高血壓，應控制食鹽的攝入，原則是「食不過鹹」。

（七）曰三餐要合理

建立合理的飲食習慣，切忌暴食暴飲，狼吞虎咽。暴食暴飲可引起胰腺炎，使機體代謝紊亂，對健康十分不利；狼吞虎咽易引起食道的損傷，經常這樣會使食道粘膜逐漸受損而發生疾病。過於粗糙的食物進入胃後，加重胃的負擔，而最終導致各種胃部疾病。

過分飽食還易引起心臟負擔過重，易發生心肌急性梗塞。所以，老年人要建立合適的飲食習慣。

根據我國人民的傳統習慣，一日三餐較爲合適。餐間的距離要適當，不要間距太短或太長，太長會造成飢餓，有的會發生低血糖；太短，上一餐的食物在胃中尚未排空，又要

進食，會影響食慾。同時，又因消化器官得不到應有的休息，也會影響消化效果。一般老年人每日三餐間隔應保持在4~5h為宜。

在餐量分配上也要合理安排，一日三餐，食量要有區別，以午餐較多，早餐、晚餐較少為宜。早餐占全日總熱量的30％，午餐占40％，晚餐占30％。

一般清晨剛起床時食慾較差，老年人應早起進行運動，而後再選擇牛奶、雞蛋或豆漿類食物，確保上午活動較多所需要的熱量。

午餐一日三餐中熱量需要最多的，要多食用一些蛋白質食品，並配合以蔬菜。

晚餐量的多少直接影響機體的健康。民間有一句飲食諺語，叫作「晚飯少一口，活到九十九」，說的是晚餐要少些。研究表明，每天早餐進食8000kJ熱量的食物，對體重影響並不明顯，而晚餐進食同樣多的食物，體重就會明顯增加。

有的老年人喜歡晚餐飲酒。研究證明，適當飲用低度酒，對健康有促進作用，如促進血液循環，刺激胃液分泌，增加食慾感。但是，過量飲酒可導致肝臟、腦和心臟損害，使胃蛋白酶變性，影響消化。因此，老年人可少量飲用低度白酒、啤酒及各種果酒，以利於健康。

第二節 銀髮族運動與營養

老年人運動多屬於娛樂性活動，運動量不大，但根據運動的項目不同，仍需要進行適當的營養調整。

一、運動與能量消耗

（一）能量的計算方法

　　能量的單位一般以千卡（kcal）表示，相當於把1kg 水從14.5℃升高到15.5℃時所需要的熱量。

　　食物中，三大營養素的產熱量蛋白質為16.7kJ/g（4 kcal/g），脂肪為37.7kJ/g（9kcal/g），碳水化合物為16.7 kJ/g（4kcal/g）。目前國際計量單位系統中常用千焦耳（kJ）作為能量單位，1kcal＝4.1868kJ。

　　人體熱量的消耗可用直接和間接方法測量。直接測熱法是讓受試者進入特殊的隔熱小室內，以各種測熱儀器直接準確確定人體各種活動狀態下傳導或發散出的熱量。但是，由於此法在實際應用中因條件要求較高和設備昂貴而少應用，僅在有條件的科研單位應用。

　　間接測熱法則較簡單，主要是根據氧的消耗量計算。糖、脂肪、蛋白質的混合物在體內氧化時，消耗1L 氧可產生4.825kcal 的熱量。根據上述關係，測定安靜狀態下，單位時間內氧消耗量乘以4.825kcal 可得出單位時間內身體產生的熱量。再換算成24h 產熱量，即求出24h總能量代謝，單位：kcal/24h或 kJ/24h。

　　有些作者研究證實心率與每日能量的消耗存在著密切關係，主張用心率的變化監測來推算每天能量總消耗量，但此方法的誤差率在10％左右，而且對心率緩慢的老年人誤差更大。

（二）日常生活的能量消耗

　　總能量代謝的高低常因各種因素的影響而變動。我國普通勞動者總能量代謝約為10467kJ/24h，重體力勞動者每日

的能量消耗可達16747kJ 或更多。老年人由於日常活動減少、代謝過程降低，其能量消耗也低。

科學家研究得知，以10min 為單位，做飯、洗碗、洗熨衣服、打掃房間、擦玻璃窗、收拾物件等均可消耗100～300kJ 熱量。上街購物以步代車、輕快走路10min 可消耗250～350kJ 熱量，攜物上樓消耗熱量可高達500～700kJ。所以，老年人可從家務勞動中消耗7500～9000kJ/週熱量。

為了使幹家務活能夠較接近實際測量的能量消耗值，通過測定，計算出平均值（表5－16），可供老年人運動能量消耗與能量攝入計劃的參考。

表5－16　日常生活每小時所需熱能（kJ/kg）

活動項目	所需熱能	活動項目	所需熱能	活動項目	所需熱能
洗碗	4.19	打字	4.19	唱歌	3.35
吃飯	1.07	寫字	1.07	坐著休息	1.26
高聲讀報	1.07	整床鋪	3.35	縫衣	3.77
掃地（輕）	5.86	乘汽車	2.51	擦地	5.02
掃地（重）	7.12	上下樓梯	13.82	燙衣	8.37
開會	1.34	穿衣脫衣	2.93	閑談	1.57
洗衣服	5.44	睡醒靜臥	0.42	洗漱	3.77

（三）常用運動項目的能量消耗

由於運動項目不同，運動強度不同，天氣、自身體重等因素的影響，因而所消耗的熱量也不盡相同，有的老年人每天運動2～3h 而有的則1h。通過測定，進行一般運動的老年人平均每日消耗熱量大約6000～10000kJ，個別的高達13000kJ。為了計算每種運動項目的能量消耗，可參考（表5－17）。

表 5－17　主要運動項目的能量消耗表

能量消耗　（kcal/min）

體重（kg）	53	57	61	65	69	73	77	81	85	89	93	97	100
羽毛球(訓練)	4.4	4.8	5.1	5.4	5.6	6.1	6.4	6.8	7.1	7.4	7.8	8.1	8.3
羽毛球(比賽)	7.6	8.1	8.7	9.3	9.9	10.4	11.0	11.6	12.1	12.7	13.3	13.9	14.4
羽毛球(拍打)	3.6	3.9	4.2	4.5	4.7	5.0	5.3	5.5	5.8	6.1	6.4	6.6	6.9
籃　球(投籃)	4.6	5.0	5.3	5.7	6.0	6.4	6.7	7.1	7.4	7.8	8.1	8.5	8.8
籃　球(投籃)	3.8	4.1	4.4	4.7	4.9	5.3	5.6	5.9	6.2	6.4	6.7	7.0	7.3
籃　球(半場)	5.5	5.9	6.3	6.7	7.1	7.5	7.9	8.3	8.8	9.2	9.6	10.0	10.4
籃　球(全場)	3.9	4.2	4.5	4.8	5.1	5.4	5.6	5.9	6.2	6.5	6.8	7.1	7.4
自行車(5.5km/h)	3.9	4.2	4.5	4.8	5.1	5.4	5.6	5.9	6.2	6.5	6.8	7.1	7.4
自行車(13km/h)	8.3	8.9	9.6	10.2	10.8	11.4	12.1	12.7	13.4	14.0	14.6	15.2	15.9
保齡球(連續)	5.2	5.6	5.9	6.3	6.7	7.1	7.5	7.9	8.3	8.7	9.1	9.5	9.8
保齡球(間斷)	3.9	4.2	4.5	4.8	5.1	5.4	5.6	5.9	6.2	6.5	6.8	7.1	7.4
跳舞現代(中速)	3.2	3.5	3.7	4.0	4.2	4.5	4.7	5.0	5.2	5.4	5.7	5.9	6.2
跳舞方形舞	5.3	5.7	6.1	6.5	6.9	7.3	7.8	8.1	8.5	8.9	9.3	9.7	10.1
高爾夫球(2人)	4.2	4.5	4.8	5.2	5.5	5.8	6.1	6.4	6.7	7.1	7.4	7.7	8.0
高爾夫球(4人)	3.2	3.4	3.6	3.9	4.1	4.3	4.6	4.8	5.1	5.3	5.5	5.8	6.0

註：1kcal：4.1868kJ

續表 5－17

能量消耗（kcal/min）

體重（kg）	53	57	61	65	69	73	77	81	85	89	93	97	100
行走（背16Kg,3.0km/h）	5.3	5.7	6.1	6.5	6.9	7.3	7.7	8.1	8.5	8.9	9.3	9.7	10.1
行走(2.0km/h）	2.7	2.9	3.1	3.3	3.5	3.7	4.0	4.2	4.4	4.6	4.8	5.0	5.2
行走(4.5km/h）	5.1	5.5	5.9	6.3	6.7	7.1	7.5	7.8	8.2	8.6	9.0	9.4	9.8
行走（110～120步/min）	4.1	4.3	4.7	5.0	5.3	5.6	5.9	6.2	6.5	6.8	7.1	7.4	7.7
舉重（訓練）	6.2	6.7	7.0	7.5	7.9	8.4	8.9	9.4	9.9	10.3	10.8	11.1	11.7
登山	7.8	8.4	9.0	9.6	10.1	10.7	11.3	11.9	12.5	13.1	13.7	14.3	14.8
台球	1.4	1.5	1.6	1.7	1.8	1.9	2.0	2.1	2.2	2.3	2.5	2.6	2.7
俯臥撐	5.6	6.0	6.4	6.8	7.2	7.7	8.1	8.5	8.9	9.4	9.8	10.2	10.6
划船（輕）	3.9	4.2	4.5	4.8	5.1	5.4	5.6	6.0	6.2	6.5	6.8	7.1	7.5
跑步（5.5km/h）	8.3	9.0	9.6	10.2	10.8	11.5	12.1	12.7	13.4	14.0	14.6	15.2	15.9
跑步（7km/h）	12.9	13.1	13.9	14.8	15.7	16.6	17.5	18.9	19.3	20.2	21.1	22.1	23.0
跑步（9km/h）	12.9	13.1	13.9	14.8	15.7	16.6	17.5	18.9	19.3	20.2	21.1	22.1	23.0
跑步（12km/h）	15.3	16.4	17.6	18.7	19.9	21.0	22.2	23.3	24.5	25.6	26.8	27.9	29.1
仰臥起坐	5.6	6.0	6.4	6.8	7.2	7.7	8.1	8.5	8.9	9.4	9.8	10.2	10.6

註：1kcal＝4.1868kJ

續表5－17

能量消耗　（kcal/min）

體重（kg）	53	57	61	65	69	73	77	81	85	89	93	97	100
雪地行走（2.5km/h）	7.0	7.5	8.0	8.6	9.1	9.7	10.2	10.7	11.2	11.8	12.3	12.8	13.3
游泳自由式（23m/min）	4.7	5.0	5.4	5.7	6.1	6.4	6.8	7.1	7.5	7.8	8.2	8.5	8.9
游泳蛙泳（18m/min）	3.8	4.0	4.3	4.6	4.9	5.1	5.4	5.7	6.0	6.3	6.5	6.8	7.1
游泳蛙泳（27m/min）	5.7	6.0	6.4	6.9	7.3	7.7	8.1	8.6	9.0	9.4	9.9	10.3	10.8
乒乓球	3.0	3.2	3.5	3.7	3.9	4.1	4.2	4.6	4.8	5.0	5.3	5.5	5.7
網球（練習）	5.4	5.8	6.2	6.6	7.0	7.4	7.8	8.2	8.6	9.0	9.4	9.8	10.2
網球（比賽）	7.6	8.1	8.7	9.3	9.9	10.4	11.0	11.6	12.1	12.7	13.3	13.9	14.4
健美操	11.4	12.2	13.1	13.9	14.8	15.6	16.5	17.4	18.2	19.1	19.9	20.8	21.5
太極拳（簡化）	8.4	8.5	8.7	8.9	8.10	8.11	8.12	8.13	8.15	8.16	8.19	8.20	8.22
太極拳（老式）	8.9	9.1	9.4	9.5	9.6	9.8	9.9	10.2	10.6	10.9	11.2	11.5	11.8
體操	6.4	6.5	6.8	6.9	7.1	7.4	7.8	7.9	8.1	8.4	8.7	9.1	9.5

註：1kcal＝4.1868kJ

二、運動與營養素

　　營養素和體育運動都是維持和促進人體健康的重要因素，兩者科學的結合，可更有效地促進身體健康。只注意營養而缺乏體育運動，就會出現營養過剩，使人肌肉鬆弛，肥胖無力，機能減退，並易發生心血管疾病和代謝性疾病。若進行體育活動，不注意根據活動的項目去補充必要的營養素，同樣會對身體健康帶來不利的影響。

（一）運動與蛋白質

　　1.蛋白質的作用：蛋白質是構成細胞的主要成分，占細胞內固體成分80％以上。組織的新陳代謝和損傷修復都必須依靠蛋白質。蛋白質可調節生理機能，如血漿蛋白維持滲透壓，血紅蛋白運輸氧，供給熱能作用。1g 蛋白質在體內可產生熱能4kcal。如蛋白質攝入太少，會使血清蛋白質濃度降低，從而出現貧血現象。

　　老年人進行肌肉活動時，必然會消耗蛋白質，因此對經常參加運動的老年人注意補充蛋白質，對維持機能，防止肌肉萎縮和貧血是有益處的。

　　2.蛋白質的來源：我國膳食結構中蛋白質主要來源於穀類。由於穀類中蛋白質賴氨酸含量較少，營養價值受到限制。爲了提高其營養價值，要充分利用蛋白質的互補作用。

　　豆類的蛋白質含量較高，賴氨酸含量也較多，而且較經濟，是供給蛋白質的良好來源。常用食物的蛋白質含量見（表5－18）。

　　3.蛋白質的補充：應適當補充蛋白質，因爲蛋白質在體內的儲存量甚微（約1％）。因此，應每天供給適量的蛋白質，才能滿足機體的需要。另外，攝入過多的蛋白質對身體

表5-18　常用食物的蛋白質含量（g/100g 食物）

食物	含量	食物	含量
牛奶	3.3	玉米	8.6
雞蛋	12.3	大豆	34.2
豬肉（瘦）	16.7	豆腐乾	18.2
牛肉（瘦）	20.2	馬鈴薯	1.9
羊肉（瘦）	15.5	油菜	2.0
魚	12~18	大白菜	1.4
大米	8.5	白薯	2.3
小米	9.7	菠菜	2.0
麵粉	9.9	花生	26.2

有害無益，因爲它在代謝和排泄時產生的一些廢物，如尿素、尿酸可增加肝臟和腎臟的負擔。一般性健身運動，每天補充75～80g 蛋白質爲宜。

（二）運動與脂肪

體內脂肪是長時間運動時的主要能量來源，一般情況下，脂肪的供給量以占膳食總熱量的20％左右爲宜，不宜超過30％。如補給過多脂肪對機體健康不利。一則脂肪在體內代謝耗氧較多，在氧債情況下，脂肪代謝受障礙，不能被有效利用，而且會增加體內的酸性代謝產物，尤其是動物性脂肪，常是導致肥胖、高血脂症和動脈硬化的主要原因，並且還與某些癌症的發病有關。因此，老年人即使經常參加運動，也不要過多攝入脂肪。

（三）運動與糖

糖耗氧少，可減少體內的氧債，有利於機體進行運動，因此，在運動員進行比賽期前適當補充糖，可增加體內肌糖元含量，提高肌肉的運動耐力，如普通膳食時工作能力持續

115min，低糖膳食僅 90 min，而高糖膳食可長達170min。但是，對老年人運動來講，並不要另外補充糖，且過多的食用糖，對健康可產生不利作用，如肥胖、糖尿病、心血管疾病及齲齒等疾病都與糖攝入過多有關。因此，老年人參加運動並非競爭性運動，在膳食充足的情況下，沒有必要另外補充糖。

（四）運動與維生素

老年人常有維生素 C、A、B_1、B_2缺乏，這與飲食不合理及吸收代謝有關。這幾種維生素均與運動有一定關係，維生素 A 不足視覺敏感性減退，維生素 B_1和 B_2缺乏易引起疲勞，維生素 C 能提高肌肉活動的持久力，並具有使運動後疲勞迅速恢復的功能。因此，老年人經常參加體育運動要注意維生素的補充。蔬菜中維生素含量見（表5－19）。

表5－19　蔬菜中各種維生素的含量（mg/100g 蔬菜）

蔬菜名稱	胡蘿蔔素	維生素		
		B_1	B_2	C
黃豆芽	0.03	0.17	0.11	4.0
毛豆	0.28	0.33	0.16	25.0
紅薯	1.31	0.12	0.04	30.0
胡蘿蔔	4.00	0.02	0.05	8.0
大蔥	1.20	0.08	0.05	14.0
蒜頭	0.00	0.24	0.03	3.0
青蒜	0.96	0.11	0.10	77.0
蒜黃	0.03	0.12	0.07	16.0
大白菜	0.11	0.02	0.04	24.0
小白菜	1.03	0.03	0.08	36.0
油菜	1.59	0.08	0.11	61.0
菠菜	2.96	0.04	0.13	31.0

續表5－19　蔬菜中各種維生素的含量（mg/100g蔬菜）

蔬菜名稱	胡蘿蔔素	維生素		
		B₁	B₂	C
韭菜	3.49	0.03	0.09	19.0
香菜	3.77	0.14	0.15	41.1
鮮黃花	1.17	0.19	0.13	33.0
菜花	0.08	0.06	0.08	88.0
蘿蔔葉	1.78	0.06	0.15	68.0
西紅柿	0.31	0.03	0.02	11.0
黃瓜	0.26	0.04	0.04	14.0
冬瓜	0.01	0.01	0.02	16.0
苦瓜	0.08	0.07	0.04	84.0
辣椒	1.56	0.04	0.03	105.0

（五）動與無機鹽類

在進行較劇烈運動時，體內成分的代謝作用明顯增強，而無機鹽類不足會引起身體調節功能失常。特別是運動時由於大量出汗，損失較多的鹽分，應適當增加鹽的補充。由於運動時排出的鈣數量也增加，運動又可使鈣吸收增加，故應注意補充鈣，以利於維持肌肉的正常興奮性，減少運動時肌肉痙攣，增加骨骼強度。

運動時由於出汗使鉀排出也增加，在運動後的恢復期，體內合成蛋白質與糖元增加，對鉀的需要量也增加，有必要注意補充。鉀普通存在於各種食物中，水果、蔬菜的含量較多，而且，鉀易被機體吸收利用。

老年人經常參加運動還要注意鐵的補充，因為鐵的主要功用是構成血紅蛋白，一旦缺乏則易發生貧血，老年人由於骨髓鐵儲備數低，並隨年齡增加而逐漸減少，再因運動時出汗鐵排泄也增加，所以要注意補充鐵。鐵存在於廣泛的食物中，注意選擇含鐵較多的食物（表5－8）。

第三節　銀髮族的體重控制

　　老年人十分希望能保持正常的體重範圍，正所謂「有錢難買老來瘦」，「瘦者多長壽」。據我國對長壽老人體重的評定，發現體重超過年齡理想體重的極少。有人對體重與壽命進行了預測與實際壽命進行了比較，結果認為如體重超過正常體重23kg者減去8歲，超過13～22kg者，減去4歲，5～12kg者，減去2歲。我國近幾年由於生活水平的普遍提高，勞動強度的逐日減少，老年前期體重超常者為27.3％，老年期高達50％；老年前期肥胖者為8.8％，老年期高達11.9％。可見老年體重控制應引起人們的注意。

一、肥胖的定義

　　關於體重超重和肥胖的定義，目前尚無確切的解釋。一般認為體重超重是指體重已超過按性別、年齡、身高而計算出來的「理想」體重標準。雖目前對體重身高理想體重表沒有統一的標準，而且這些標準也不能準確的區別身體的成分，是脂肪超重還是肌肉超重，但此類表使用較為方便，在臨床上一般多採用。如果實際體重超過身高理想體重的10％，即認為是體重超重。

　　肥胖是指體內積蓄了過多的脂肪。在體重的漸進性增加中，以脂肪的增加占主導地位。目前研究認為最佳脂肪百分比應為男性10％～15％；女性15％～20％。

二、肥胖與健康問題

　　肥胖對心臟的泵血功能有明顯影響。測定結果證實每額

外增加0.5kg 的脂肪，心泵血力就必須延長通過2－3m 的血管，可增加心臟負擔。肥胖者的心肌、心外膜和縱隔內儲存著大量脂肪，心臟就好像被裝在緊縮著的口袋內一樣，活動大為受限。由於心臟擴張不充分，心肌的收縮力明顯減弱，心臟的每搏出量減少，脈搏表現為頻數無力。

50歲以後，脈搏又由頻數無力轉為緩慢無力。顯然，因肥胖而致心臟功能下降，如不加以系統的鍛鍊，是很難勝任一般體力活動的。

從肥胖所致疾病的統計資料看，肥胖者患糖尿病的比率比體重正常者多9.78倍，比瘦者多6.05倍；動脈硬化性心臟病，胖者為瘦者的2.03倍。肥胖者使肝臟功能低下。另外肥胖者還易於發生高血壓病、冠心病、糖尿病、結石、腎臟機能不良以及肺功能不全等，病死率較高。據統計，肥胖者因心血管和腎臟機能不良而死亡者，比正常人多62％；因併發糖尿病而死亡者多2.5倍。從年齡和死亡率的關係來看，肥胖者的死亡率要高出同齡正常人的25％。

三、肥胖的原因

（一）遺傳因素

遺傳因素與肥胖的關係。其具體機理尚不十分了解，所以目前還沒有確切的預防措施。但是，從對雙胞胎研究結果提示，肥胖確實有較強的遺傳傾向。有人對被他人收養的孩子進行長達30年的研究，對身體指數，體脂百分比等進行了測定，這些孩子的指標仍類似於他們的雙親，並且不像他們收養的雙親。其中雙親肥胖者，其子女有80％的為肥胖，而體重正常的雙親中僅有14％其子女肥胖，可見肥胖與遺傳關係十分密切。如果對雙親肥胖者的子女從小就開始養成合理

的飲食習慣、健康的生活制度，可明顯降低肥胖的發生率。

（二）脂肪細胞理論

脂肪細胞多呈球形，內含大脂滴，胞質被擠壓在一邊，核扁平，居胞體一側。脂肪組織缺乏細胞間質，形成脂肪小葉，小葉間有結締組織分隔。脂肪細胞的數量在兒童及年輕時代隨著吃進脂肪的增加而不斷增加。即使在成年人期間，肥胖人的脂肪細胞數量也可增加，當攝入過多，能量消耗少時，脂肪細胞首先是生長的變化，而後再進行簡單的分裂形成新的脂肪細胞。這就是說脂肪的貯存能力是不斷的提高的，只要進入大於消耗，脂肪細胞的分裂則可不斷地進行，一旦脂肪細胞形成則固存於機體一生。即使採取最大努力減肥，包括運動、飲食、生活習慣改變等等使體重明顯下降，也不會使脂肪細胞的數量減少，而是縮小了脂肪細胞。

一旦營養過剩，這些縮小了的脂肪細胞重新變大。因此，控制肥胖應從青少年開始，儘量減少脂肪細胞數量的增加。脂肪細胞數量的增加主要是營養過剩，如果控制飲食，增加運動消耗，即可使脂肪細胞數量不增加，且可使增大的脂肪細胞變小。

（三）吃進過多脂肪理論

如果進食過量，身體吸收的熱量大於消耗的熱量就會發胖。此外，如果吃得正常，但是活動少，也會使人發胖。發胖的原因可簡要用下列這個不等式表示：即所進的熱量＞所消耗的熱量。這種因多食少動所致的肥胖，稱為外源性肥胖，是絕大多數致胖的原因。

隨著年齡的增長，活動量減少，機體的代謝率也隨之下降，脂肪隨之增加。在20歲以後，一般每增加10歲，基礎代謝率下降3％左右。長期坐著工作者即是不超進食，也會引

起肥胖。

　　主食，如米麵及糖類，都屬於碳水化合物，經胃腸消化，肝臟加工均可轉變爲脂類物質。因此，飯量大或是吃糖多，過剩的碳水化合物就會轉爲脂肪。當然多吃高脂肪食物，更容易造成體內脂類物質的增加。這些多餘熱量積成的脂肪，首先集聚在腹部皮下、大網膜、腸系膜及腎臟周圍形成脂庫。

（四）體重中樞恆定理論

　　體重調節中樞位於丘腦下部，主要擔負體重平衡調節，即進食與消耗處於平衡狀態，使體重始終保持在合適的範圍。體重中樞恆定理論是人機體固有的平衡機制。

　　爲使體重平衡，我們應吃多少，應消耗多少，這是機體本身的機能。即使因爲其它原因，如因病體重下降，只要注意飲食調節，體重又可回到原有的體重平衡點上。

　　如因某階段生活太好，而使體重增加，一旦調節生活，體重也會回到原來的體重水平。但在肥胖中，因爲體重中樞恆定點因長期超吃而失去了平衡，發生了中樞功能紊亂，其調節作用就會下降。許多因超吃而致的肥胖者中僅有5％的人降低體重超過15公斤，且只有極少數人能夠維持減肥效果。根據體重中樞的理論，減肥應首先控制飲食，增加運動。

四、肥胖的評定

（一）理想體重法

　　理想體重也稱標準體重。正常老年人體重應該有多重才算理想，可根據下列公式計算：①男性（kg）＝身高（cm）－105；②女性（kg）＝身高（cm）－100。

　　凡超過標準體重10％者爲偏重；超過20％以上者爲肥

胖；低於10％者為偏低；低於20％以上者為消瘦。

（二）胖度評分法

胖度評分法是根據體重、身高進行等級評定，其公式：

胖度分值＝體重（kg）×3÷身高（m）

評分標準是：過瘦＜39分

　　　　　　清瘦40～49分

　　　　　　苗條50～59分

　　　　　　標準60～69分

　　　　　　豐滿70～79分

　　　　　　較胖80～89分

　　　　　　肥胖90～99分

　　　　　　過胖＞100分。

（三）身高理想體重表法

身高理想體重表目前尚無統一的標準，現介紹幾種供參考：

1.身高理想體重：測量身高後對照（表5－20），即可查出理想體重。

表5－20　身高理想體重表

身高（cm）	標準體重（kg）		身高（cm）	標準體重（kg）	
	男	女		男	女
150	52.0	51.0	168	64.3	59.9
154	54.6	52.8	169	65.1	61.3
157	56.6	54.7	170	65.8	62.0
159	57.9	55.2	171	66.5	62.8
160	58.6	55.7	173	68.9	64.4
161	59.3	56.2	174	69.7	65.3
162	60.0	56.8	175	70.5	66.2
163	60.7	57.3	176	71.3	67.1
165	61.4	57.9	177	72.1	68.1
166	62.8	58.6	178	72.9	69.1
167	63.6	59.2	179	73.8	70.1

2.身高理想體重範圍法：根據身高查（表5－21），
（表5－22）。

表5－21　女性身高理想體重對查表

身高（cm）	理想體重（kg）		
	下限	平均	上限
152	45.4	49.5	53.5
155	47.2	50.8	54.9
157	48.5	52.2	56.7
160	49.9	53.6	58.1
163	51.3	55.4	59.9
165	52.6	56.7	61.2
168	54.4	58.5	63.1
170	55.8	59.9	64.4
173	57.2	61.7	66.3
175	58.9	63.5	68.5
178	60.3	65.3	70.8
180	62.2	67.1	73.1
183	63.9	68.9	75.3

表5－22　男性身高理想體重對查表

身高（cm）	理想體重（kg）		
	下限	平均	上限
160	53.5	58.5	63.9
162	55.4	60.3	65.8
165	57.2	62.1	67.6
168	58.9	64.4	70.3
170	60.8	66.7	73.2
173	63.1	68.5	75.3
175	64.9	70.3	77.1
178	66.7	72.1	78.9
180	68.1	73.9	80.7
183	69.9	75.8	83.1
185	71.7	77.6	85.3
188	73.5	79.4	87.9
190	74.9	80.8	88.5

在身高理想體重查表法的實際應用中應注意：①測身高時不要穿鞋，背伸直，雙踝併攏；②測體重時少穿衣服，空腹測量；③此方法並沒有年齡區分，隨著年齡的增加體重應逐漸增加；④超體重過多（＞20％）表明存在某些致病危險因素，應查找原因；⑤體重過輕（＜20％）也可能存在吸收或代謝方面的疾病等；⑥身高和體重表僅反映體重的數量，並不能反映體重的質量及脂肪分布，判斷是否肥胖最好用皮厚測定技術進行評定。

（四）身體重量指數法

身體重量指數也稱身體密度指數(BML)，其計算公式：

BML ＝ 體重（kg）÷身高（m）

身體密度指數僅反映身體質量，並不能反映體內脂肪的數量。但是，經研究認為身體密度指數與身體脂肪數呈高度相關。在一般情況下身體密度指數評定是：

男性：	≤22	消瘦
	22～24	一般
	25～28	超重
	＞28	肥胖
	≥33	嚴重肥胖
女性：	≤20	消瘦
	21～23	一般
	24～27	超重
	＞27	肥胖
	≥31	嚴重肥胖

為了便於查找計算可參照（圖5－1），在此圖中找出自己的體重（kg）數及身高（cm）數，兩數用一直尺交叉於身高密度指數線，在此線上交叉點的數即為身體密度指數。

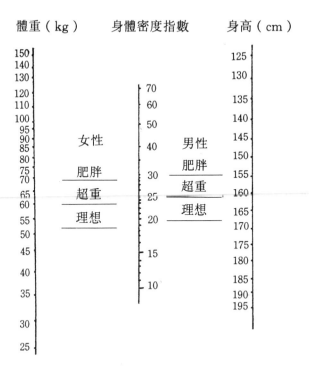

體重（kg） 身體密度指數 身高（cm）

圖5－1 身體密度評定圖

（五）體內脂肪百分比計算法

體內脂肪百分比是反映胖瘦的最主要指標，因為體重的增加有的是以脂肪為主，而有的則是通過肌肉力量的訓練而使肌肉重量增加，脂肪並沒有增加。因此，體內脂肪百分比的計算在減肥訓練中有十分重要的意義。

有關體內脂肪百分比的計算方法較多，目前多數專家主張採用以下標準進行測定及評定：

1.**三處皮膚厚度測定法**：採用皮膚厚度測定儀在體表特定部位進行測定皮膚厚度，根據所測幾處皮膚厚度數進行評定體內脂肪百分比。此測定方法較為簡單，但要注意：①男

性測定胸、股前、腹部三處，胸部測定點是在右腋前和右乳頭之間，股前是測定髂前上棘與膝關節中間處，相當於股前中間位置，腹部是測定肚臍右側2.5cm處（圖5－2）；②女性測定肱三頭肌、髂崤上、股前三處，肱三頭肌測定點是在右臂後中間處，肩峰與肘尖中間，髂崤上是在右側髂崤上緣，股前測定部位同男性股前測定部位（圖5－3）；③在進行皮厚測定之前，首先要選擇好測定部位，並用顏色進行標記；④測定部位均要選擇在身體的右側，如有特殊情況也可

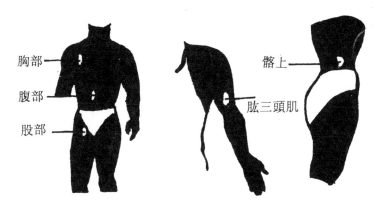

胸部

腹部

股部

髂上

肱三頭肌

圖5－2　男性皮厚測定部位　　圖5－3　女性皮厚測定部位

選擇身體的左側；⑤用左手拇指和食指捏起所測定部位的皮膚，不要捏的太深或太淺，一般呈水平位捏起即可；⑥測定部位要暴露充分，視野要清楚；⑦右手握持皮厚卡尺，測定左手所捏起的部位，不要用卡尺夾住所捏皮膚的頂部或最根部；⑧每個部位要測2次，求其平均數，並且兩次測定間隔要大於15s以上；⑨為了減少皮厚測定誤差，最好保持所測皮膚部位無汗，如有汗則待汗消失後再測。

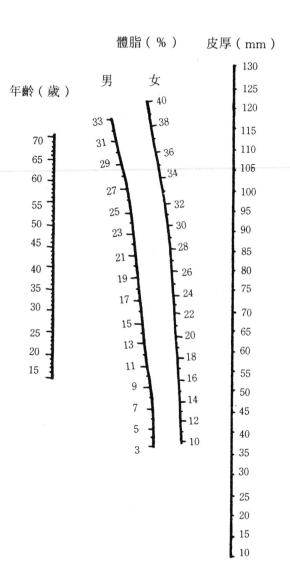

圖5-4　用皮厚評估體脂列線圖

2.評定方法：計算出男性所測定的胸、股前、腹三處皮膚厚度的總和（mm），女性測定肱三頭肌、髂嵴上、股前三處皮膚厚度的總和（mm），根據各自的年齡參照（圖5－4）進行評定。

此圖使用方法是：用一直尺，一邊對準年齡線，一邊對準皮膚厚度總和線，兩線相交於體脂百分線。目前認爲用此方法評估的體內脂肪百分比較爲簡單、準確、迅速，是臨床上較爲常用的脂肪百分比評估方法。

爲了方便於老年人自我體脂評估，還可以將所測定的三處皮厚（mm）總和，結合年齡用（表5－22），（表5－23）進行查找體脂的百分比。

表5－22　男性用皮厚評估體脂百分表

皮厚(mm)	年齡(歲)								
	＜22	23~27	28~32	33~37	38~42	43~47	48~52	53~57	＞58
8~	1.3	1.8	2.3	2.9	3.4	3.9	4.5	5.0	5.5
11~	2.2	2.8	3.3	3.9	4.4	4.9	5.5	6.0	6.5
14~	3.2	3.8	4.3	4.8	5.4	5.9	6.4	7.0	7.5
17~	4.2	4.7	5.3	5.8	6.3	6.9	7.4	8.0	8.5
20~	5.1	5.7	6.2	6.8	7.3	7.9	8.4	8.9	9.5
23~	6.1	6.6	7.2	7.7	8.3	8.8	9.4	9.9	10.5
26~	7.0	7.6	8.1	8.7	9.2	9.8	10.3	10.9	11.4
29~	8.0	8.5	9.1	9.6	10.2	10.7	11.3	11.8	12.4
32~	8.9	9.4	10.0	10.5	11.1	11.6	12.2	12.8	13.3
35~	9.8	10.4	10.9	11.5	12.0	12.6	13.1	13.7	14.3
38~	10.7	11.3	11.8	12.4	12.9	13.5	14.1	14.6	15.2
41~	11.6	12.2	12.7	13.3	13.8	14.4	15.0	15.5	16.1
44~	12.5	13.1	13.6	14.2	14.7	15.3	15.9	16.4	17.0
47~	13.4	13.9	14.5	15.1	15.6	16.2	16.8	17.3	17.9

續表5－22

皮厚 （mm）	年齡（歲）								
	<22	23~27	28~32	33~37	38~42	43~47	48~52	53~57	>58
50~	14.3	14.8	15.4	15.9	16.5	17.1	17.6	18.2	18.8
53~	15.1	15.7	16.2	16.8	17.4	17.9	18.5	19.1	19.7
56~	16.0	16.5	17.1	17.7	18.2	18.8	19.4	20.0	20.5
59~	16.9	17.4	17.9	18.5	19.1	19.7	20.2	20.8	21.4
62~	17.6	18.2	18.8	19.4	19.9	20.5	21.1	21.7	22.2
65~	18.5	19.0	19.6	20.2	20.8	21.3	21.9	22.5	23.1
68~	19.3	19.9	20.4	21.0	21.6	22.2	22.7	23.3	23.9
71~	20.1	20.7	21.2	21.8	22.4	23.0	23.6	24.1	24.7
74~	20.9	21.5	22.0	22.6	23.2	23.8	24.4	25.0	25.5
77~	21.7	22.2	22.8	23.4	24.0	24.6	25.2	25.8	26.3
80~	22.4	23.0	23.6	24.2	24.8	25.4	25.9	26.5	27.1
83~	23.2	23.8	24.4	25.0	25.5	26.1	26.7	27.3	27.9
86~	24.0	24.5	25.1	25.7	26.3	26.9	27.5	28.1	28.7
89~	24.7	25.3	25.9	26.5	27.1	27.6	28.2	28.6	29.4

續表5-22

皮厚(mm)	年齡(歲)								
	<22	23~27	28~32	33~37	38~42	43~47	48~52	53~57	>58
92~	25.4	26.0	26.6	27.2	27.8	28.4	29.0	29.6	30.2
95~	26.1	26.7	27.3	27.9	28.5	29.1	29.7	30.3	30.9
98~	26.9	27.4	28.0	28.6	29.2	29.8	30.4	31.0	31.6
101~	27.5	28.1	28.7	29.3	29.9	30.5	31.1	31.7	32.3
104~	28.2	28.8	29.4	30.3	30.6	31.2	31.8	32.4	33.0
107~	28.9	29.5	30.1	30.7	31.3	31.9	32.5	33.1	33.7
110~	29.6	30.2	30.8	31.4	32.0	32.6	33.2	33.8	34.4
113~	30.2	30.8	31.4	32.0	32.6	33.2	33.8	34.5	35.1

表5－23　女性用皮厚評估體脂百分表

皮厚（mm）	年齡（歲）								
	<22	23~27	28~32	33~37	38~42	43~47	48~52	53~57	>58
23~	9.7	9.9	10.2	10.4	10.7	10.9	11.2	11.4	11.7
26~	11.6	11.2	11.5	11.7	12.0	12.3	12.5	12.7	13.0
29~	12.3	12.5	12.8	13.0	13.3	13.5	13.8	14.0	14.3
32~	13.6	13.8	14.0	14.3	14.5	14.8	15.0	15.3	15.8
35~	14.8	15.0	15.3	15.5	15.8	16.0	16.3	16.5	16.7
38~	16.0	16.3	16.5	16.7	17.0	17.2	17.5	17.7	18.0
41~	17.2	17.4	17.7	17.9	18.2	18.4	18.7	18.9	19.2
44~	18.3	18.6	18.8	19.1	19.3	19.6	19.8	20.1	20.3
47~	19.5	19.7	20.0	20.2	20.5	20.7	21.0	21.2	21.5
50~	20.6	20.8	21.1	21.3	21.6	21.8	22.1	22.3	22.6
53~	21.7	21.9	22.1	22.6	22.9	23.1	23.4	23.5	23.6
56~	22.7	23.0	23.2	23.4	23.7	23.9	24.2	24.4	24.7
59~	23.7	24.0	24.2	24.5	24.7	25.0	25.2	25.5	25.7
62~	24.7	25.0	25.2	25.5	25.7	26.0	26.2	26.4	26.7
65~	25.7	25.9	26.2	26.4	26.7	26.9	27.2	27.4	27.7
68~	26.6	26.9	27.1	27.4	27.6	27.9	28.1	28.4	28.6

續表5-23

皮厚 （mm）	年齡（歲）								
	＜22	23～27	28～32	33～37	38～42	43～47	48～52	53～57	＞58
71～	27.5	27.8	28.0	28.3	28.5	28.8	29.0	29.3	29.5
74～	28.4	28.7	28.9	29.2	29.4	29.7	29.9	30.2	30.4
77～	23.3	29.5	29.8	30.0	30.3	30.5	30.8	31.0	31.3
80～	30.1	30.4	30.6	30.9	31.1	31.4	31.6	31.9	32.1
83～	30.9	31.2	31.4	31.7	31.9	32.2	32.4	32.7	32.9
86～	31.7	32.0	32.2	32.5	32.7	32.9	33.2	33.4	33.7
89～	32.5	32.7	33.0	33.2	33.5	33.7	33.9	34.2	34.4
92～	33.2	33.4	33.7	33.9	34.2	34.4	34.7	34.9	35.2
95～	33.9	34.1	34.4	34.6	34.9	35.1	35.4	35.6	35.9
98～	34.6	34.8	35.1	35.3	35.5	35.8	36.0	36.3	36.5
101～	35.3	35.4	35.7	35.9	36.2	36.4	36.7	36.9	37.2
104～	35.8	36.1	36.3	36.6	36.8	37.1	37.3	37.5	37.8
107～	36.4	36.7	36.9	37.1	37.4	37.6	37.9	38.1	38.4
110～	37.0	37.2	37.5	37.7	38.0	38.2	38.5	38.7	38.9
113～	37.5	37.8	38.0	38.2	38.5	38.7	39.0	39.2	39.5

根據測定三處皮厚再查體脂百分表即可評估出體脂的百分比數，而後再參照（表5－24）進行評定·

表5－24　體內脂肪百分比（％）標準

評定等級	男性	女性
偏低	7.0～9.9	14.0～16.9
較低	10.0～12.9	17.0～19.9
正常	13.0～16.9	20.0～23.9
較高	17.0～19.9	24.0～26.9
很高	20.0～24.9	27.0～29.9
嚴重肥胖病	≧25.0	≧30.0

　　2.**一處皮膚厚度測定法**：採用皮膚厚度測定儀測定腹部（男性）、背部肩胛下（女性），即可計算出體內脂肪百分比。腹部：在臍中右側1cm處，測量與軀幹縱軸平行的皮褶的厚度。所測值的1/2就是皮脂厚度（mm）。背部肩胛下：用手捏緊右側肩胛下角下部的皮脂，使皮褶與肩胛骨內側緣大致成平行，測量其厚度。所測值的1/2就是皮脂厚度（mm）。

　　計算方法：如測定一男性腹部皮厚為40mm，實際體重是70kg，那麼這一男性的瘦體重、脂肪百分比、理想體重分別是多少？

瘦體重（去脂體重）

A：常數	A＝22.62
B：體重（kg）×0.793	B＝55.51
C：A＋B	C＝78.13
D：腹部皮厚（mm）×0.801	D＝32.04
E：C－D（瘦體重）	E＝46.09

脂肪百分比

A：實際體重（kg）	A＝70
B：瘦體重（kg）	B＝46.09
C：A－B	C＝23.91
D：C÷A	D＝0.342
E：D×100×1％	E＝34.2％

理想體重：

A：瘦體重（kg）	A＝46.09
B：A÷0.85	B＝54.2

這一男性的瘦體重是46.09kg，脂肪百分比是34.2％，理想體重是54.2kg。

如一女性肩胛下皮厚是20mm，體重70kg，這一女性的瘦體重、脂肪百分比、理想體重分別應該是多少？

瘦體重：

A：常數22.20kg	A＝22.20
B：體重（kg）×0.635	B＝44.45
C：A＋B	C＝66.65
D：肩胛下皮厚（mm）×0.503	D＝10.06
E：C－D	E＝56.59

脂肪百分比：

A：實際體重（kg）	A＝70
B：瘦體重（kg）	B＝56.59
C：A－B	C＝13.41
D：C÷A	D＝19.16
E：D×100×1％	E＝19.16％

理想體重：

A：瘦體重（kg）	A＝56.59

$$B：A \div 0.775 \qquad\qquad B = 73.02$$

這一女性的瘦體重是56.59kg，脂肪百分比是19.16％，理想體重是73.02kg。

3.**腰、臀圍測定法**：體內的脂肪主要貯存於腰部、腹部及臀部，這幾處脂肪的多少與疾病的發生、發展有關係。女性皮下脂肪大於男性，但男性心血管病發病率高於女性，這除與飲酒、吸煙等多因素有關外，還與脂肪分布不合理有關。男性的脂肪大多數存在於腹部，而臀部較少。腹部積蓄大量的脂肪，不同程度的影響呼吸、消化、心血管系統的生理功能，因此較易患心血管病和糖尿病。而女性的脂肪多積蓄在臀部和大腿，這主要是有利於機體的能量貯存。但是，女性腹部的脂肪過多，其患病的危險性明顯超過臀部的脂肪，並且與男性一樣具有心血管、糖尿病、腦中風發病率高的危險因素。因此，用腰、臀圍法不僅可判斷脂肪百分比，而且也可以預計健康危險因素。

測試方法：用一軟尺分別測定腰圍與臀圍。測定臀圍應在髖關節的頂部（圖5－5），測定腰圍應該測定平肚臍的部位。女性測定腰圍的部位可在肋骨下緣和髂前上崤之間，測臀圍可測髖關節和臀部的最寬大處。在腰、臀圍測定中，為了提高測定的精確度，不要吸腹與挺腹，儘量保持直立站勢。

脂肪百分比評定：男性根據體重（kg）、腰圍（cm）用（圖5－6）進行體脂百分預計。用一直尺分別連與體重線及腰圍線，兩點交叉與體脂百分比線，即為該男性的體脂百分比。女性根據身高（cm）及臀圍（cm）用（圖5－7）進行脂肪百分比預計。

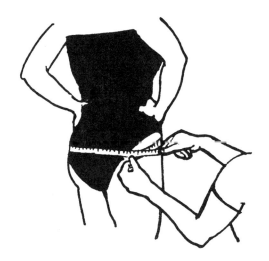

圖5－5 臀圍測定法

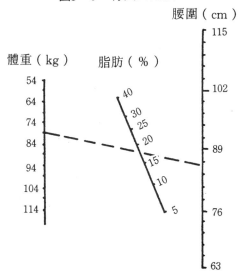

圖5－6 男性脂肪百分比預計

臀圍（cm）　脂肪（%）　　　　身高（cm）

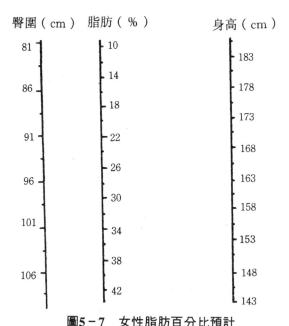

圖5－7　女性脂肪百分比預計

　　腰、臀圍比例評定：用腰圍（cm）除臀圍（cm）即得出腰臀比例。一般女性的腰、臀比例平均為0.7，如大於0.8即表明已增加了影響健康的危險因素，並且糖尿病、腦中風、心臟病發作的危險因素隨著腰、臀比例數的增加而增加。男性一般為0.9～0.95，如大於1.0即表明腹部脂肪太多，其患病的危險因素增加。對於腰、臀圍比例大的人，要把減肥重點放在減少腹部過多脂肪上，以減少腦中風、心臟病、高血壓和糖尿病的發病機會。

（六）瘦係數評定法：

　　肥瘦係數評定法是利用所測量的身高（cm）、體重（kg）、胸圍（cm）評定身體的肥瘦程度。測胸圍的部位應是肩胛骨下緣與乳頭上緣的之間，測定時要平呼吸。肥瘦

係數的計算公式是：

$$肥瘦係數 = \frac{3\sqrt{W}}{S} \times 10^3$$

式中 W：體重（kg）；S：身高（cm）。

用身高胸圍指數表示胸廓的寬窄程度，身高胸圍指數計算公式是：

身高胸圍指數 = 胸圍（cm）÷身高（cm）×100

為了便於計算現將 $3\sqrt{W}$ 列表5－25。

表5－25　肥瘦係數的體重計算表

體重（kg）	$3\sqrt{W}$	體重（kg）	$3\sqrt{W}$	體重（kg）	$3\sqrt{W}$
56	3.83	69	4.10	82	4.35
57	3.85	70	4.13	83	4.37
58	3.87	71	4.14	84	4.39
59	3.90	72	4.16	85	4.41
60	3.92	73	4.18	86	4.42
61	3.94	74	4.20	87	4.45
62	3.96	75	4.22	88	4.46
63	3.98	76	4.24	89	4.47
64	4.01	77	4.26	90	4.48
65	4.02	78	4.28	91	4.50
66	4.04	79	4.30	92	4.52
67	4.06	80	4.31	93	4.53
68	4.08	81	4.33	94	4.55

　　有了肥瘦係數和身高胸圍指數即可查圖5－8，通過查圖即可了解身體是屬於寬胸、細胸、肥型還是瘦型。

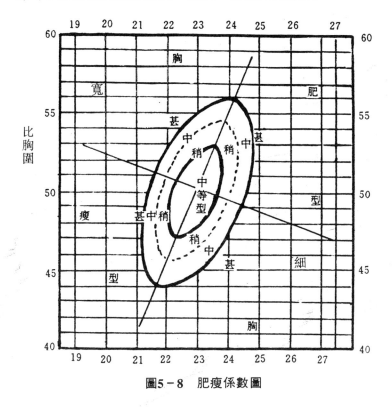

圖5－8　肥瘦係數圖

　　舉例：有位老年人，男性，身高1.64m，體重70kg，胸圍是95cm。身高胸圍指數是：95÷1.64×100≈57.9，肥瘦係數是：4.13÷164×10³≈25.18。查圖5－8，在圖的左側找出57.9（身高胸圍指數），在圖的上、下線上找出25.18（肥瘦係數。兩個數分別做垂直線，兩線相交區域即代表機體的胖瘦。此例屬於肥型範圍。如果這例老年人通過運動、飲食控制使體重降為65kg，即是胸圍沒有變化，那麼肥瘦

係數則降為24.5，屬於中等肥胖範圍。

（七）胸、腰圍之差評定法

此方法是以胸圍和腰圍之差為基礎，用於計算理想體重較為簡便的方法。胸圍測定乳頭與肩胛下角的水平位，於正常呼氣末測定，單位為 cm，腰圍測定是在腰、腹部最粗的水平位置，不要挺腹及吸腹，當胸圍—腰圍之差≧12cm時，體脂≦15％，屬理想體重，如差＜12cm，則體脂＞15％。如何達到理想體重呢？可代入下列公式：

$$W = 0.457 + 0.758 \times \triangle \; (\text{cm})$$

式中　W—需減去的體重（kg）；
　　　△（cm）—代表為使胸圍和腰圍之差達到12cm 所要減去腰圍的值。

五、肥胖的防治

如何更有效的控制體重的增加，防治肥胖，這是廣大老年人，尤其是肥胖的老年人非常關心的問題。目前減肥方法頗多，而且在臨床上也取得一定的療效，為了使老年人了解這方面的科學知識，現分別介紹，以供選用。

（一）合理飲食

合理飲食，控制過多熱量攝入是控制肥胖的關鍵步驟。如不解決嘴饞的問題，以飽餐為樂，那麼不管用什麼方法，再先進的科學技術也難達到理想減肥的效果。目前通過長期觀察、研究，控制飲食與有規律的運動相結合，仍是最有效的方法。在飲食控制方面要遵循下列幾項原則。

1.控制能量攝入：飲食控制必須保證能量消耗大於攝

入，形成負平衡（圖5－9），以減輕體重。

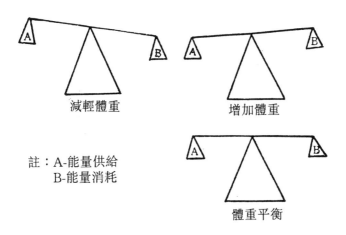

圖5－9　能量供給、消耗與體重平衡的關係

　　也可利用評估能量需要量（圖5－10），掌握每天所需的能量。

　　⑴說明：共分 7 條縱線。

　　第 1 條線：體重（kg）線；

　　第 2 條線：體表面積（m²）線；

　　第 3 條線：每天基礎代謝能量（禁食安靜休息每天需要能量 kJ）線；

　　第 4 條線：根據每天身體活動情況所要消耗的能量（kJ）線；

　　第 5 條線：根據活動量的大小，每天應大於基礎代謝能量（kJ）的百分比（％）線；

　　第 6 條線：身高（m）線；

　　第 7 條線：性別、年齡（歲）線。

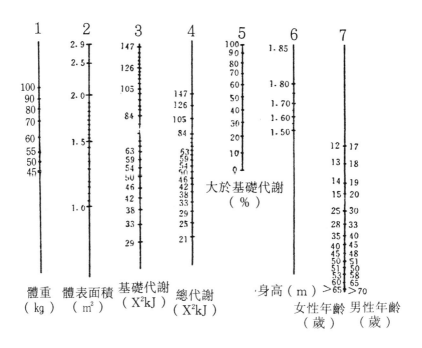

圖5－10　評估能量需要線

　　(2)**使用方法**：①在第1條線中找出你的實際體重
（kg）；②找出第6條線中你的實際身高（m）；③用直尺
使第1條線的體重點與第6條線上的身高相交於第2條線中
的某一點，即為體表面積（m²）；④根據你的性別，在第
7條線上找出年齡範圍點；⑤用直尺使第2條線上的體表面
積（m²）點與第7條線上的性別、年齡點相交於第3條線
上的某一點，這一點即為休息時一天所需要的能量（kJ）；
⑥有了第3條線上的基礎能量（kJ），再加上當天運動需要
能量增加的百分比（％）。如：體力活動、中等運動強度要
增加50％～60％，輕度活動增加30％～40％，坐著工作增加

10％～20％，使第3條線上的每天基礎能量需要量點，與第5條線上的每天活動情況所要增加的百分比數相交於第4條線，相交點即為維持現在體重所需的能量（kJ）。

再查食物能量表，算出你所要攝入食物能量總數，再扣除10％食物不被吸收的能量數，每日所攝入能量與每日所消耗能量相平衡，就能維持體重相對穩定。

例如一男性65歲，身高1.70m，體重65kg，中等度運動量，利用評估能量需要線圖進行評定，計算出這位老人為了維持目前的體重，每天需要從食物中攝入多少能量（kJ）。

計算結果是：體表面積是1.54m²（第1、6條線相交於第2條線）；基礎代謝是6070.8kJ（1450kcal），是第2、7條線相交於第3條線；總代謝是10048.3 kJ（2400 kcal），是第3、5條線相交於第4條線。10048.3kJ再加上10％食物不被吸收的能量數即為11048.9kJ（2639kcal），這就是維持目前體重每天需要從食物中所攝入的能量數。

如果僅僅靠運動消耗熱量減肥，不控制飲食，那麼對減肥效果就不會鞏固。這主要是因為運動所消耗的那部分能量，很容易從攝食中補償，並沒有形成負平衡。

在計算老年人能量攝入量時，還要考慮到隨年齡的增加、能量攝入要遞減這個因素。在一般情況下與20歲時相比較，當到40～49歲時要減少5％，50～59歲時減少10％，60～69歲時減少20％，70歲以上應減少30％。

在飲食控制使體重下降方面還要考慮到不要使體重下降速度過快。臨床經驗表明，體重每月穩步下降1～2kg，其效果比較容易鞏固。如體重下降過多，不但對健康不利，反而不容易堅持，效果得不到鞏固。為了解決在飲食控制方面產生的飢餓感，可採用逐漸減量法。

第1個月減至前1個月平均進食量的95％；第2個月減至90％；第3個月減至80％，然後維持即可。還可採用增加蔬菜、水果，少吃油煎炸的食物方法。也可在限制飲食方面採用飲食要限制，必需營養素不缺的方法。

即注意供給生物效價較高的動物蛋白質，如奶、蛋、魚、瘦肉等。大豆製品不僅含有豐富的效價高的蛋白質，而且還有利於脂肪代謝。這樣既可達到減肥的目的，也不會引起營養不夠、體質下降。

2.減少脂肪飲食：脂肪進入過多是引起肥胖的一個主要原因。目前研究認為保持人體的健康碳水化合物應占68％，脂肪應占20％（10％飽和脂肪和10％的不飽和脂肪），蛋白質占12％。許多肥胖人從脂肪中所獲得能量占總能量的40％以上，這樣即會使體內脂肪過剩而貯存。因此，肥胖病人一定要把降低脂肪飲食作為減肥減食的重點。在降低脂肪攝入的同時，還應注意減少糖的攝入，因糖可轉化為脂肪。

3.養成健康的飲食習慣：為了保持理想體重這一長久目標的實現，養成良好的飲食習慣尤為重要。在飲食習慣方面應注意：①進食要慢；②三餐比例要合適；三類主要食物的比例應是碳水化合物50％，蛋白質20％，脂肪30％，早、中、晚三餐的熱量分布比例應是早餐25％、中餐50％、晚餐25％，認真保持這一比例方可有效減肥。③每日三餐的進餐時間間隙要恆定；④不要隨意空缺或增加一餐；⑤節制吃零食；⑥進餐時儘量不要看電視、聽收音機，以免分散飽感，而無意中增加食慾；⑦進餐時粗細糧要合理搭配；⑧進餐時應保持情緒樂觀。

（二）體育鍛鍊

體重超重的人大部分是運動量減少，因此，在體重控制

方面，除飲食控制之外要將運動作為減肥的首選方法之一，並應選擇低強度、長時間的運動項目，如快步行走、長途步行、慢跑、游泳、乒乓球、網球、太極拳、武術、自行車、爬山等運動。

　　1.減肥常用的運動項目：減肥的運動項目很多，目前有健身跑、行走、減肥體操等，要根據自己的條件選擇應用。

　　⑴健身跑：跑步是一種消耗能量較多的運動項目，即使是慢跑，吸入的氧氣也比靜坐時要多6倍，使下肢肌肉的新陳代謝能力得到提高，以肌肉的粗壯代替了脂肪的增加。跑步減肥的效果是較明顯的。如一個80kg 體重者，每天堅持少吃100g 主食，每天用15～20min 跑完2～3km，每月可使體重減輕0.5kg，一年堅持下來，體重可降5～6kg。

　　⑵行走：行走運動對大多數老年人均適宜，尤其是對不能堅持進行健身跑運動的老年人，更應把行走作為減肥的主要運動項目。每天堅持20min 以上的步行，對控制體重是有效的。如每週行走3次，每次1h 左右，在飲食不變的情況下可使體重適當下降。如每天行走1h，每月可降低體重0.5kg 左右。

　　⑶減肥體操：老年人發胖最顯著的部位是腹部，消除腹部多餘脂肪，行之有效的方法是鍛鍊腹肌。近幾年，由於各種按摩機的問世，並且廣泛用於消除腹部的脂肪，雖取得一定的療效，但是，僅用按摩機治療肥胖是遠遠不夠的，應該採取下列幾種簡便易行的體操鍛鍊方法（圖5－11）：

　　①仰臥上舉腿：仰臥上舉腿時，上體盡量穩定不動，兩腿伸直同時上舉，或左右下肢交替上舉，但均要上舉成90°，在舉的同時進行吸氣，然後慢慢放下並同時呼氣，一上一下為一次，每組做10～15次；

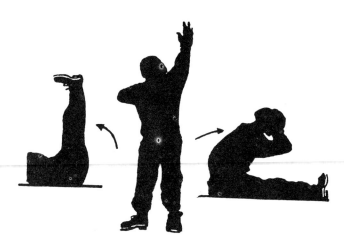

圖5－11 減肥操

②仰臥起坐：仰臥起坐鍛鍊對肥胖老年人來說，一開始訓練難度較大，但適應後即可以堅持此項訓練。做此項活動時要仰臥位，兩臂抱頭，雙手 頭後交叉，雙下肢儘量伸直不動，上體徐徐起坐，然後還原，每組10～15次。

以上兩種運動項目每天可做1～2次，每次所做次數根據自己身體情況而定，但要盡力多做；

③軀幹鍛鍊：直立，兩腳開立比肩稍寬，兩臂側舉掌心向上，同時身體左右側屈，變方向時體前屈，手經胯下儘量後伸，其目的是通過上臂側舉、腰部屈曲、軀幹的側屈，使腰腹部肌肉得到鍛鍊，此項活動每天可做3～5min。

2.運動減肥注意事項：①綜合訓練與晚餐節食相結合：綜合訓練是指有氧運動和力量訓練相結合。單純有氧訓練消耗脂肪效果明顯，如長跑、散步、跳舞、長走、長游等。如再適當增加力量訓練，不但可控制體重而且也使肌肉更發

達，減少脂肪含量。採用持之以恆的綜合訓練，再加上適當節制晚餐，即可達到較爲理想的減肥效果；

②運動的有效性與興趣性相結合：老年人運動減肥的項目很多，要根據運動項目消耗能量的大小，自己身體的具體情況注意定期更換運動項目，以免運動者有厭煩心理；

③運動與勞動、生活相結合：肥胖老年人除進行有規律的運動之外還要注意日常生活中的勞動，建立有規律的一般勞動生活習慣，目前研究表明在長期緊張有緒生活的運動類型中，極少有肥胖者，長期坐著工作者體重要比長期幹家務勞動、在野外工作者重，說明適當進行家務勞動與有規律的運動相結合，有利於體重的控制；

④定期檢查與總結經驗相結合：減肥運動也應循序漸進，因爲減肥鍛鍊比一般健身鍛鍊的運動量大，且較艱苦。每週或每2週要對比稱一下體重，看看鍛鍊的效果，如果體重下降了，說明有效地執行了合理的減肥計劃；如體重仍不下降，可能是運動量還不夠大，進食減量不夠或沒有堅持執行計劃、運動間斷了。通過詢查原因，不斷總結經驗、找出運動減肥的規律，那麼減肥效果就會不斷的提高。

（三）其它減肥方法

1.**飢餓療法**：有些人錯誤地認爲並大膽的嘗試了用飢餓療法、甚至禁食而達到迅速降低體重的目的。這種方法確實可使體重迅速下降，但是，該方法所降的體重，其中主要是肌肉的重量，占所降體重的2/3，而脂肪減少僅占1/3，這即表明該降的降的太少，不該降的肌肉重量反而降的過多，因此，此方法降脂肪效果較差。另外，由於飢餓後、代謝率減少，身體狀況急劇下降，易發生厭食性飲食失調、誘發性嘔吐、神經性厭食、心跳失常、泌尿系感染、腎功能失調等。

所以禁食、飢餓療法不是有效安全的方法。

2.減肥藥物：為了達到減肥目的，科學家們目前正在探索、試用減肥藥物。從目前臨床應用的減肥藥物的藥理分析，其主要作用是抑制食慾，麻木味蕾，使味覺下降，並且可產生餐後飽腹的感覺。該方法雖控制飲食作用明顯，但還必須合理安排飲食才能做到既控制了飲食，又可獲得必需的營養素。

減肥藥物大部含有使血管收縮、中樞神經系統具有興奮作用的鹽酸去甲麻黃碱（PPA）。長期服用有耐藥性和心理依賴性。

有些減肥藥物還具有緩解疲勞或利尿作用，因而可引起體內水分丟失。如減肥香糖和苯佐卡因即屬於這類減肥藥物。雖然這類減肥藥物對減少進食有一定的作用，但並不能持久地控制體重，一旦停止服用，體重又會增加。此類藥物還易發生與其它化學藥物相類似的副作用。所以，老年人在減肥方法上要選擇既有效、又安全的減肥方法。

3.吸脂：吸脂減肥是運用外科手術，通過小切口（一般0.5cm左右）在脂肪層插入抽吸管，接吸引器抽吸脂肪。該方法在臨床上已應用數十年，其減肥效果確實明顯，一般腹部抽吸後腹圍能縮小4～5cm，最理想的達到8～10cm。此方法主要是使脂肪細胞的數量減少，而對脂肪細胞的大小無作用，並且有一定的創傷及併發症。目前國內已探索出一種創傷性小，較為安全的吸脂法，相信這一療法在不久的將來在配合運動療法、飲食療法等治療肥胖中，取得較為理想的效果。

4.電肌肉刺激法：用肌電刺激儀器刺激腹肌收縮，以消除腹部脂肪。這一方法近幾年也較為廣泛的開展。此方法是在被刺激者仰臥位不進行腹肌運動的情況下用電刺激，使腹

肌被動收縮，　般治療一次可使腹肌收縮3000次左右，有利於消除腹部脂肪。這種方法雖可部分減少腹部脂肪，但是效果不太明顯，且不持久，並沒有從根本上解除脂肪積蓄。

　　5.**氣功法**：僅介紹較爲廣泛的健美減肥氣功。

　　(1)玉蟾翻浪功：平臥在床上，膝彎曲成90°，一手放在胸上，一手放在小腹部，然後開始運氣。吸氣時挺胸收小腹，呼氣時縮胸鼓小腹，縮胸鼓小腹時要把小腹凸得儘量高些，但不要過分用力。因該功胸腹起伏，形若波浪翻動，故稱玉蟾翻浪功。除以上臥式外，該功站立、端坐、行走均可練習。玉蟾翻浪功僅在飢餓時練，練後因爲能將胃液由胃驅趕至腸內，使胃內胃酸大大減少，因而減少了對胃粘膜的刺激，並且由於胸腹部的機械運動控制了空胃收縮，從而可消除飢餓感，便可不食或少食。練此功每次通常練40次（一吸一呼爲一次），絕大部分人即消失飢餓感，若仍有飢餓感，再練20次。

　　(2)玉蟾吸眞功：坐在凳子上，膝關節屈曲90°，雙膝間與肩同寬，男性右手握拳，左手抱在右拳外（女子左手握拳，右手抱在左拳外）。雙肘部置於膝關節上，低頭將握拳之手的拳心墊著額頭，眼睛微閉，全身放鬆，一切舒適自然爲宜。上述姿勢擺好後，心神安靜下來，大約1～2min，身心便會進入怡然自得的狀態。而後思想完全集中到呼吸活動上，雷打不動。先隨意吸一口氣，繼用嘴細、長、勻地呼氣，再用鼻細、長、勻的吸氣。吸氣後再停1～2s，再短吸一口氣，然後用嘴呼氣。以此嘴呼→鼻吸→停止1～2s→短吸→再嘴呼……循環往復，10min 後收功。收功時慢慢抬頭，不要睜眼，將雙手互相搓熱，擦臉十多次，梳頭十多次，再睜開眼，伸伸腰即可。該功每天３次，每次15min 左

右。做此功的主要目的是促進全身血液循環，改善新陳代謝，可有效地減少和消除由於減肥進食少所引起的副作用。

(3)蓮花坐功：取坐勢，兩掌相疊，掌心向上，自然放在大腿上、小腹前。男子右掌在上，女子左掌在上，兩拇指輕輕相接。微微將腰伸一伸，含胸拔背，舌尖輕舔上顎。調身後再進行調心（調心同玉蟾吸真功）。呼吸分三階段進行。第1階段2min，有意識做細、長、均勻的呼吸；第2階段2min，只控制呼，不控制吸；第3階段10min左右，自然呼吸。收功與玉蟾吸真功基本相同。本功可以在做完玉蟾吸真功後再做，也可早、晚上單獨做。

氣功減肥的效果目前已被人們所肯定，但是具體的機理有待進一步研究。

6.蒸汽浴法：在蒸汽箱或床中，利用蒸汽使受試者處於高溫環境下出汗，以降體重。這種方法暫時效果確實明顯，一次蒸汽浴一般可降3～5kg。但是，所降的體重是水分而不是體內多餘的脂肪，對脂肪細胞的數量及大小毫無影響。因此，一旦補充水分，體重即較迅速的回升，且有一定的危險性。因此，此方法不適於老年人，尤其是伴有冠心病的肥胖者。

7.減肥服法：近幾年來減肥服較為廣泛應用，尤其是減肥褲較為廣泛使用。減肥服是利用充氣使上半身處於相對密閉空間裡，用空氣壓縮機體，產生局部溫度較高狀態，從而達到出汗脫水目的。減肥腰帶是將腹部用力勒緊，以減少腹部的向外凸起。這些方法並不使體重丟失而是從外表上看體型稍變美而已。這些方法可影響血液循環和正常排汗，對機體健康不利，所以多數專家不推薦該方法。

第六章　銀髮族應激反應及其處理

第一節　應激反應

一、應激的定義

　　一般認為，應激（Stress）是機體對來自各種各樣的心理、生理等方面的刺激而引起的非特異性反應。

　　應激具有兩重性：有些應激有利於健康，而有些應激有損於健康；有些應激只要處理得當，對機體沒有什麼損害，而有些應激未能正確處理就會導致疾病。在某種情況下，合適的應激反應是十分必要的。如進行某項運動，為了充分發揮最佳能力，就必須達到最佳的應激水平。但是運動一旦結束，這種應激反應也就隨之消失，機體恢復應激前狀態。如果我們不能認識、識別、處理或消除這種應激，那麼，這種應激即可變成持續性應激。

二、應激的特點

　　應激一般分為三個階段，也稱三個時期。第1期屬報警期，是機體對刺激應激的準備過程。第2期是阻止期，即機體對應激進行生理、心理調節期；處理好壞直接影響機體的健康。第3期是消散期，如果應激已得到妥善處理，機體就會得到健康的發展；處理不好應激沒有及時消散，機體即會

發生心理、生理紊亂，嚴重的可導致死亡。

　　每個人對應激的反應均不同，大致可分爲三種應激狀態（表6-1）

表6-1　三種應激狀態的主要表現

	低應激狀態	合適應激狀態	過度應激狀態
主要表現	不滿、低沉、煩惱、易疲勞、失落感	有好的自尊感，靈活的應變能力，有解決問題的技術、方法，創造力好，能自我促進	對事情厭倦、疲勞，自尊心太低，極度緊張，有失理行爲

　　當刺激長時間不消失，就會對運動產生比較明顯的影響，如心慌、疲勞、對運動失去興趣、動作不協調、無力、易發生運動外傷、肌肉緊張等。但適應的運動又可加速應激的消散。

　　有人將應激反應分爲三個階段（圖6-1）。在應激反應後機體即經受某些改變，如去甲腎上腺素的分泌釋放增加可使血壓升高，同時，有些非特異性應激反應表現，這爲驚恐

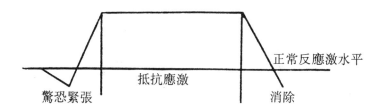

圖6-1　應激三個階段圖

緊張階段。抵抗應激階段是機體對應激能否正確處理的關鍵。對於不同的應激有不同的處理方法，有的人能正確對待，有的則不能正確對待，導致應激綜合徵，使應激狀態長久不能消除。

三、應激的影響

（一）應激對器官功能的影響

1.**增加緊張度**：應激如果處理不當可形成一種惡性刺激，增加緊張度，引起煩惱性頭痛、慢性背痛、頸肩肌緊張、失眠、疲倦，有的則發生血壓升高或心絞痛，尤其是因某種事情而情緒激怒時，這種過度的興奮激動可對腎上腺和交感神經系統產生強烈的刺激，使機體處於高度緊張狀態。

2.**激發心絞痛**：當激怒時可發生皮膚和臟器血管的收縮，血流減少，而骨骼肌的血管反而順應性擴張，表現面色蒼白，甚至心絞痛發作。

3.**使心率增加，血壓升高**：應激可使心率明顯增加，因而使心輸出量和收縮壓也相應增加。

4.**使呼吸次數增加**：激怒時由於激素分泌增加，可使呼吸次數加快，通氣量增加。

5.**使消化機能下降**：激怒或憂傷時消化系統血液供應減少，腺體分泌下降，使消化機能也隨之下降。

6.**使血脂增加**：激怒時脂肪組織分解加快，故使血液中的甘油三脂增加，同時可伴有感覺遲鈍、手足麻木等。

（二）應激所致的疾病

據研究，目前人類所患的疾病50％～80％與應激有關。有些應激不但可以引起疾病，而且可導致疾病的惡化。中國醫學認為「七情」（喜、怒、憂、思、悲、恐、驚）均可致

病。從目前文獻報導看，與應激有關的疾病有：心血管病、高血壓、事故外傷、糖尿病、胃潰瘍病、慢性肺病、頭痛、失眠、變態反應性疾病、風濕性關節炎等。

（三）心理變化與疾病

老年人由於大腦神經功能的增齡性生理變化，心理活動的靈活性、可塑性和適應能力等均會有所減弱，應付複雜變化的應激能力，承受心理負擔和壓力的能力都有所減低。夫妻之間，子女之間，朋友之間在生活中遇到的各種事件，當問題處理不當時，可產生心理和精神創傷。

近代醫學證實，強烈而持久的不良情緒，可影響機體各系統的正常功能。如果這種因素僅暫時存在，並且徹底消除，對機體不會造成太大的影響，如果這種因素持續時間長，則可進一步加重，發展成病理性變化，成為疾病。老年人心理因素所致的疾病主要分為兩大類：

1.**心身疾病**：心身疾病是指心理因素引起的疾病。主要有高血壓、冠心病、糖尿病、哮喘症、腫瘤等。

2.**精神疾病**：主要是各種神經官能症、老年性的痴呆、精神分裂症等。

(1)抑鬱症：較為常見。起病與精神創傷有密切關係，如喪偶、親人分離、家庭不和睦或慢性傷殘性疾病等。主要表現是情緒抑鬱、喪失生活興趣，對健康失去信心，常伴有身體不適感，如疲乏、頭痛、背痛、食慾差、失眠等。

(2)焦慮症：十分常見。表現為謹小慎微、膽小怕事，對生活上的挫折，身體上的不適而緊張、著急。常為一點小事坐立不安，心驚肉跳和肌肉緊張，常伴有出汗，面部發紅、口乾、尿頻尿急等症狀。

(3)老年性痴呆：開始常出現人格變化，如自私、狹隘、

對家人冷酷無情、生活刻板、記憶力減退。隨著病情的發展出現生活不能自理。

(4)精神分裂症：常見妄想型。如毫無根據地堅信有人在迫害他，或堅信有什麼儀器監視他，有時伴有幻覺，主要是幻聽。這些人常起因於情感反應遲鈍，不關心周圍的親人或事物，不主動與人交往。行為呈內向、孤僻、離群。此病受社會心理因素、情緒緊張因素的影響。

四、應激的自我評估

為了正確處理應激，首先必須了解應激的自我評估。常用的評估法有以下幾種。

（一）自感症狀法

當感到有應激時，可測試一下脈搏。在一天內安靜時脈搏變化大約為10次/min 左右，這是正常的，如果每分鐘增加20～30次，表明已處於應激水平。另外還有一些應激體徵，如胸部不適、煩躁、入睡困難、大便困難、心情不穩定、急躁、脾氣粗暴等。

（二）應激評定表

有時候應激的症狀輕微、不易自我覺察到，這樣可以用回答下列問題的方法進行自我評定（表6－2）：

1.正數：①8～12為最佳的男性女性應激水平；②5～7為放鬆型；③3～4為較放鬆型；④1～2為一般放鬆型。

2.負數：①8～12為鐘錶發條式緊張型；②5～7為高度緊張型；③3～4為較緊張型；④1～2為一般緊張型。

表6-2 應激的自我評定

體　徵　表　現	自我評定		
	是的	不是	有時有
1.經常用手指敲打桌面			
2.想問題時常用手搔頭皮			
3.坐著時常有卷曲舌的習慣			
4.握筆寫字時握筆很緊以至于麻			
5.常握拳很緊，手中常要攥東西			
6.熟睡時常磨牙齒			
7.舉動常呈現拘謹			
8.常撥動什麼響聲，坐時兩腳常交叉			
9.煩惱時常有頭痛			
10.常常發怒、急躁或灰心喪氣			
11.常常有便秘症狀			
12.失眠			

註：表內描述了12種體徵表現，根據實際情況在自我評定欄打分。是的為（-1），不是為（+1），有時有為（-1/2）。用所得總分來判定你目前的應激水平。並用下列標準評定。

（三）日常生活應激意識法

用（表6-3）中所描述的症狀與自己的具體情況對照，看哪些符合，並且要盡力去改變不正確的應激意識。

表6－3　日常生活應激意識

心理方面	生理方面	行為方面
精神不安	精力不旺盛	過度大笑
過度煩惱	過敏性反應	依賴藥物
厭煩	心率過快	遇事退縮
精力分散	背痛	常敲手指
健忘	頸部不靈活	飲食太多
易激動	血壓高	大聲喧嘩
感情冷淡	遇冷易感冒	過多飲酒
有絕望感	胃病	不能入睡
焦慮	頭痛	不想運動
有敵對感	頭暈	常出差錯

（四）自我應激調查法

　　自我應激調查是將自己近一年之內對於所發生的應激事情進行統計，看看自己易患疾病的可能性（表6－4）。

表6－4　自我應激調查

應激事情次數	應激事情	得分
	配偶或雙親死亡	100
	雙親離異	73
	夫妻離異	65
	夫妻有一人在監獄	63
	家庭主要成員死亡	63
	家庭主要成員患重病	53
	結婚	50
	失業	47
	夫妻關係恢復或雙親復婚	45
	退休	45
	家庭主要成員健康改變	44
	懷孕	40
	性生活不協調	39
	增加新的家庭成員	39
	家庭經營改變	39
	經濟收入發生大的變化	38
	你的好朋友死亡	37
	工作性質大的改變	36
	自己的觀點與夫妻、雙親之間有許多不同	35
	用家產去抵押欠款	31

續表6-4

	用所掙款又贖回你所抵押的家俱	30
	工作責任重或變輕鬆	29
	兒子或女兒離開家	29
	夫妻有1人有法律糾纏	29
	偶爾成爲新聞人物	28
	夫妻有1人被開除公職或子女被迫停學	26
	正規學校結業或開始	26
	居住條件發生改變	25
	個人生活習慣發生改變	24
	與領導或老師發生矛盾	23
	調動工作	20
	居住的地方改變	20
	學習地點改變	19
	信仰方式改變	19
	主要社交活動改變	18
	爲購買小件家俱也需去貸款	17
	睡覺的方式改變	16
	家庭成員全部歡聚一堂	15
	飲食習慣改變	15
	旅行休假	13
	春節或重大節日	12
	極小的獨犯法律	11

　　自我應激調查表的使用法是，將你所經歷的主要應激事情記下，在應激次數欄內填上次數，用次數乘以該項應激事情的得分，將所得分數相加即為應激調查的得分。根據得分多少預計你近２年內有無患疾病的可能性，應激事情越多，患病的可能性越大。

得分	患病可能性
＞300	80％
150～290	51％
＜150	37％

（五）日常生活中應激多少的評定

　　日常生活中的應激多少，根據你在日常生活中所遇到的應激次數進行評定。本評定分為15個常遇到的應激，分為經常、較少、偶爾遇到三種情況。經常遇到得１分，較少遇到得２分，偶爾遇到得３分。分數較少說明你經常處於高度應激生活之中，得分較多說明你對應激適應，處理水平較高（表6－5）。

表6-5　日常生活中應激量評定

應　　　　　激	評　定		
	經常	較少	偶爾
1.你不能妥善安排好你的生活			
2.您感孤獨嗎？			
3.你對噪音感到煩惱嗎？			
4.你的事情經常是太多嗎？			
5.你認為身邊的人都不了解你嗎？			
6.在人群密集的地方感到心情不定？			
7.你沒有時間進行放鬆訓練嗎？			
8.你自己不能管理自己嗎？			
9.在近階段你的工作太多嗎？			
10.你自己看不起自己嗎？			
11.有人對你施加壓力，期望太高嗎？			
12.你對生活悲觀失望嗎？			
13.你想要去做的事，但又不能去做嗎？			
14.你經常想那些你根本不可能去做的事嗎？			
15.有許多事情你必須在同一個時間內完成嗎？			

第二節　應激的處理

　　應激處理的關鍵是身心修煉，要學會妥善處理或合理安排你所遇到的一些應激，如處理好人與人之間、自己與社會、個人與集體的關係；要有遠見，對任何事情要進行科學分析。要有一個健康的體魄，要運動與靜養相結合，以促進身體機能。

一、精神調節

（一）保持心理健康

　　聯合國衛生組織提出了這樣一個口號，叫做「健康的人一半是心理健康」。可見心理健康在保持整體健康占有十分重要的地位。一個老年人的心理是否健康，目前尚無統一的標準，但大多數心理學家認為一個老年人心理健康的標準應是：

　　①感知覺尚好。對事物的判斷不經常發生錯覺。稍有衰退者，也可以通過適當的手段進行彌補，如戴眼鏡、使用助聽器等。②記憶好。不總是要人提醒該記住的重要事情，能輕鬆地記住一讀而過的 7 位數字。③邏輯思維健全。說話不顛三倒四，考慮問題、回答問題時條理清楚明瞭。④想像力豐富。不拘於現有的框框，做的夢常常新奇有趣。⑤情感反應適度。積極的情緒多於消極的情緒，不會事事感到緊張。⑥意志堅強。辦事有始有終，不輕易衝動，不常常抑鬱。能經得起悲痛和歡樂。⑦態度和藹可親，能常樂、能制怒。⑧人際關係良好。樂意幫助他人，也受他人歡迎。⑨學習能力基本不變。始終堅持在學習某一方面或某幾個方面的知識或

技能。⑩有正當的業餘愛好。⑪與人多數人的心理活動基本保持一致，遵守社會公認的道德觀念、倫理觀念。⑫保持正常的行為。能堅持正常的生活、學習、工作和活動，能有效地適應社會環境的變化。

（二）加強精神鍛鍊

老年人的生理、心理潛能較大，不利於健康的異常心理可以通過解釋、安慰以及自我精神鍛鍊而糾正。加強精神鍛鍊一般包括以下幾個方面：

1.**正確控制七情**：喜、怒、憂、思、悲、恐、驚七情是精神活動的表現。人情志的產生、失調、發病與康復都與七情有關。《素問‧陰陽應象大論》指出：「人有五臟化五氣，以生喜怒悲憂恐。故喜怒傷氣……」所言化生五志，即心生笑，脾生悲，肺生憂，腎生恐。換言之，情志實際上是五臟之氣的活動與表現，故有「五神臟」之稱。顯然，情志失調，發生疾病，主要是挫傷五臟之氣，引起氣鬱或氣虛所致。故《靈樞‧壽夭剛柔》篇有「憂恐忿怒傷氣，氣傷臟乃病臟」的論述。甚至有「百病生於氣」之說。

2.**調節適應社會環境**：社會環境的各種因素，如地理、經濟、思想、文化、職業、語言、行為，以及家庭、朋友、老首長、老部下、同事的關係等，都可以影響到人情志的穩定性，在一定的條件下，都可以成為某種應激而致病。

由於社會環境因素引起的精神傷害或疾病，單純用藥物治療，其效果常常不佳。由於人體五臟之間存在相互制約的關係，所以，由五臟化生的五志之間也有相互制約的關係。如喜勝憂，怒勝思，悲勝怒，恐勝喜，思勝恐等。

根據病人情志影響的情況，利用情志互相制約的關係，有針對性的運用社會因素來影響情志，以情制情，調和情

志，這在某種程度上可預防疾病，有病因治療的意義。還要
明白，人既然是社會的一員，而社會環境的各種事物又是不
斷發展變化的，所以，人必須不斷地適應各種變化，否則是
難以生活下去的。對於患慢性病，傷殘者來說，其精神傷害
常常比形體的殘廢更爲嚴重。因此，應該積極幫助患嚴重疾
病的老人或因病致殘者進行必要的精神治療及職業訓練，提
高其適應能力。

人不能離開社會而生活，隨時隨地受社會環境的影響，
絕對的虛無，恬靜是不可能的。兩者相結合，既要培養積極
的進取精神，以增進生活的樂趣，又要虛無、恬靜，以避免
挫傷情志。

3.**保持精神健康，豁達舒暢**：精神狀態對個人的健康影
響是相當大的。長時間內保持著一種心情愉快、情緒向上的
時候，人就會明顯地感到自己不老，精力旺盛，認爲自己機
體潛力還很大，有餘力可挖。但精神一旦垮下來，像事業上
的失敗、家庭不和、新發現患嚴重疾病、喪偶等等，如果處
理不妥，精神負擔很沉重，那麼身體就會很快地支持不住，
辦任何事情也會感到心有餘而力不足。

據研究最使人損壽的，就是惡劣的情緒和痛苦的心境，
如憂慮、恐懼、煩躁、頹喪、怯懦、忌妒和憎恨等。這些不
良情緒，直接影響到機體的各系統和器官，尤其是心、腦。
在這種惡劣的情緒應激下，能明顯的影響心、腦功能，可引
起心絞痛發作或腦出血。

所以防老首先要從精神上進行調整，這是至關重要的方
法。老年人爲了保持精神健康應注意學習，多參加社會活
動，培養更廣泛的興趣，增強思想修養，學會轉移不良情緒
的方法，進行氣功鍛鍊及參加體育活動。

　　4.儘量克制發怒泄怒：古人云：「不如意事常八九」。這就是說在我們周圍時時處處存在著不合自己之意的人和事。尤其是在更年期，患有慢性病（特別是肝病），心胸狹窄者常常因日常生活小事而大發怒氣。傳統中醫認爲「怒傷肝」，它可使血壓升高，心率加快，容易引起舊病急性發作，造成不良後果。

　　一個人如果在一年之內經常生氣發怒，其壽命要縮短2～3年。從現代醫學觀點講，發怒時腎上腺皮質激素大量釋放，可消弱機體的免疫能力，降低各種病原體侵襲的抵抗能力，難免發生疾病。因此，要盡力克制發怒，儘量轉移應激刺激，去聽聽音樂，幹自己平時最有趣的事情，到戶外散步，同朋友交談等方法均可解除發怒。

　　5.**不斷糾正異常心理**：老年人異常心理大致有以下幾方面：

　　⑴衰老感：感到自己老不中用了，不討人喜歡，因此悲觀失望，消極沉默。

　　⑵失落感：離退休後，負重突然釋去，也覺得自己好像被社會拋去了，因此有失落感。

　　⑶孤獨感：呆在家中，有子女兒孫的還好，如身邊無兒無女，則心神不安，不願意參加老年人所組織的各類活動，感到十分孤獨寂寞，無依無靠。

　　⑷死亡感：因年齡大，身患嚴重疾病，常想到死亡。

　　⑸不滿和固執：看什麼都不順眼，什麼事不如自己去幹，對不順心的小事大發脾氣，非要別人按自己意圖去辦。

　　⑹自私、多疑、偏見：不喜歡別人的勸解。

　　針對上述心理異常，應注意進行調整：①多去環境優美的樹林、小山等散步，使情緒放鬆；②培養多樣興趣，如書

法、跑步、打太極拳、養花、釣魚、集郵、繪畫等活動，以修身養性、陶冶情操；③合理安排各類活動，幹什麼事都不要過度，不要過勞，要有節奏；④體力活動和腦力活動相結合，保持體力充沛，情緒良好，充滿活力，延緩腦細胞的衰老；⑤群體關係和諧，與其他老年人一塊，同運動、同娛樂，共同交流健身之道，有利於保持身心健康。

6.積極調治身心疾病：如果身心長期處於應激狀態，某些系統或器官可能出現身心性疾病。世界著名的應激與心臟病專家伊利奧認爲，有些身心疾病並不可怕，可怕的是過度緊張。他認爲50％的冠心病並無明顯危險，但是，精神過於緊張，則腎上腺素分泌過高，血壓上升，心率加快，可能發生急性心肌梗塞等。

對身心疾病的治療，除應用藥物外，還應注意以下幾個方面的調理：①安排好日常生活。②學會放鬆技術。③抽時間去消閑，去運動。④保持樂觀的情緒，正確對待疾病。

二、運動調節

（一）運動調節應激的機理

現已有足夠的根據表明，身體活動在釋放精神應激和緊張方面具有明顯的價值。美國哈佛大學對200人連續進行40年的觀察研究，認爲一個精神健康的人，其身體也健康，一個精神不健康的人，其身體也不健康，身心性疾病也較多，而且衰老快。充分證明能正確處理每天所遇到應激的人，對保持身體健康十分重要。

雖然有些老年人對待應激並不像青年人那樣反應強烈，但也易發生應激性疾病。重者可致健康狀況惡化，甚至死亡。1940年美國哈佛大學對204人進行了觀察研究，從21歲

一直觀察到53歲，精神健康組有59人，其中僅有２人患慢性病，到53歲時僅死亡２人。而精神不健康組有48人，其中有18人患慢性病，到53歲時18人死亡。兩組相差十分明顯。

　　這表明缺乏精神方面合理調節的人較易發生心臟病、癌症、外傷、肺氣腫、背痛、冠心病、高血壓或出現自殺。

　　用運動調節應激水平早在1975年德夫斯即進行研究報導，認爲中等強度的運動對緩解緊張有十分重要的作用。精神過度緊張的人採用20％～60％的本人最高心率運動5～30mm，每週5次，分別用騎自行車、健身跑或台階運動，對緊張有明顯的放鬆作用。

　　有人認爲中等運動強度的應激刺激對腎上腺可引起輕微的應激，能有效地增強腎上腺的功能，使較嚴重的應激被有效地化解。同時，認爲由於腎上腺活動的增強，可以引起類膽固醇儲備增加，可以對抗或中和應激。

　　老年人運動後有疲勞感，因而有利於睡眠。大家知道，人在睡覺時其生理機能下降→血壓下降→脈搏變慢→體溫下降→呼吸率下降→肌肉的緊張度下降，這些現象均有利於應激的處理，使細胞的再生過程較爲迅速。但老年人運動量過大，過於疲勞，也可以引起失眠。因此，對老年人採取中等強度的運動是十分有益的。

（二）用放鬆法調節應激

　　調節應激的運動方法較爲常見的是放鬆法，放鬆訓練時排除雜念，一心一意求放鬆，訓練後心率下降，呼吸頻率減少，肌肉完全放鬆，達到全面減少應激。常用放鬆法有：

　　1.三線放鬆法：選用站姿、坐姿、臥姿均可，情緒平靜，將身體分成三線依次放鬆（圖6－2）。

　　⑴第１線（兩側）：頭部兩側→頸部兩側→兩肩→兩上

臂→兩肘關節→兩前臂→兩腕關節→兩手掌→兩手指。

　　⑵第 2 線（前面）：頭部→面部→頸部→胸部→腹部→兩大腿→兩膝→兩小腿→兩踝關節→兩腳趾。

　　⑶第 3 線（後面）：頭部→後頸→背部→腰部→兩大腿後部→兩腿膕窩→兩小腿後部→腳跟→足底。

　　先從第一線開始，等放完第一線（約3min）後，再放第2線、第3線（均3min 左右）。然後可把意念放臍部1 min 左右，這作為　個循環。如果一個循環仍感沒有放鬆，不必急躁，可連續進行1～3個循環。

　　2.用森林療養因子放鬆法：利用一切可利用的時間去小樹林內進行森林療養因子放鬆法訓練。森林的綠色景觀能吸

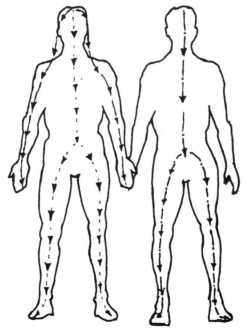

圖6－2　三線放鬆圖

註：第1線→　，第2線→－－→，第3線→·→

收強光中的紫外線，柔和陽光使人鎮靜，消除緊張與疲勞，提高情緒與勞動效率，綠色能擴張血管，降低血壓，心跳呼吸減慢。森林的芳香味及單萜揮發抑制精神急躁，調節內臟活動。森林中高濃度的負離子可鎮靜、催眠及降低血壓，使大腦皮層的興奮和抑制正常化，從而使機體達到放鬆的目的。

　　3.進行性放鬆技術：進行性放鬆技術主要涉及三個步驟：即收縮（緊張）、放鬆、休息。首先是肌肉緊張，當肌肉緊張時注意自己的感覺。其次是放鬆，並體驗放鬆時的感覺。第三步是休息。關鍵是注意體驗這兩個不同感覺的區別。

　　全身主要肌肉有效地緊張和放鬆大約10min 可先從頭到足，也可先從足到頭，還可以先從手指尖而後再到足尖。但一般選用從頭部開始。每塊大肌肉收縮、放鬆、休息各5s。

(1) 盡力屈曲雙十趾：堅持→放鬆→休息

(2) 跖屈踝關節：堅持→放鬆→休息

(3) 背屈踝關節繃緊腓腸肌：堅持→放鬆→休息

(4) 盡力收縮大腿：堅持→放鬆→休息

(5) 雙臀繃緊收縮：堅持→放鬆→休息

(6) 繃緊腰部：堅持→放鬆→休息

(7) 用力鼓腹：堅持→放鬆→休息

(8) 上胸肌肉繃緊：堅持→放鬆→休息

(9) 上背肌肉繃緊：堅持→放鬆→休息

(10) 雙拳握緊：堅持→放鬆→休息

(11) 用力伸展手指及屈腕：堅持→放鬆→休息

(12) 繃緊前臂：堅持→放鬆→休息

(13) 繃緊上臂：堅持→放鬆→休息

⑭ 左右肩舉起觸耳：堅持→放鬆→休息

⑮ 皺起前額：堅持→放鬆→休息

⑯ 緊閉雙眼：堅持→放鬆→休息

⑰ 垂下頦張大口：堅持→放鬆→休息

⑱ 雙肩聳起：堅持→放鬆→休息

4.**鬆靜功**：鬆靜功（圖6-3）又稱放鬆功，是古代用於修身養性的一種靜坐功法，特點是練氣與練意相結合，採取放鬆的基本方法，通過默念「鬆靜」二字，用意識導引全身放鬆為主，從而達到安定心神、調和氣血、疏通經絡、增強體質，以康復身心的作用。其方法分為六步：

⑴第1步（準備工作）：使心神達到高度入靜，儘量排除干擾，以保證練功的順利進行。選擇在安靜、空氣新鮮之處，寬衣鬆帶，解除束縛，使身體舒服，血液循環暢通。

⑵第2步（擺姿勢）：姿勢端正，易於入靜，不論採取哪種姿勢，一定要端正、自然。坐勢應用寬凳或椅子，高度以使練功者的膝關節彎曲成90°為宜，頭頸和上身坐直，不偏不斜，胸部略向前俯，不挺胸，臀部向後稍微凸出，但背不彎不曲。若採取盤膝坐位，兩手相握或兩手重疊，貼於小腹前或放小腿上，姿勢端正後，兩眼微閉，注視鼻尖，口微閉，舌抵上腭。

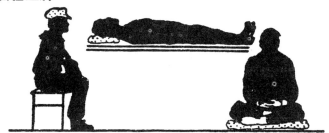

圖6-3　鬆靜功姿勢

(3)第 3 步（放鬆法）：主要是消除一切緊張，達到全身肌肉、內臟、血管、神經放鬆，強調自然舒適，氣沉丹田。要求從頭向腳下放鬆。頭部放鬆，虛靈頂頸（頭輕輕頂起之意）；兩肩放鬆，垂肩墜肘；胸部放鬆內含，腹部放鬆回收；腰部放鬆挺直，全身無緊張不適之處，精神放鬆，面帶微笑。

(4)第 4 步（呼吸法）：採用順呼吸法：吸氣時默念「靜」字，呼氣時默念「鬆」字，放鬆的越好，入靜越快，做到呼吸自然柔和，舒適自得，使氣沉丹田（臍下4cm），每次練功呼吸20～30min 即可，以免呼吸過多，時間過長，引起偏差。

(5)第 5 步（靜坐法）：練完呼吸之後，接著練靜坐法。開始時雜念較多，思想難以集中，用意守肚臍或氣海（臍下4cm 處），讓雜念自來自消，自然就會轉到無雜念的境界。如果仍有雜念，可用聽呼吸的方法來排除它。

(6)第 6 步（收功法）：練完功後，不要急於起來，要以肚臍為中心，用一隻手掌心按在肚臍上，另一隻手掌心貼於這隻手的手背上，兩手同時以肚臍為中心向左，由內向外，由小圈到大圈緩緩劃圈，左轉30圈，稍作停頓後，再由大圈到小圈，右轉30圈，到肚臍處停止收功。然後活動一下身體，也可配合做太極拳，慢跑步，收效更大。

5.**按摩放鬆法**：自我按摩，如果單純為了放鬆局部或全身主要肌肉，可採取推摩、擦摩、揉捏、切擊、抖動、運拉、叩擊等手法，取坐位或站位。先按摩腰背部，再轉向頸後部。完成腰、背、頸部按摩之後，主動做屈、伸、側屈、旋轉等運動。上肢自手、腕部開始，順次為前臂、肘部、上臂、肩部。先按屈側，後按伸側，一側肢體按摩完了，再按

摩另一側肢體。

　　下肢自足趾、足跖、足背開始，然後到小腿後面、前面，順次爲膝關節，大腿。先從前面開始，然後做內側面、後面，先按一側下肢，再按對側下肢，接著按摩臀部。各關節按摩之後，按其活動範圍做屈、伸、旋轉等活動。上述各部位按摩總時間約20～30min，每個部位每種手法可重複4～5遍。如用於身心疾病康復可採取以下按摩法：

　　(1)眼按摩法：①揉目：用兩人拇指背互相摩擦生熱後，即閉眼，揉兩目之睛明穴，由內向外各揉14次，暗轉眼球各8～10次。②按眶：揉按上眶角1～3min，該處位於左右眉下。③按太陽穴：用兩手大拇指按揉太陽穴各10～20min，壓力輕重以其脹感適度爲標準。④捏鼻梁：捏住眼內側眼角旁，並配合按揉。

　　(2)耳按摩法：①鳴天鼓：以手拿住耳部，食指重疊於中指上，置於頭枕骨穴上。突然食指向下滑彈風池穴，令彈作聲，故稱鳴天鼓。②按摩耳輪：用手在耳輪上施行按法和摩法。③揉撫耳部：兩手撫在整個耳廓上，從耳垂開始自下而上進行揉摩，至耳熱爲止，有妙不可言的舒適感爲最佳標準。④拔耳：將雙手食指插入耳孔，而後拔出，連拔五次。⑤按摩耳垂：兩手拇指與食指舉起，分別將耳垂拿住揉按，時輕時重，3～5min，用於耳鳴、耳聾、眩暈等症。

　　(3)口齒按摩法：叩齒咽液是古代導引術之一。要求思想集中，舌舐上腭，口輕閉，上下齒輕輕叩擊，將口中津液咽入丹田，以助消化、安神。也可用攪舌法，閉口，用舌在牙齒外週攪動，所清洗之津液，隨之咽下。

　　(4)鼻按摩法：①點迎香：鼻翼旁開2mm是迎香，迎香穴在按摩中宜用點法，或以食指揉迎香穴10～20圈。②摩鼻

梁：用食指和拇指壓著鼻梁兩側或於鼻梁上揉擦，以酸感為度。　一般按摩15次左右，適當按壓鼻尖。

　　也可由他人進行按摩放鬆，緩解疼痛及安定神經，由他人進行按摩時，應同時進行雙肩部的按摩，研究認為此處的按壓有利於精神安靜、有利於睡眠。

第七章　銀髮族運動損傷的防治

　　老年人運動損傷時有發生，因此，了解運動損傷的防治措施，使運動損傷發生率降到最低限度，做到既健身強體，又確保安全，非常重要。

第一節　運動損傷的分期和分類

一、運動損傷的分期

（一）急性炎症反應期

　　此期是在損傷後72h 內，主要表現爲損傷細胞及體液成分的非特異性反應，包括：血液凝固系統、溶解纖維蛋白原系統、激汰系統和補體系統。

（二）修復期

　　此期是在損傷後48h～6週，其特點是膠原蛋白的合成及沉積，早期仍是清潔受傷部位，即巨噬細胞清除細胞碎片、纖維塊。膠原蛋白的合成在修復期後期作用明顯。另外，由於損傷均伴有不同程度的血管破裂而導致組織缺氧。

（三）重建期

　　此期是在損傷後6週～12個月，表現爲組織結構和功能的恢復，尤其是韌帶、骨骼的力量、柔韌性的恢復主要是在這個階段進行。

二、運動損傷的分類

（一）病因學分類

1.**直接損傷**：鈍性損傷、肌肉挫傷、眼損傷、腦挫傷等。

2.**間接損傷**：肌肉撕裂傷、慢性腿鞘炎等。

（二）損傷程度分類

1.**1級（1度）**：損傷時有輕微疼痛或在損傷後24h 內有疼痛，損傷局部僅有觸痛。

2.**2級（2度）**：損傷後活動時局部有明顯痛感，常常因疼痛而停止運動，局部壓痛也比較明顯。

3.**3級（3度）**：因損傷而致肌腱、韌帶完全或近似完全破壞、斷裂，局部嚴重疼痛、功能喪失或大部分喪失。

第二節　運動損傷的預防及治療原則

一、運動損傷的預防

（一）做好運動前後的準備活動和整理活動

1.**準備活動和整理活動的意義**：運動前5min 必須進行緩慢的準備活動，使肌肉、關節充分伸展，心臟等臟器功能逐漸適應運動的需要。準備活動的主要生理意義有：

①準備活動可以使體溫及肌肉溫度升高，骨骼肌代謝、血流量和氧的運輸增加，使骨骼肌的收縮反應及反應速度增強，有利於防止肌肉痙攣。特別是冬季運動和夏季游泳運動之前進行充分地準備活動更為重要。

②充分的準備活動可使機體達到運動前的最佳狀態，如

在進行力量訓練、100m 跑之前，心率必須達到110次/min 左右，方可進行該項運動，否則容易發生心臟供血不足，肌肉力量不能充分調動發揮其應有的水平，對機體是十分不利的。

③準備活動可使韌帶、關節得到充分伸展、潤滑。從運動損傷中的調查可見，在全部運動損傷中有1/3是因沒做準備活動而發生的。準備活動中的伸展可明顯提高韌帶的彈性，增加關節體液，有助於防止運動外傷。

運動後進行整理活動的意義主要是有利於促進因運動而增加的乳酸循環，更快地消除運動的疲勞。同時，也有利於血液重新合理的分布。運動期間，大量的血液流向參與運動的肌肉，在健身跑時大部分血液流向下肢，使更多的氧氣保障大肌群的供給。運動期間血液分布見（表7－1）。

表7－1　運動時主要器官血液分布

組　　織	安靜時（％）	運動時（％）
骨骼	5	0.5
大腦	15	4
心	5	4
腎	25	2
肝	25	3
肌肉	15	85
皮膚	5	0.5
其他	5	1
總計	100	100

從（表7－1）中可以看出運動時大部分血液流向肌肉，而非運動性組織血供減少。如腎、肝、皮膚。在運動後進行

整理活動，血液能較快地恢復到安靜時的分布狀態。如果健身跑後立即停止運動，那麼血液即可停滯於下肢，引起腦血管供血不足，而發生頭暈，有的會發生運動性暈厥。

2.如何做好準備活動：老年人運動前準備活動時間一般10～20min 即可。心率一般要達到100次/min 左右，伸展活動要從頸部、背部、肩部、胸部、脊柱、四肢、踝關節、腕關節、髖關節、膝關節、跟腱、足趾及手指等每個部位均要活動到。健美操可活動5min 鐘左右。但準備活動的運動量不宜過大，以免影響必練項目的發揮。老年人運動前的準備活動可參照（圖7－1）進行。

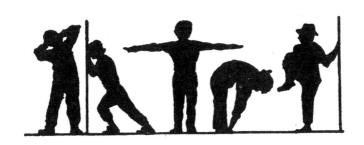

圖7－1　準備活動圖

(1) 側彎：站立，雙足分開，雙手抱緊頭，身體慢慢彎向一側，並堅持彎姿幾秒鐘，然後再彎向另一側。

(2) 牆壁伸展：離牆約三足遠，對牆站立，一側下肢伸向牆壁方向，將雙手放在牆上，並將頭伏在手背上，首先伸展後方的下肢、膝關節，足保持平行於地面，兩下肢輪換進行。

(3) 上肢循環運動：將雙上肢平行伸直、外展，旋轉肩

關節，重複10～50次，各個方向均要進行到。

⑷ 觸摸腳趾：站立位，雙足分開，彎腰用雙手觸摸足趾，雙下肢繃直，持續20s。

⑸ 提膝運動：直立位，一手扶牆或其他支撐物，抬起一下肢，並盡力屈曲膝關節，使膝關節抵達胸部，另一下肢保持直立，雙下肢反覆進行。

⑹ 頭部旋轉：站立位，非常慢速地旋轉頭頸，雙眼遠視前方，頭頸旋轉角度逐漸增大。

（二）異常氣候、條件下運動損傷的預防

1.**冬天**：在遇寒潮或暴風雨襲擊、氣溫突然大幅度下降（在3°～5℃以上）時，或者寒風特別猛烈時，不宜到戶外去鍛鍊，在這種的氣候下進行運動，易患感冒、咽喉炎，有的會發生凍傷。

2.**降雨或降雪後**：活動場所或馬路上有積雪或積水，不易在戶外活動，以防止滑倒摔傷。雷雨時更不要進行戶外活動，如游泳、長跑等，以防雷電擊傷。

3.**大霧天氣時**：這種天氣空氣中的水分、塵土多，氣壓低，會使人感到呼吸困難，汗液不易蒸發，加上有霧能見度低，在馬路上跑步容易撞傷而發生危險，所以也不要到戶外去鍛鍊。

4.**炎熱的夏天**：當氣溫超過32℃時不要進行運動（除游泳訓練之外）。如進行運動要盡量避開陽光的直射時間，如早晨或晚上的時間。在氣溫過高時進行運動，還要補充足夠的飲料。採取這些措施的目的是預防中暑的發生。

5.**高原地區**：居住高原地區，運動量必須減少。因為高原地區氧氣減少，人的最大耗氧量隨著高度的增加而遞減，最高心率隨著高度增加而下降。再因高原地區氣壓低，所

以，在高原地區進行運動時，要安排小於地平面地區時的運動量。

　　6.**空腹飽腹時**：空腹及飽腹均不適合運動。空腹運動時，主要能量來源是靠脂肪的異生提供，可能因血液中的游離脂肪酸過多，引起各種心律失常，甚至導致危險。尤其是50歲以上的人，如果運動量過大，則更為不利。

　　空腹飽腹運動都可影響胃腸道的消化功能，空腹運動後會引起食慾下降。飽腹後運動，則易引起胃腸道血液供應不足，使消化腺分泌相對減弱，導致消化、吸收不良，久之出現胃腸疾患。還由於進餐，使胃腸物理性負荷增加，此時進行劇烈運動，則出現腹部不適，甚至腹痛、嘔吐等，嚴重的會發生消化道穿孔。

（三）患慢性病的老年人運動損傷的預防

　　1.**陳舊性損傷症狀明顯者**：患陳舊性損傷而且症狀明顯或某些慢性病目前正在發作時不要進行運動，以免症狀加重或發生新的損傷。如陳舊性損傷症狀基本消失，功能已經恢復，可先從肌肉、肌腱、韌帶力量訓練開始，逐漸恢復正常運動，並配帶防護用品，如護膝、護踝等。

　　2.**進行體格檢查**：在系統訓練前，最好經醫生進行一次身體檢查，除對心血管功能進行檢查外，對運動系統包括骨骼、關節、肌肉的功能進行檢查，如關節活動度下降、肌肉耐力不足、神經肌肉支配障礙等，在安排運動項目時應引起重視。若患有冠心病，應在醫生指導下進行運動，減少運動量，或安排適當的活動。患有感冒時，也不要進行運動，以免引起病毒性心肌炎。

　　3.**自我感覺**：老年人在運動時要注意自己的感覺報警信號。這個報警信號主要是肌肉酸痛、心悸、噁心、四肢無力

等，當出現這些信號時要暫停運動或運動減速。運動的正常自我感覺是：①運動時稍微出汗；②有一定的疲勞感；③呼吸比平時更深更快。

運動出現以下異常感覺時為報警信號：①心跳過快而出現心悸；②發生胸悶、胸痛，上肢或頸部放射性疼痛；③出現噁心、頭痛或其他部位的異常疼痛；④運動後感到筋疲力盡；⑤運動疲勞24h不能恢復，應查找原因，儘快糾正。

二、運動損傷的處理

（一）運動損傷的處理原則

1.**自我處理**：運動損傷初期，由於某些原因還來不及就醫，應積極採取自救措施自我處理，這對於損傷能否迅速康復，功能是否儘快得到恢復也很重要。在臨床應用中，自我處理原則應包括休息、冷敷、局部加壓、患肢抬高等。自我處理問題將在運動損傷自救中詳細論述。

2.**明確診斷**：明確診斷對運動的損傷處理十分關鍵，損傷的部位、程度、性質不同，處理的方法、措施也不盡相同。老年人進行一定量的體育運動，常見的運動損傷是關節韌帶扭傷、肌肉拉傷等，但有無骨折，韌帶有無斷裂或其他損傷也不應忽視，運動損傷後應及時請醫生或醫院詳細檢查，明確診斷，以防發生誤診、漏診，延誤治療時機。

3.**及時治療**：明確診斷後要及時治療，不要拖延治療時間，運動損傷後的治療效果、功能的康復，與治療的及時關係十分密切。如關節脫臼，一旦確診後必須迅速復位，並採取適當的固定措施，這樣幾天就可恢復。如治療不及時而延遲復位，不但給患者造成大的痛苦，而且易產生後遺症。

（二）運動損傷的自救

　　對於一般性運動損傷或嚴重的運動損傷，在去醫院檢查治療以前，均可採取自救措施，既有利於制止損傷的進一步發展，又有利於傷後的治療和恢復。常用的自救方法有：

　　1.**皮膚擦傷**：當皮膚擦傷後，可根據受傷皮膚面積的大小、部位、傷面清潔情況進行清創，可用清水或鹽水輕輕地擦去泥沙等污物，將擦傷的局部皮膚洗淨，再用棉簽沾酒精或白酒擦拭局部消毒，然後用消毒紗布或乾淨的布塊敷蓋創面，用繃帶或手帕等紮好。如有必要，再去醫務室或醫院進一步處理。

　　2.**軟組織損傷**：輕度撞傷、扭傷，屬軟組織損傷。局部腫脹、疼痛，損傷的小血管出血形成青紫斑。這時可在損傷處冷敷，放一塊浸冷水的敷料（或毛巾、衣物）以使局部血管收縮，減少內出血、腫脹及疼痛。如果是頭部和胸腹部的損傷，特別是嚴重的撞傷，有發生某些臟器損傷或內出血的可能性，除保持絕對安靜外，可在傷部冷敷加壓，並送醫院進一步救治。

　　3.**外傷出血**：運動損傷最常見的是外出血，包括體表的切、刺傷，撕裂傷。較為常見的止血方法有：

　　⑴肢體抬高：其方法是將出血的肢體抬高到超過心臟水平，以降低出血部位的血壓，從而減少出血。

　　⑵壓迫止血：其方法是用無菌紗布、棉花等蓋住傷口，再用繃帶加壓包紮，這種止血方法既能達到止血、避免感染，又能方便運送的目的。大血管破裂引起的出血，可用止血帶或指壓法止血。

　　4.**骨折、脫臼**：如果在運動中肢體發生嚴重損傷，受傷時聽到骨折聲，局部畸型、活動明顯受限，應考慮骨折或脫臼的可能。應設法用木板、木棍將患肢上下兩個關節固定，

或者用健肢、身體某部位（上肢可用胸腹部）爲依托穩定傷肢，並採取合適的搬運方法迅速送醫院救治。

（三）冷療法

老年人最常見的運動損傷是急性軟組織損傷，約占整個運動損傷的67％左右，對於這類損傷應用冷療法是最常用、最有效的方法之一，因此了解、掌握這種方法十分有益。

1.冷療的作用機理

(1)緩解炎症反應：軟組織損傷後，從病理角度分爲急性炎症期（＜72h），修復期（＜6週），損傷重造期（＜12週），在急性炎症期由於細胞及體液成分發生非特異性反應而引起局部腫、痛、熱、功能障礙等。這時應用冷療可改善膠原蛋白的彈性，抑制支配肌梭活動的交感神經，解除肌肉痙攣，可使血管收縮減少毛細血管的滲透性，從而減少了局部炎症反應，有利於損傷組織的盡早康復。

(2)止痛作用：冷敷可以減慢神經的傳導速度，使皮膚感受器呈抑制狀態。一般在急性軟組織損傷後，迅速使用碎冰冷敷15min左右，傷痛可明顯減輕或消失。

(3)降低溫度：用冰冷敷10min，皮下1cm處的溫度可降低5.8℃，皮下2cm處可降低3.6℃，由於局部溫度下降，血流明顯減少，炎症不易擴散，有利於防止腫脹，使修復期明顯縮短。

2.冷療的方法：目前臨床上廣泛採用的是用冰塊、冰水、冰粉在損傷部位局敷、局浸，或用冷凍凝膠，氟氯烷局部噴注，但最常用的是用冰，且降溫效果最好。在沒有冰的情況下，可採用自來水沖浸，也能達到冷療目的。用冰冷療一般局敷10～20min，深部組織損傷可延長到30min，每天可治療2～4次。

3.冷療的注意事項

(1)早期使用：急性軟組織損傷一旦明確診斷後，盡早使用冷療，冷療的越早越好，尤其是在損傷24h 之內用冷療，效果最佳。

(2)綜合治療：急性軟組織損傷的治療不能單純用冷療，特別是損傷48h 以後，要採取綜合治療措施。

(3)細心觀察：冷療法還存有潛在性的問題，如個別對冷敏感的人，冷療時會發生機體過敏反應，皮膚騷癢、起團、片狀風疹等，應暫停治療；冷療會引起局部感覺遲鈍，要防止皮膚凍傷；關節扭傷用冰水浸泡時，應將足趾（手指）遠端露出水面、觀察血液循環狀況。

第三節　銀髮族常見的運動損傷

一、急性腰扭傷

急性腰扭傷是指腰（臀）部肌肉、筋膜、韌帶、椎間關節囊等軟組織損傷。中國醫學稱「閃腰」。

（一）致傷病因

主要病因：①負荷過重，超過脊椎周圍肌肉所能負擔的範圍，容易使肌肉、筋膜受損。②腰部運動範圍過大、過猛、過分扭轉軀幹部，會使腰肌或小關節的韌帶受傷。③腰部運動不協調。運動過程中由於常變換方向（屈伸、側屈、旋轉、滾翻等），要求腰部各種組織要有高度的適應性、協調性、柔韌性，如果某些環節未做好，就容易發生急性腰扭傷。

老年人腰部肌肉薄弱，柔韌性較差，又由於關節存在著

不同程度的骨質增生，使關節的活動度明顯下降，一些極輕微的外力如咳嗽、掃地，也可能發生腰扭傷。

（二）症狀表現

主要症狀有：①有明顯的腰部扭傷史；②腰局部組織有明顯壓痛點（圖7－2）；③腰部活動功能受限；④肌纖維或腰背筋膜撕裂嚴重時，可見皮下瘀斑、腫脹；⑤就診時患者往往是雙手叉腰緩慢行走，或由他人挽扶行走；⑥咳嗽或打噴嚏時疼痛明顯加劇；⑦極少數患者會影響到臀部、腹股溝及腹後部痛，這與骶腰部神經分布有關；⑧X 線拍片檢查無骨質和其他改變。

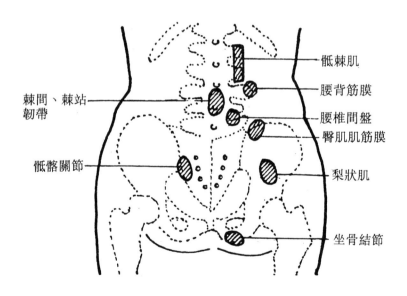

骶棘肌

腰背筋膜

腰椎間盤

臀肌肌筋膜

棘間、棘站韌帶

梨狀肌

骶髂關節

坐骨結節

圖7－2　腰部扭傷壓痛點

（三）治療和預防

(1) 休息：臥硬板床休息3～5d。

(2) 手法治療：分摸腰部劇痛點（胃兪、三焦兪、腎兪等穴位）及雙手拿肩井穴，手法治療5～6min後，採用推臀扳肩或術者將患者背靠背揹起顫動，通過上述治療，許多患者可獲得症狀消失，明顯好轉。

(3) 針刺治療：針刺膻中穴，呈10°角快速刺入皮下，進針1.5cm即可得氣，得氣後強烈刺激10～20s後留針，並令患者活動腰部。針刺腰寧穴，該穴在肘關節上方凹陷處，以食指尖按壓該處，有酸痛感，用針直刺0.5～1cm，得氣後強捻轉10～20s後留針15～30min，留針期間，令患者由小到大幅度活動腰部。

用手法及針刺治療急性腰扭傷，一般每天1次，平均治療3.5次，即可治癒。

（三）急性腰扭傷的預防

運動前要充分地做好準備活動，平時注意腰部肌肉的力量訓練，合理安排運動量，以免腰部過度疲勞，腰部損傷後要及時治療，在未治癒的情況下不能繼續運動訓練，以免反覆受傷。

二、急性股二頭肌損傷

股二頭肌位於大腿後外側，分長短二頭，長頭起於坐骨結節，短頭起於股骨脊外唇的下半部，兩頭於大腿下1/3處匯合而成腱，止於腓骨小頭（圖7－3）。此肌肉是在跑項運動中後蹬動作的關鍵肌肉，因而很容易受損傷，在快速跑項目中，其受傷率占其他部位損傷之首。

（一）致傷病因

　　1.準備活動不充分或量過大：活動不充分，神經系統和
內臟器官未能充分動員，肌肉升溫不夠，動作協調性差，故
容易受傷。肌肉活動達到合適的溫度一般需要15min，寒冷
季節時間還要長一些。準備活動量過大，會使身體在正式運
動前產生疲勞。此外，缺乏專項準備活動。

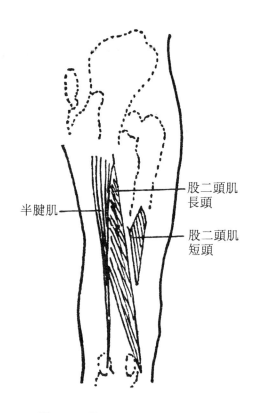

半腱肌

股二頭肌
長頭

股二頭肌
短頭

圖7－3　股二頭肌解剖位置

　　2.大腿前後肌力不協調：大腿前後肌力合理的比例爲
10：6，如果平時僅注意前肌群力量的訓練，而忽視了後肌

群力量的訓練，後肌群受傷的可能性就會增加。

3.**身體機能狀況不良**：如疲勞可導致乳酸代謝能力下降，神經興奮性降低；體內鈉離子不足，使神經、肌肉的應激能力下降；疲勞使力量變弱，而協調性降低，這些均可導致損傷。

（二）症狀表現

主要表現有：①有明顯大腿後側拉傷史，傷時可聽到撕裂聲，肌群緊張並有疼痛感；②傷輕者，疼痛局限，行走時疼痛，重複損傷動作時疼痛加劇；③傷重者，疼痛劇烈，步履困難，有時疼痛向大腿周圍放射；④大腿後部可見腫脹，皮下瘀血，所傷之處壓痛明顯；⑤肌肉斷裂者，可觸及兩斷端之凹陷；⑥抗阻力屈膝試驗陽性。

（三）治療和預防

1.**立即冷療**。

2.**手法治療**：病人俯臥床上，先點環跳、承扶、殷門、委中、承山、崑崙、太溪穴等，以疏通經絡；再用拿法，由大腿到踝部雙手拿捏；用捻法，重點捻受傷之處，以解除痙攣；用拇指頂推，撥動股二頭肌肌腱，而後再順肌纖維方向由下而上捋順數次，使肌肉放鬆。

3.**手術**：肌腱完全斷裂者，需醫院手術縫合治療。術後的傷肢固定3～4週，逐漸進行功能鍛鍊。

4.**預防**：除注意上述產生損傷的原因外，加強股二頭肌的鍛鍊是最積極的預防方法，鍛鍊的方法有：

⑴俯臥負重腿屈曲：利用聯合訓練器，用足後跟鉤住緩衝器，曲膝向上擺動，靠鋼絲的拉力完成訓練（圖7－4）。

⑵兩腿拮抗運動：坐在凳子上，左右腿伸直，踝部交叉。上面的腿用力屈膝，下面的腿用力抵抗，左右腿交替練習。

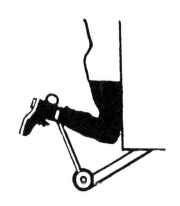

圖7－4　俯臥負重腿屈曲

(3) 提臀：仰臥，踝部墊高，盡力將臀部抬起，反覆進行。抬高臀部時，使上肢舉起，手不用力。為了提高效果，可用單腿訓練，另一腿抬起懸空。

三、踝關節扭傷

（一）致傷病因

1.解剖生理性缺陷：踝關節有數條韌帶包圍，其內側韌帶力量較強，韌性也好，但其外側韌帶較細、力量薄弱，韌性也差，故外側韌帶容易損傷。尤其是外踝的前下方，扭傷最為常見。

2.踝關節跖屈位突然內外翻：運動時由於路面高低不平，跳或下樓梯時不慎，有的做踝關節旋轉活動，致使踝關節跖屈位突然內外翻而引起扭傷。

（二）症狀表現

主要表現是：①有典型的扭傷史；②扭傷部位疼痛、腫脹或皮下瘀血；③患足功能障礙，呈疼痛性跛行；④局部壓痛明顯，韌帶斷裂時會觸及凹陷性缺損；⑤踝關節被動內外翻並跖屈時，疼痛劇烈。如足內翻跖屈時，外踝前下方疼痛明顯。

（三）治療和預防

1.迅速冷療：尤其損傷後24h 內，冷敷作為首選治療方法。

2.中藥外敷：常用的配方是：黃柏62g，延胡索24g，血

木通24g，白芷18g，羌活18g，血竭6g，木香18g，共研細末，用蜂蜜或開水調糊狀局敷，每日1次，可在傷後24h進行，中藥外敷可達到消腫、止痛的目的。

　　3.穴位點按：選用承山、絕骨、僕參、京骨、崑崙、申脈等穴點按，每日1次，1次點按20min 左右。在損傷後24h可以採用。點按穴位可減輕疼痛，有利於腫脹消退。但點按時力量要輕。

　　4.加壓包紮：冷療間隙可採取加壓包紮的方法防止腫脹的發展。

　　5.使用支持帶：踝關節急性扭傷後48h，可在支持帶的保護下，適當下地活動，如護踝、彈力繃帶等。在使用支持帶時，應使踝關節保持稍外翻位，從而減少外側張力，有利於加快損傷組織的恢復，如腫脹明顯，則應待消退後再使用支持帶。

　　6.預防：主要是做好準備活動，增加踝關節的穩定性和協調性；選擇平整的運動場地或路面運動；對易傷者，可在鍛鍊時戴好支持帶，以增強自我保護能力。

四、疲勞性骨膜炎

　　疲勞性骨膜炎最常見於第2、第3跖骨及脛腓骨，也稱應激性骨折。

（一）致傷原因

　　主要原因：①由於運動時肌肉的不斷收縮牽拉骨膜，致使骨膜鬆弛出血而引起骨膜炎，骨骼長期承受較大的張力應激而發生骨折。②經常在太硬的場地上運動。③跑步時的姿勢不對，以足尖跑跳動作過多。

（二）症狀表現

主要表現：①疼痛，後蹬痛是脛腓骨骨膜炎的特殊徵象；②局部充血，皮膚紅、熱，有時伴有皮下組織水腫；③壓痛，壓痛部位可觸及骨面小結節；④X線拍片有時可見到骨折線。

（三）治療和預防

1.理療：選擇紅外線、超短波、脈沖等進行治療。

2.調整運動量：已經發生疲勞性骨膜炎要減少運動量，嚴重時應停止運動訓練。

3.加強保護：使用護踝、彈性繃帶等加以保護。

4.預防：在跑步時不要有足尖跑跳式動作，儘量選擇較鬆軟的場地運動，選用彈性好的跑鞋或在鞋內增加彈性鞋墊，採取以上幾種措施，疲勞性骨膜炎是完全可以避免的。

五、手指挫傷

手指挫傷，常在球類運動時發生，常見的手指挫傷有：指伸肌腱滑脫症、掌指關節側副韌帶損傷、指間關節損傷。

（一）致傷原因

主要原因：①接球動作不正確，手指過於伸直；傳球力量太重，使指間關節過伸。②各種原因的直接暴力或間接暴力引起的指間關節突然過伸、過屈或側彎。③老年人因指伸肌腱帽和矢狀束，產生退行性改變，用力過猛時易產生損傷。

（二）症狀表現

主要表現：①受傷後指間關節劇烈疼痛，並迅速腫脹；②傷指呈半屈曲位置，作伸屈活動時疼痛加重；③指間關節壓痛明顯，被動活動時症狀加重，當側副韌帶斷裂時，側向活動異常；④X線拍片，指關節無骨折及脫位徵象。若側副

韌帶完全斷裂，傷側指間關節間隙增寬。

（三）治療和預防

1. 迅速冷療

2. **手法治療**：多用撥伸法。即一手固定挫傷指關節的近側指骨，另一手拇、食指拿捏指關節遠側撥伸，使有錯位的關節復位，同時指間關節作屈伸活動，再輕微的做關節搖晃，以滑利關節，使關節囊及撕裂的韌帶復位，然後以拇指、食指輕輕的揉捻所傷關節兩側，以使局部舒適輕鬆為度。隔日進行一次。

3. **固定**：指間關節挫傷可用鋁板或硬紙板為依托使半屈曲位固定（圖7－5），一般固定1～2週；側韌帶損傷可用薄木板、塑料板等，墊上紗布後固定在指側，或把傷指與鄰近的健指固定在一起（圖7－6），一般固定3～4週；若指伸肌腱滑脫，應復位後固定，固定時使掌指關節屈曲成30～40°，一般固定三週。

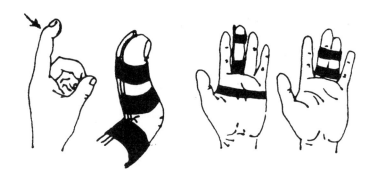

圖7－5　指間關節挫傷的固定　　圖7－6　指關節側副韌帶損傷固定

4.預防：主要做好運動前的準備活動，提高自身的保護能力。同時，在運動中，特別是排球、籃球類運動中，要增強手指的保護意識。手指已經挫傷時，在未癒前不要參加易使指挫傷的運動項目，以防再次挫傷。指挫傷常遺留較長時間的腫脹、畸形，甚至造成終身損傷後遺症。因此，對於指挫傷的預防應引起高度重視。

六、脛骨痛

小腿的骨骼是由脛骨和腓骨組成，內側是脛骨，較粗大；外側是腓骨，較細小。脛骨痛是經常做長跑運動的老年人較為常見的一種症狀。

（一）原因

主要原因：①趾長屈肌勞損：該肌肉起於脛骨後，止於2～5末節趾骨底。由於路面過於堅硬、粗糙不平，在長跑運動時會引起趾長屈肌勞損。②跑步時，一次持續時間過長，而引起下肢肌肉和韌帶無菌性炎症或拉傷。

（二）症狀表現

主要表現為沿脛骨出現疼痛，故有人稱為外脛夾。沿脛骨外側緣有明顯壓痛，足外翻時有疼痛感。

（三）治療和預防

按急性軟組織損傷的治療方法治療；

暫停運動，完全休息；脛骨痛的預防，主要是在運動時避開堅硬而不平坦的路面，多選擇海灘或土路上散步，以減少肌腱對衝擊力的應激；儘量穿彈性鞋，並掌握運動量，一次長跑不應持續時間太久。

第八章　適合老年人的運動項目

　　老年人健身、防病、治病、延年的運動項目很多，較爲適合的運動項目有：行走、跑步（健身跑、原地跑）、游泳、騎自行車、登樓梯、跳健身舞、籃球、門球、乒乓球、檯球、羽毛球、網球、太極拳、健身操、冬游、爬山、滑雪、滑冰、划船等。每個人可根據所處的自然地理環境、身體狀況、個人愛好等選擇適合自己的運動項目。

第一節　室外運動項目

一、行　走

（一）行走的特點

　　行走是最普通、最方便的室外運動項目，對不經常運動的老年人來說，慢走可作爲首選項目。步行時，人體60％～70％的肌肉都參與活動，這對增加下肢肌肉及韌帶的活動能力，保持關節的靈活性，促進四肢及內臟器官的血液循環，調節神經系統功能，加速新陳代謝過程，均有良好的作用。

　　有人研究，經常慢走步運動的老年人，他們的精神狀態優於常伏案工作，不太走步的同齡人。老年人存在著不同程度的下肢靜脈曲張，如果堅持步行運動，由於下肢肌肉的收縮就會把積存在靜脈中的血液壓回心臟。

　　目前國外老人運動有「兩熱」，即慢跑熱和步行熱，我

國也正在興起。這項活動的優點可概括爲：①安全、簡便、容易堅持；②對中樞神經系統的興奮、抑制有調節作用；③促進新陳代謝，增強機體的整體素質；④緩解血管的痙攣，有降壓作用。

步行的不足之處是，運動需要的時間相對較長，有時可能發生下肢不同程度的勞損。

（二）醫務監督及注意事項

1.行走運動前必要的檢查：進行這項運動前，有必要經過醫生體檢，尤其是老年人如果有心臟病、高血壓或其他心血管疾病，應由醫生確定行走的程序、路線、速度、距離等，在醫生監督下進行。如果活動後一切正常再進入正式訓練。目前，越來越多的醫生認識到，行走對患有上述疾病的人有較好的康復作用。

實踐證明，較嚴重的心臟病者，在醫生的指導下，經過一段由短距離、少時間，逐漸過渡到稍長距離，較多時間的行走，完全可以恢復健康或延緩病情的發展。對於健康老人，行走則更爲有利。

2.堅持科學行走運動

⑴漸進性：行走前5min，作準備活動。行走開始不要太快，步速逐漸增加，呼吸加深加快，但應避免呼吸困難。行走運動可分爲小運動量（3000～4000m/h，50～70步/min）、中運動量（5000m/h）、大運動量（6000m/h），開始時宜小運動量，隨著身體適應能力和素質的提高，過渡到中等運動量或大運動量，甚至慢跑步。如感到呼吸困難，應減慢速度或原地休息。

⑵最好選用計步器：爲了更科學地計算行走的距離和單位時間內所走的步數，掌握運動量，應在腰帶上配計步器。

當然不必過於精確，主要以自己的感覺為度。提醒注意的是，不要認為走的距離越遠，步速越快是最佳運動量。

(3)長期堅持，不斷提高：當已經開始並適應了這項運動之後，就要堅持下去，養成每天行走的良好習慣，只有這樣才有利於身體素質的提高，有利於下肢肌力的增強。經過鍛鍊感到行走的運動量已不夠時，可負重遠距離行走，或延長每次行走的時間，還可以爬山，以增大運動量，鞏固和提高運動效果。

3.注意事項

⑴冠心病人要注意控制速度：患有冠心病的人以中、小運動量為宜，上坡（5°–8°）行走速度還應減慢，無心動過緩者，心率控制在100～120次/min，才不致發生意外。飯後不宜行走鍛鍊，以免誘發心絞痛。

⑵糖尿病病人最好飯後行走：糖尿病病人步行，運動強度可大一些。一般以每次行走30～60min 為好。沒有心血管合併症者，可交替進行快速（100m/min）和中速（80m/min）行走。最好在飯後進行，以減輕食後高血糖。正在接受胰島素治療的人，應避開胰島素作用高峰時間，以免發生低血糖反應。

⑶肥胖病人宜進行長距離行走：肥胖和高血脂病人，宜進行長距離的步行鍛鍊，同時適當控制飲食，步行的速度要量力而行。行走鍛鍊可使脂肪庫的脂肪細胞不斷地分解出游離脂肪酸輸送到血液中，使脂肪細胞萎縮，從而減輕體重，改變肥胖體型。

⑷神經衰弱病人行走速度宜快：神經衰弱分抑鬱型和興奮型。屬抑鬱型者，行走速度宜快，可達100m/min 左右；而屬興奮型者，行走速度則宜慢，可控制在60m/min 左

右。每次步行時間爲30min 左右即可。晚上入睡困難者，睡前以80m/min 輕快行走15min，常可收到較好地鎮靜效果。

(5)肝病病人不宜飯後行走：俗話說：「飯後走百步，勝過中藥鋪」。「飯後百步走，活到99」。飯後進行散步這是我國傳統的健身術，但步速不宜太快。由於飯後，爲了完成消化功能，胃蠕動、血流供應增加，胃電活動增強，如果快速行走，心率大於80次/min 時，則胃腸蠕動減弱，胃排空減慢，消化功能降低，對身體是不利的。患有急、慢性肝炎或肝硬化病人，需要較多的營養，加速肝臟功能的恢復。如果飯後活動過多，進入肝臟的血液相對減少，肝臟負擔加重，不利於肝細胞的修復。

(6)注意預防腳病：由於運動而產生的腳病如骨贅、腳墊、跟骨骨刺等近50餘種，多因穿鞋不適而引起。如果鞋子不合適，使足趾或足底的某局部受壓，時間過久就會造成細胞壞死，形成骨贅、腳墊等引起疼痛。預防的主要方法，就是選擇合適的鞋子。這種鞋子一般應是合腳、輕盈、柔軟、富有彈性，透氣性能和著地性能好的膠鞋或旅遊鞋。

二、健身跑

（一）健身跑的性質特點

1.與機體整體健康相關性：跑步是在空氣新鮮，充滿陽光的大自然中從事鍛鍊活動，通過這項活動，可以增強心臟、肺臟的功能，預防動脈硬化，消除肥胖，加強下肢的力量，強壯膝、踝關節韌帶和腰背部肌肉，還可以防止癌症。人們常說：「樹老先老根，人老先老腿」。人體完成各種活動都靠腿來支撐，腿部肌肉占全身肌肉的40％，跑步將直接加強腿部肌肉，改善其血管、神經和骨關節的機能，進而影

響到心臟、大腦和全身。

2.**與耐力的一致性**：跑步是一種耐力性鍛鍊，這種鍛鍊可擴充肌肉中的血管網，並增加肌纖維中線粒體的含量。線粒體是細胞有氧呼吸的基地和能量供應的場所，細胞生命活動中需要的能量約95％來自線粒體。

肌肉細胞能量的積蓄，不僅僅依靠氧的供給量，而且與線粒體氧化丙酮酸的能力有關。當能量物質糖、脂肪、氨基酸等進入人體後，先在細胞質內發生系列變化生成乙酰輔酶A，然後，乙酰輔酶 A 進入線粒體氧化磷酸化，並放出能量。而線粒體內氧化磷酸酶系統的活性，可以通過鍛鍊成倍地增加，因而可提高機體的耐力（表8－1）。

表8－1　長跑與不長跑幾種重要參數比較

項　目	長跑組	不長跑組
人數（例）	20	17
平均年齡（歲）	59.6	51.3
雙手握力（kg）	62.5	49.8
腰背力（kg）	129	58
仰臥起坐（次）	9	3.5
定量登車（min）	15.8	9.5
膽固醇過高（例）	2	9
心臟供血不足（％）	2.3	4.5
收縮壓（kPa）	18.0	22.0
舒張壓（kPa）	9.2	11.6
安靜時心率（次/min）	69	74

（二）健身跑的優點與不足

1.**優點**：①提高身體素質較快；②在單位時間內比行走消耗能量多；③對控制體重較爲有效；④調節神經，使心情樂觀、愉快；⑤對提高心肺耐力作用明顯；⑥對矯治各種慢性病都有不同程度的效果。

2.**不足**：①對嚴重疾病患者不太適宜；②有時發生足痛症，運動時間過長有時可能發生疲勞性骨折。

（三）注意事項

1.**體格檢查**：進行健身跑運動前，尤其是老年人及患病者應由醫生做體格檢查，按醫生的要求去運動。

2.**掌握好運動程序**：對於初練跑步運動的老年人，要掌握好運動程序，嚴格掌握運動量。在一般情況下，一個運動程序應包括，運動前休息、準備活動、達到靶心率範圍的運動、整理活動、休息五個過程（圖8－1）。

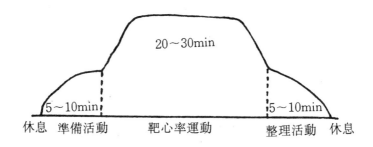

圖8－1　運動的五個程序

3.**準備活動**：跑步前要進行充分地準備活動，方法按以前所述進行。

4.**選擇早晨鍛鍊爲宜**：常言道：「一年之計在於春，一日之計在於晨」。早在兩千年前中醫《內經、養生篇》中就有：「腎有久病者，可在寅時（晨3～5時）練功」，「朝

（指清晨）則人氣始生，病氣衰」之說。現代醫學也證實，人體的生理活動，如體溫、血壓、脈搏、血紅蛋白、血糖、氨基酸、腎上腺皮質激素、糖代謝、脂肪代謝和細胞分裂等，在24小時裡都有著不同的活動規律，可見人體本身存在著生物鐘。早晨肺經的氣血最旺，中醫講：「肺主氣」，「肺朝百脈」。現代醫學研究證明：肺不僅掌握呼吸，還具有調節和儲存人身激素的作用。早晨是腦下垂體和腎上腺素分泌最多的時候，因此提倡選擇早晨運動。

5.**放鬆慢跑**：爲適應老年人的生理特點，可採取放鬆慢跑。步幅小、步速慢，可使全身肌肉及皮下組織抖動，有利於放鬆肌肉和血管，對降低血壓，消除肌肉緊張和疲勞有良好的作用。跑動時先用前腳掌輕鬆落地，然後過渡到全腳掌著地，利用足弓的解剖生理特點，使力量得到緩衝，避免對大腦的振動。

6.**有節奏的呼吸**：跑步時要配合以自然而有節奏的呼吸，開始鼻吸口呼，進而鼻口同時呼吸，力求呼吸充分、通暢。在跑動中，要防止呼吸節奏紊亂，隨時進行調整，有意識地加強呼氣，促進吸氣，使大量的新鮮空氣進入肺部組織，使機體得以充分地氣體交換。

7.**自我測量脈搏監護**：運動中心率快慢是運動量大小的標誌之一，因此，經常對自己運動時的心率進行自我測試，這是自我掌握跑步中運動量大小常用的方法。其方法是，用一手食指、中指、無名指端的腹側，觸摸另一手腕的外側橈動脈搏動處，測定10s 的脈搏次數再乘以6，則爲每分鐘的脈搏。

8.**用靶心率評定運動量**：當運動時循環系統功能處於最佳狀態，而且又不因心跳加快而感到不適，這時的心率即稱

爲靶心率。靶心率因年齡、身體狀況、運動時間長短不同，而有所差異。一般採用220－年齡×（70％～75％）即可，但也有的採用220－年齡×（70％～85％）來計算靶心率。

靶心率是許多運動醫學專家，經過長期實踐總結出來的，達到靶心率的運動對身體效益最好，並要維持20～30 min 效果更好。

9.預防足痛症：長跑者常見有小腿或足底、足跟部痛，應及時查找原因，妥善處理。引起足部痛，多因地面堅硬，鞋子大小不適，或跑步動作不對。地面太硬時可在鞋內加海綿墊以予保護，跑步時力求輕鬆協調，放鬆小腿和足部肌肉，落地時不可出現「啪、啪」聲。

10.冠心病人跑速不宜太快：冠心病人在進行健身跑運動中可能引起心絞痛發作，但極爲罕見，運動時心臟病發作主要表現爲胸痛胸悶。但運動量掌握適度，不會出現這種現象，據有關統計，冠心病人開始運動階段，由於對運動的適應性、耐受性較差，易發生心絞痛，但隨著運動的持續進行，心絞痛的發作次數逐漸減少或消失。所以在運動早期跑速不要太快，更不能做劇烈的運動。以防止心臟病發作。

三、游　泳

（一）游泳運動的好處

1.改善心血管和神經功能：游泳運動鍛鍊對老年人心血管反射機能有不同程度的改善，使呼吸心率差增加，安靜心率、血壓及臥立血壓差下降等（表8－2）。

2.改善微循環：近十幾年來，用檢查甲皺襞微循環的方法判斷疾病已廣泛應用於臨床，海水游泳對甲皺襞微循環有較明顯改變。我們觀察了56例老年人，經過一個月的游泳訓

練，其管袢數增加17.9％，畸形袢數下降50％，神頂滲血數下降15.8％，未開放的管袢數下降39.1％，線流例數增加18.4％，可見海水游泳包括日光浴、空氣浴、沙浴等綜合作用對改善微循環有較好的效果。

表8－2　游泳前後心血管反射機能測定

項　　目	運動前	運動後
安靜心率（次/min）	74.10	70.65
安靜收縮壓（kPa）	17.80	16.95
安靜舒張壓（kPa）	10.5	10.5
呼吸心率差（次/min）	8.91	14.74
乏氏動作指數	1.21	1.29
臥立血壓差（kPa）	0.85	0.17
臥立心率差（次/min）	11.71	14.06
臥立15/30	1.04	1.65

3.提高高密度脂蛋白：游泳運動可以使高密度脂蛋白（HDL－C）增加，游泳1個月後測 HDL－C 可增加9％～10％，說明游泳對防治動脈粥樣硬化有一定的意義。

4.提高免疫能力：近幾年，我們通過測定血清免疫球蛋白含量，發現海水浴1個月後其 IgA 增加7.7％，IgG 增加18.7％，IgM 增加4％，顯示游泳運動可提高免疫功能，增強抗病防病的能力。

（二）注意事項

1.體格檢查：老年人在游泳訓練前應經過醫生進行全面體檢，包括血壓、心率、心電圖、運動心電圖等，這對確保游泳安全十分必要。

2.注意訓練方法：游泳訓練對一般較為健康的老年人來

說，只要嚴密組織，正確掌握適應症、運動量，健全游泳場的醫務監護，是比較安全的。即使對一般慢性心血管疾病者也是比較安全的。我們測試了37例老年人游泳後即刻心電圖，基本上沒什麼異常改變。但是，老年人應根據自己的身體狀況選擇游泳姿勢，一般以蛙泳和仰泳為好。具體計劃可參照（表8-3）。

表8-3　游泳訓練參考計劃

階　　段	距　離（m）	時　間（min）
1*	45	6
2**	90	12
3	180	9
4	270	12
5	270	8
6	360	10
7	450	13
8	540	15
9	630	18
10	700	20

註：＊每3min休息1次；＊＊每6min休息1次。

　　游泳訓練計劃僅是個普遍參考標準，應根據自己的情況合理製訂。若游泳訓練在幾週內，可達20min堅持不休息，表明耐力有了明顯提高。

　　3.**選擇好水源**：要選擇水流緩慢、水質清晰、無污染、場底平坦、有組織、有醫務人員監護的浴場，以防止發生意外。

　　4.**注意保護眼、耳、鼻**：游泳訓練時，要注意衛生，防止發生紅眼病、中耳炎等疾病。預防紅眼病的有效方法是做

好池水的消毒，在流行期暫停游泳訓練；外耳道進水時常發生，可採取單腳跳躍的方法排出；呼吸、憋氣的要領掌握不好，會發生嗆水，引起鼻炎或鼻竇炎。上岸後可根據情況，眼、耳、鼻點滴藥水，予以防治。

5.**自我監測脈搏**：一般情況下，水上運動時的心率低於地面的心率。我們觀察游泳運動的老年人，上岸後即刻心率比下水前增加12～20次/min，當然，游泳時的心率受速度的影響，當脈搏明顯增快或有其他不適時，應停止運動，上岸進行檢查。

6.**嚴禁酒後游泳**：因為乙醇對大腦機能有抑制作用，出現頭暈、頭脹、行動笨拙，自控能力和判斷思維能力降低，動作不協調，有的還會引起嘔吐、休克等。另外，飲酒後會使皮膚血管擴張，血流量增加，體表發熱，使體溫與水溫反差加大，易引起頭暈或肌肉痙攣等，這些，很容易發生溺水事故，應引起高度重視。

7.**防治肌痙攣**：由於水溫低，肌肉疲勞，準備活動不充分等原因均可能引起肌痙攣、發硬、劇烈疼痛等，即「抽筋」。當發生肌痙攣時，可採取以下方法處理：

①機體放鬆，消除緊張，改變游泳姿勢：如腹肌，腓腸肌痙攣時可從蛙游變為仰泳。用上肢划水，向救護員要救生圈或上岸休息治療。

②牽伸痙攣肌肉：當腓腸肌痙攣時，儘量伸直膝關節，用力使足背伸；屈拇肌或屈趾肌痙攣時，用力牽引拇指、足趾背伸，但不可用暴力；手指痙攣時，可反覆作握拳動作，直到解脫為止；腹部肌痙攣時，先吸一口氣，仰浮於水面，兩下肢迅速屈曲靠近腹部，用手抱膝，隨即向前伸兩膝，但不要用力，反覆數次即可解除痙攣。

③按摩：對痙攣的肌肉，用力按壓，同時以手指點壓揉捏委中、承山、湧泉、合谷等穴位，也可針刺承山、湧泉等穴，使肌痙攣緩解。

④肌痙攣的預防：主要是認眞做好準備活動。下水前應先用冷水淋濕全身，以適應身體對冷的刺激；重點做好腰部、四肢的伸展活動；對易發生肌痙攣的部位做適當按摩；疲勞、緊張、飢餓時，不宜參加游泳活動，水溫太低時，游泳時間不宜過長。

四、太極拳

太極拳屬於傳統的保健體育，同「引導」、「行氣」、「靜坐」、「五禽戲」、「八段錦」、「易筋經」等均屬於具有我國特色的傳統保健體育。多年來，太極拳一直成爲年老體弱、腦力勞動、慢性病者健身、保健、康復的重要手段，倍受老年人的喜愛。

（一）太極拳的健身作用

1.調節中樞神經：太極拳的基本要求是思想集中，不存雜念，動中求靜，用意不用力，這些都是對大腦活動的良好訓練。在動作上要求完整一氣，上下相通，前後連貫，綿綿不斷，一動百動。

2.防治冠心病：太極拳的要點是內練一口氣，外練筋骨皮。內練一口氣是做到呼吸深長柔和自然，且要氣沉丹田，這就要求膈肌、腹肌均勻有規律的運動。

這樣的呼吸運動，可以改善血液循環，使冠狀動脈反射性擴張，增加心肌的營養，因而可預防心臟疾病。通過測定老年人通過1個月的太極拳訓練，血清甘油三脂下降7.6%，高密度脂蛋白膽固醇升高19.38%，抗粥樣化指數（高密度

脂蛋白/血清膽固醇）升高17.1％，致粥樣化指數（血清膽固醇—高密度脂蛋白膽固醇/高密度脂蛋白膽固醇）下降22.9％。上述變化表明太極拳運動可舒通經絡、活躍氣血，有利於抗動脈粥樣化。

3.延緩骨關節僵硬：練太極拳始終用意識指導動作，各關節和肌肉群的活動，要非常協調、均勻、連貫。這對骨關節的疾病有明顯的防治作用。根據調查，經常練習太極拳的老人脊柱發生變形者較少，脊柱活動性較好，大多數彎腰時手能觸地，出現骨質疏鬆症等情況亦較少。根據中醫觀點，骨關節功能差與腎虛有很大關係。老年人普遍存在腎虛，經常練太極拳可預防腎虛，延緩衰老。

4.助消化：練太極拳對植物神經功能紊亂引起的消化系統疾病，有較好的防治作用，如潰瘍病、胃下垂、慢性消化不良等疾病。因為腹式呼吸運動對消化道起著機械刺激作用，可改善消化道的血液循環，促進消化系統的分泌、消化、排泄、吸收。

（二）注意事項

1.掌握太極拳動作要領：太極拳種類雖多，風格不同，架式有簡繁大小之分，但鍛鍊原則是一致的，即以柔為主，剛柔相濟。練太極拳首先是按「心靜用意，身正體鬆」，訓練中樞神經，提高感官功能，加強靈活性和可變性。其次是「主宰於腰」的纏繞圓轉動作，注意四肢尖端，通過螺旋式的弧形動作，使全身內外，一動全動，動中求靜。其三是呼吸與動作自然協調。攻擊性的動作為呼，防禦性的動作為吸，吸氣時膈肌上升，小腹內收，內氣上升聚於胃，胃部自然隆氣，胸部自然擴張，呼氣時膈肌下降，小腹外突，聚於胃部之內氣降至小腹，腹部和胸部自然平復；呼氣時注意手

足尖端，吸氣時意勁回歸丹田。意識、呼吸、動作的整體性，內外統一性是太極拳運動的特點。

2.調整好運動量：老年人練習老式太極拳（楊氏太極拳）平均所用時間為22min，運動時心率為130次/min，平均能量消耗為4.0Met，相當於6km/h步行的能量消耗，屬中等運動。而練一套簡化太極拳4min左右，平均心率105次/min，能量消耗2.9Met，屬輕運動量。

75%以上的老年人練簡化太極拳時可達到各自的靶心率。所以，健康或有病的老年人練習老式太極拳不會導致意外。另外，太極拳運動量可大可小，自行掌握，老幼、體強體弱均可練習。

3.注意配合呼吸：動作柔和、連貫、柔韌、緩和、輕靈、均勻、圓活，呼吸自然，做到邁步如貓行，用勁如抽絲。初學時，不要憋氣、喘氣，熟練後，注意呼吸與動作的配合，起吸落呼，開吸合呼，使呼吸動作勻深細長，開豁自然。

4.動靜結合：不要用拙力和僵力，保持舒鬆自然。腰、胸、腹部肌肉要放鬆，不可僵硬地挺胸，背肌舒展，肩部鬆開稍下沉，肘要鬆墜，不可懸起。練拳時要做到心靜，以一念排萬念，可將意念主要集中於丹田。其次是先練站樁氣功，有利於收斂思緒，減少雜念。另外，還要善於控制七情，消除憂愁，穩定情緒。

5.預防下肢酸痛：由於練太極拳時雙下肢微屈，下肢負荷增加，常引起兩腿酸痛。為減少酸痛，練拳之前要做好各部位伸展活動，初練時掌握適宜的運動量，時間不要太長。練後要進行整理活動，如緩慢散步等。產生肌肉酸痛對身體無不利影響，只要堅持練習，一般3～5d即可消失。

為了儘快解除肌肉酸痛，也可採取熱水洗澡，用熱毛巾、熱水袋熱敷或按摩等。

五、健身舞

近幾年來，老年迪斯可健身舞廣泛流行。它不拘形式，不論場所，不需樂隊，只要掌握些基本動作和簡單步法，就可以自由自在地跳起來。它富有節奏明快，動作剛健，步伐多變，舞姿瀟脫，可以自由創作，即興發揮，因而能培養積極思維和自我表達能力。因此，以迪斯可為主要形式的健美操、健身舞，已成為群眾性健身體育活動。

（一）健身舞的健身作用

1.**精神調節**：跳健身舞，做健美操，會以樂忘憂，使心理得到調整，精神為之振奮。健身舞融體操、舞蹈、音樂於一體，可以從歡樂、奔放的激情中抒發情感，增加快樂的情緒。它既是一種積極的休息，又是過剩精力的釋放，因而受到人們的歡迎。

2.**強化筋骨**：經常跳迪斯可健身舞，可以增強腰腿以及各關節的靈活性，提高對身體各部位的控制能力。使身體伸展挺拔，保持健美體態，同時，通過關節活動和體位重心的移動，可使內臟器官、神經、循環、消化系統得到鍛鍊，從而增進身心健康。除患有急性傳染病或危重心血管系統疾病者外，一般老年人均可參加。

（二）注意事項

1.**心臟病病人應選擇慢頻率**：有心臟病者可選擇節奏慢、幅度小、時間短的老年迪斯可。練前做好準備活動，練後做好放鬆整理活動。動作由慢到快，幅度由小到大，不可操之過急。出現呼吸急促，心跳過速時，應減慢速度，減小

強度，或暫停活動。

總之，在練習中以自我感覺良好爲度，自我測定脈搏控制在120次/min 以內，防止心臟病的急性發作。

2.**動作幅度不宜太大**：跳健身舞時，要掌握好運動量，運動幅度不要太大，尤其是老年人要根據自己體力的承受能力，量力而行，循序漸進。高血壓病者，不宜做或少做垂頭，擺頭、後仰、下腰等動作。腰胯有病者，要少做打膝（膝屈伸加顫）或外翻等動作。

第二節　室內運動項目

一、登樓梯

（一）登樓梯的健身作用

中國有句俗話：「人老腿先衰」。腿腳是否靈活，往往是一個人是否衰老的信號。因爲下肢的股骨、脛骨和腓骨，是人體最長的骨骼，它們是組成人體的重要支柱。當衰老的陰影襲來時，骨質變得疏鬆脆弱，肌肉變得鬆弛、乾枯，皮膚失去光澤和彈性，神經調節也逐漸遲鈍。但是，登樓梯是延緩衰退的一種好的鍛鍊方法。

研究認爲，在適中的速度下登樓梯，每分鐘要消耗62.8 kJ 能量，等於平地負重100kg，以每小時3.5km 的速度步行一分鐘所消耗的能量。研究還認爲，在相同的時間內，登樓梯鍛鍊所消耗的能量比散步多4倍，比打乒乓球多2倍。登樓梯不僅可以增強下肢肌肉和韌帶的力量，保持關節的靈活性，而且，能促進機體能量代謝，增強心肺功能。同時，對提高血液中高密度脂蛋白，預防動脈粥樣硬化、高血壓也有

一定的作用。對肥胖症的防治效果更爲明顯。

（二）鍛鍊方法

1.**慢步登樓梯爲主**：因爲登樓梯運動活動量較大，速度稍快，心率即可迅速增加，感到呼吸困難。因此，最好用慢步登樓梯，不宜快跑或慢跑。

2.**踮腳登樓梯**：據研究，大拇趾與胰臟相關聯，胰臟與人的記憶力有密切關係，小趾與小腦相關聯。所以踮腳登樓梯不僅僅是促進肌力的增強，而且有增進腦、內臟功能的作用，可使血壓處於平穩狀態。

3.**選組重複訓練**：一般選擇樓梯的12個台階爲1組，每個台階20cm 左右，可用1min 登完4組台階的速度進行，即每秒鐘登一個台階，每次平台轉彎用3s，這種速度均勻、節奏明顯的運動，既可達到健身的目的， 又不會使機體產生不適反應，最適合老年人採用。一般用3min 登12組爲一次。開始可重複 1 次，逐漸增加到2～3次，經過一段時間鍛鍊後，可增加到 5 次。

（三）注意事項

①注意監測心率，開始時速度不宜太快。②選擇光線充足的樓道，必要時可增加燈光照明。③登樓梯時不要穿托鞋，以防摔倒。④集中精力，精神放鬆，步態穩健，步步踩實，防止踩滑挫傷。

二、登台階

（一）登台階運動的特點

登台階運動與登樓梯運動相類似，所以其健身作用也相同。特點是，不需太大場地，不受天氣變化的影響，訓練方便、安全，每天可訓練數次，便於掌握運動量。不足之處

是，動作簡單、單調，轉體下台階時易產生頭暈。

（二）訓練方法

可用沙石水泥、石板或木製方塊等物，製備一個1～2個階梯的台階，每個階梯高度為24～36cm即可，或根據身體情況制定合適的高度。運動時，一步登一個台階，下台階時，可後退下或轉身下，登台階的頻率可自行掌握，注意測試心率，為防止失去平衡或摔倒，可增設扶手，以利安全。

三、跳　繩

（一）跳繩的健身作用

跳繩是一種簡單易行、運動量比較大的全身運動項目，有單人跳繩或雙人跳繩。運動時，需要速度、技巧、機體各器官的協調配合。因此，這項活動的健身作用不僅是對四肢肌腱的鍛鍊，而且，可調節大腦的活動功能，改善平衡機能，提高機體的靈活性、協調性。同時，還可增強心肺功能。開展這項活動，需要有一定的技巧和身體素質。

（二）注意事項

1.**掌握好運動量**：對於體弱者不太適宜。在一般情況下如連續跳2—3min，便接近最大運動強度。如果每天跳繩15min，就相當於打三場網球，相當於8min跑完1600m或20min游泳637m的運動量。因此，老年人在開展這項活動時，要根據自己的身體狀況掌握好運動量。

2.**做好醫務監督**：老年人在運動之前應進行全面體檢，對患有心、肺等慢性疾病者不要進行這項活動。身體健康，又能堅持經常鍛鍊的老年人，從事這項活動時，運動量應由小到大，逐漸適應。

四、原地跑

（一）原地跑的特點

原地跑是老年人室內活動的一種較好的運動項目。無需場地、器械等，時間的隨意性也很大，甚至邊看電視、邊聽收音機都可以進行的室內活動。

（二）注意事項

應注意：①落地時足跟不要過於用力，以免損傷。②跑步速度由慢到快，感到氣喘或心悸時應慢慢減速。③雙上肢類似跑步姿勢加以配合。

五、夫妻操

夫妻操是老年人在室內進行的一種類似體操運動項目。需兩人互相協調配合完成。這項活動聚運動、健美為一體，運動時互相鼓勵、互相交流、互相幫助，增加了運動的樂趣。因此，是家庭較好的運動項目。

（一）夫妻操的生理效益

1.**防止老年性變矮**：40歲以後的人，隨著脊椎生理性弧度改變，腰背逐漸彎曲，加之關節間隙的退變，椎間盤水分的減少等原因，身高就會相對變矮。進行以伸展脊柱、四肢，增強腰背肌肉的夫妻操訓練，可以提高脊椎、四肢各關節韌帶的柔軟性，有利於保持頸部、背部、腰部的正常形態，防止身體的自然變矮。

2.**延緩老態**：腰部、背部、腹部、四肢是老年人老態顯露的主要部位。通過夫妻操對上述部位的鍛鍊，可以延緩老態。

（二）夫妻操的做法

　　1.抬頸比高：站立位，夫妻背靠背，抬頸踮腳，用力伸展全身抬高，每天可進行2～3次，伸展時間從3～5s，逐漸延長時間（圖8－2）。

　　2.伸臂觸摸：夫妻面對面，雙手心相對向上伸出，盡力伸臂觸摸（圖8－3）。

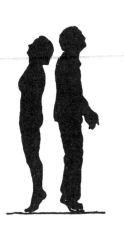

圖8－2　抬頸比高

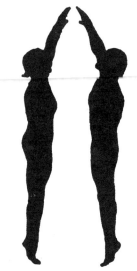

圖8－3　伸臂觸摸

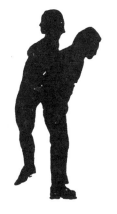

圖8－4　夫妻對背

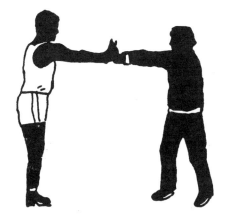

圖8－5　夫妻推手

3.**夫妻對背**：夫妻背對背，雙上肢互挎相互背起，背3～5次即可（圖8－4）。

4.**夫妻推手**：夫妻面對面站立，掌心相對，用力推手，雙方力量抗爭（圖8－5）。

5.**拉手後仰**：站立位，夫妻二人雙手相握，十指相拉，上半身用力後仰（圖8－6）。

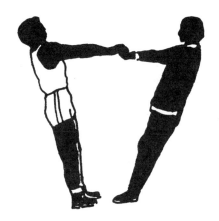

圖8－6　拉手後仰

6.**前傾壓腿**：夫妻對站，分別將一下肢抬起，放於高凳上，上半身向前傾斜，雙手放於抬起下肢股部，適當用力下壓（圖8－7）。

7.**高環懸吊**：站立位，利用兩個固定高環，夫妻二人雙手各握一環，互相下墜（圖8－8）。

8.**扶棍轉體**：夫妻對站，雙手各握木棍一端，而後互換轉體（圖8－9）。

9.**對練仰臥起坐**：夫妻面對面坐於床上或地板上，雙下肢伸直，雙足相互頂觸，雙手相握拉緊，並抬高臀部（圖8

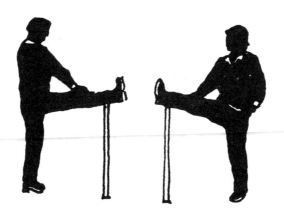

圖8-7　前傾壓腿

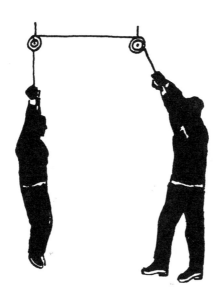

圖8-8　高環懸吊

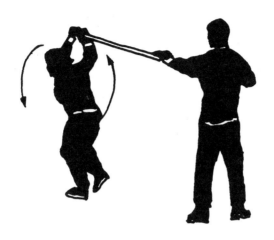

圖8－9 扶棍轉體

－10）。然後雙手放鬆，呈半臥位，再進行坐起，雙手重新握緊，重複以前動作。

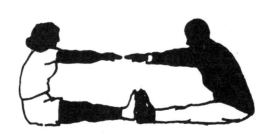

圖8－10 對練仰臥起坐

（三）注意事項

1.**運動量不要太大**：開始進行夫妻操訓練時，每天一般僅做１次，每次做2～3個動作為宜，隨著體力的改善可逐漸增加運動次數。

2.**注意安全**：這種運動項目，雖然運動強度不大，但需要雙方手、足的相互配合，不能麻痺大意，尤其雙手緊握的動作，一定要牽固有效，防止滑脫、摔倒。

第九章 常見病的運動處方

第一節 頸椎病

一、診斷依據

（一）神經根型頸椎病

主要依據：①一側或雙側手臂麻木無力，伴隨頸部活動受限。②皮膚感覺降低呈節段性分布，肱二、三頭肌肌腱反射減弱或消失，肌力和肌張力減低，上肢前臂肌及大小魚際肌、骨間肌可有輕度萎縮。③椎間孔壓縮試驗陽性，臂叢牽拉試驗陽性。④頸椎 X 線攝片椎間隙變窄，椎骨有骨質增生，有時頸生理曲線變直，呈反弓或出現成角畸形，項韌帶鈣化等。

（二）椎動脈缺血型頸椎病

主要依據：①多見於45歲以上的中、老年人，起病緩慢，無明顯外傷史。②有持續性頭痛、頭昏、耳鳴等症狀，頸部旋轉和後伸時出現一過性的眩暈、噁心、嘔吐、甚至突然昏倒。③椎間孔壓縮試驗陽性。④頸椎 X 線攝片檢查有骨質增生，椎間隙變窄，椎間孔縮小。⑤腦血流圖檢查：可顯示椎動脈供血不足。⑥椎動脈造影，可顯示病變的位置。

（三）脊髓型頸椎病

主要依據：①四肢麻木無力，逐漸出現行走困難及大小

便失禁，有肢體感覺減退，肌肉萎縮，肌力差等體徵。②膝、踝反射及肛門反射減弱或消失。③頸椎 X 線攝片檢查：椎骨有明顯骨刺或關節移位。④椎管造影或 CT 檢查：可進一步確定椎間關節移位及骨刺突入椎管內的程度。

（四）交感神經型頸椎病

主要依據：①常有頸椎病神經型的症狀及陽性體徵。②有反射性交感神經的刺激症狀，如視力模糊、瞳孔散大、心動過速或心律不齊，同側面部充血、出汗、頑固性頭痛、咽部有異物感以及血壓升高等症狀。

二、運動項目

運動目的主要是：①加強頸背部肌肉的運動，提高肌力，增強頸椎的保護機能；②改善局部血液循環，消腫止痛。③恢復頸部的功能，鬆解粘連，改善肌肉、神經、韌帶、椎間孔與神經之間的不平衡狀態，緩解神經根的受壓和刺激。④緩解骨質退變，恢復頸椎正常曲度。

三、運動方法

（一）頸部活動操

1.**頸部前屈後伸法**：又稱與項爭力法。在運動前先進行深呼吸，在呼氣時頭向後仰面朝天，使前額儘量保持最高位置，然後吸氣頸部還原，再頭前屈面朝地，使下頜儘量緊貼前胸，然後還原，反覆5～6次（圖9－1）。

2.**頸部前下伸展法**：又稱哪吒探海法。在深吸氣時頭頸伸向左前下方，雙目注視左前下方，伸頸時應使頸部盡量保持伸長位置（圖9－2）。

3.**頸部後上伸展法**：又稱回頭望月法。深吸氣時頭頸向

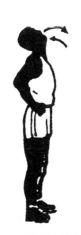 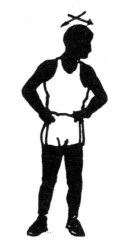

　圖9－1　頸部前屈後伸法　　　圖9－2　頸部前下伸展法

左後上方儘量旋轉，雙眼目視左後上方天空，呼氣時頭頸還原，然後深吸氣再使頭頸轉向右後上方，方法同前（圖9－3）。

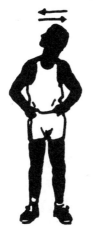 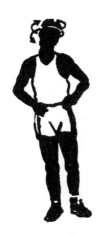

　圖9－3　頸部後上伸展法　　　圖9－4　頸部旋轉法

4.**頸部旋轉法**：又稱金獅搖頭法。雙眼平視遠方，吸氣時頭頸先向左轉，呼氣時再回原，再向右轉，而後回原。接著再將頭頸向左環繞一周，再向右環繞一周。水平轉和旋轉各反覆6～7次（圖9－4）。

（二）頸部靜力阻抗運動法

1.**拔伸牽引法**：也稱前俯後仰法。雙腳分開直立，雙手手指交叉置於枕後，吸氣時頭頸向後仰，而雙手用力向前拉，呼氣時頭頸回原，並向前屈曲（圖9－5）。此法反覆作3～5次。

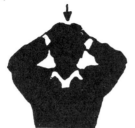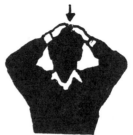

圖9－5　拔伸牽引法

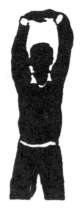

圖9－6　雙手托天法

2.**雙手托天法**：也稱雙手擎天法。雙腳分開直立，雙手指交叉置於胸前，掌心向上，頸部充分前屈，下頜接觸胸前，眼視掌心。而後雙上肢慢慢前伸上舉，雙眼仍視掌心，頸慢慢後伸，而後雙手翻掌向上伸展，眼視手背，而後按原動作回原，此動作反覆進行3～5次（圖9－6）。

3.**轉提雙肩法**：坐位或站

位，雙臂下垂，兩肩上提，向後轉肩，同時吸氣，兩肩下降，放鬆，同時呼氣，反覆3～5次（圖9－7）。

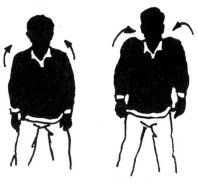

圖9－7　轉提雙肩法

4.**側屈相爭法**：取坐位或立位，雙手分別置於頭兩側，頸向右側屈時，右手作靜力抗阻，力量大小要使頸屈曲為度，靜力抗阻要堅持7s左右，放鬆，頸回原位，再作另一側運動（圖9－8）。

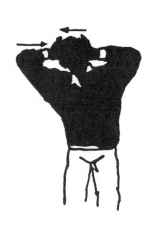

圖9－8　側屈相爭法

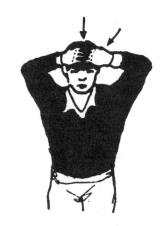

圖9－9　前屈點頭法

5.**前屈點頭法**：坐位或立位，雙手掌重疊置於額前，頸部盡力前屈，雙手作對抗靜力抗阻，用力要均勻，用力一般堅持7s左右，而後放鬆，頸回原位，反覆作3～5次（圖9－9）。

6.**參拜相爭法**：取站立位或坐位，屈肘，兩手在胸前，十指向上，掌心相對，肩盡力內收作靜力抗阻運動，靜力抗阻堅持7s左右，而後放鬆，重複作3～5次即可（圖9－10）。而後十指相互屈曲鉤緊，置於胸前，兩肩用力外展，作靜力抗阻運動，停留5s左右，放鬆，而後再重複作3～5次（圖9－11）。

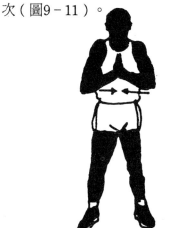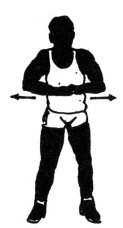

圖9－10　參拜相爭法（內收）　　圖9－11　參拜相爭法（外展）

（三）頸部動力力量運動法

1.**滑輪運動法**：站立位，雙手置腰間，頭部用一寬布帶固定，另一端利用重力滑輪，進行後仰，前屈，側屈頸部力量練習，每個方向運動3～5次即可。重量負荷要調整好，首先從輕重量（1～2kg）開始，而後依據力量情況再增加負荷（圖9－12）。

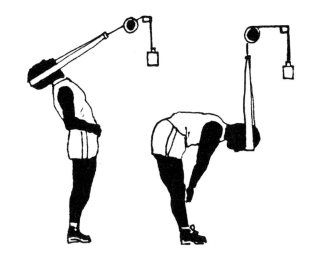

圖9－12　滑輪運動法

2.拉皮筋運動法：此法做法類似於滑輪運動法，只是改用彈性皮筋替代重力滑輪。

（四）頸部放鬆運動法

進行該方法運動時，可採用頸部放鬆架，也可用床代替，作放鬆時，使頸部要低於胸部，使頸肩部肌肉充分放鬆，每次可作5～10min，每日1～2次（圖9－13）。

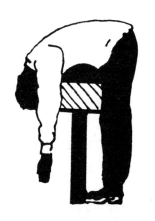

圖9－13　頸部放鬆運動法

四、注意事項

(一) 注意運動強度

在一般情況下，上述運動法每日可作2～3次，每次5～10min，但由於動力力量運動法運動負荷量較大，可每日作1次。

(二) 運動前要明確診斷

根據診斷掌握適應症及禁忌症，不可盲目進行運動。在臨床上對神經根型的頸椎病進行運動療法較好，但對脊髓型頸椎病原則是應減少頸部活動，尤其是帶有頸部旋轉性的頸部運動應予控制。

(三) 急性頸椎病不宜運動

不管是什麼型的頸椎病，只要是急性階段，即出現神經根周圍水腫，並有劇烈疼痛，明顯的串麻感時，可暫不作頸部大幅度的運動。

(四) 頸部運動用力要適當

在進行頸部旋轉運動時動作不宜太快、太猛，要穩妥進行。不可進行急劇的低頭彎腰等動作，以免引起頭暈，並避免頸部軟組織的再損傷。

㈤注意觀察

對患頸椎病又合併冠心病的病人，在進行頸部靜力阻抗運動時，要觀察血壓變化，以免進行該項運動時引起血壓升高。在作頸部放鬆運動時也要進行醫務監督，必要時測定心電圖。

㈥其他

如遇有其它疾病如發熱、出血、急性頸軟組織損傷、內臟疾病的活動期等，均應停止運動。

第二節　肩關節周圍炎（僵凍肩）

一、診斷依據

主要依據是：①發病年齡多爲中年人或老年人，多繼發肱二頭肌腱鞘炎或上肢創傷。②肩痛：鈍痛有放散痛，夜間加重，局部有壓痛。③活動受限，以上臂外展、上舉、內旋明顯。④三角肌萎縮，患側肌力減退。⑤X 線檢查可顯示肩部骨質疏鬆，關節間隙變窄，以及骨質增生，軟組織鈣化等。

二、運動目的

運動目的是：①解痙止痛，促進肩部的血液循環，改善肌肉、韌帶的血液營養供應，有利於緩解肩痛，消除炎症。②改善肩部的功能，有利於肩部功能的恢復，作者認爲肩周炎病人的肩部功能恢復，目前運動是最有效的方法之一。③提高肌肉力量，防治肩周炎所致的肌肉萎縮，尤其是上肢的力量運動鍛鍊對發展肩部肌肉力量，改善肌肉不平衡狀態效果十分明顯。④滑利關節，改善因肩關節活動少而導致的關節液減少，關節囊萎縮，韌帶、肌肉的僵硬、痙攣狀態。加強代謝，牽伸粘連和攣縮組織，有利於防治肩周炎。

三、運動方法

（一）徒手操運動法

1.前後伸推法：又稱順水推舟法。站立位，雙手握拳，

拳心向上置於脅下。然後手變立掌，掌心朝外，向正前方推出，雙手交替進行，連續運動5～10次（圖9－14）。

2.**肩臂旋轉法**：又稱車輪環轉法。兩足分開比肩稍寬站立，一手叉腰，另一手握拳作肩部環轉運動，先向前環轉5～8次，再向後環轉5～8次（圖9－15）。

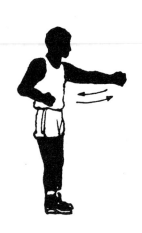 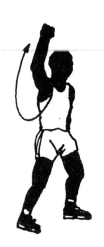

圖9－14　前後伸推法　　**圖9－15　肩臂旋轉法**

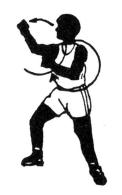

3.**雙手雲旋法**：雙膝稍屈曲，以手腕帶動上肢作旋轉雲手運動，同時目視旋轉之手，旋轉範圍由小到大，直至最大限度為止。旋轉時雙膝關節要隨著前臂的旋轉作左右伸屈，重心移動，此法一次重複作5～8次（圖9－16）

4.**雙肩擴展法**：坐位或站位，

圖9－16　雙手雲旋法　雙手十指於枕後交叉，首先雙肘盡

量作內收，而後雙肩盡力外展，每次作3～5次（圖9－17）。

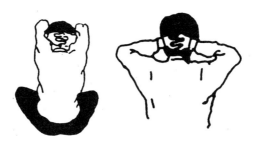

圖9－17　雙肩擴展法

（二）器械運動法

1.擺臂放鬆法

體前屈約80°，健側上肢支撐於桌面或椅上，患肢上肢自然下垂，以肩部帶動上肢進行前後、內外方向擺動或劃圈，做5～8次，或用前臂帶動肩部進行擺動5～8次，擺動幅度由小至大，肩部儘量放鬆，必要時可採用手提重量擺動（圖9－18）。

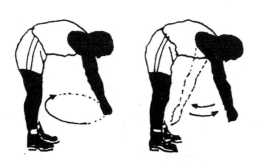

圖9－18　擺臂放鬆法

2.**繞身傳球法**：立位，一手托籃球或排球繞腰腹到腰骶部，另一手腰骶部接球，此動作反覆進行5～8次（圖9－19）。

3.**攀高運動法**：可在肋木上或利用牆壁及小木梯進行攀高運動。站立位，兩足分開同肩寬，面對牆壁，患側五指伸開，使上肢緩慢高舉，手指緩慢向上一節節爬行，一直到最高點，然後再緩慢放下，每次作3～5次（圖9－20）。

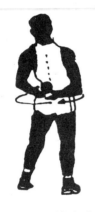 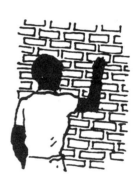

圖9－19　繞身傳球法　　　圖9－20　攀高運動法

4.**木棒運動法**：一根1m 長的木棒，立位，雙手握木棒的兩側，兩臂用力經體前向上舉起，而後再緩慢放下，反覆作5～8次，（圖9－21）。接著，兩臂用力向左右方向擺動，重點是用力向患側擺動，擺動幅度要逐漸升高，手要握緊木棒不可滑動，以便使健側上肢用力推動患肢上舉（圖9－21），此動作反覆作5～8次。而後再改為身後雙手握棒，兩臂反覆用力後舉，後舉幅度也要逐漸升高，反覆進行5～8次（圖9－21）。還可採用（圖9－22）的姿勢進行患肢上舉運動鍛鍊。兩足分開如肩寬，雙手於胸前握木棒，雙手間距

比肩寬，進行上舉，反覆作5～8次。而後將木棒置於身後腰部，健側手心握住木棒一端，患側手握另一端，用健側上肢用力上舉而帶動患側上肢上舉，反覆作5～8次。也可將木棒平行於脊椎，雙手身後握棒，健側上肢手握木棒上端，患肢手握下端，健側上肢用力上拉，帶動患肢上舉，此動作活動幅度要逐漸加大，一次反覆作5～8次（圖9－22）。

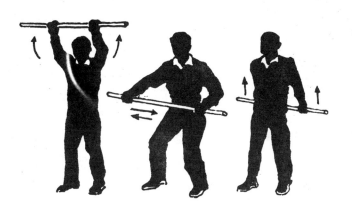

圖9－21　木棒運動法（一）

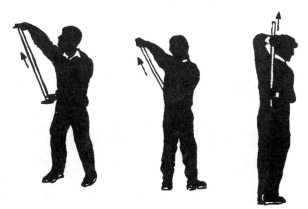

圖9－22　木棒運動法（二）

（三）增強肩部肌力運動法

1.肋木牽伸法：雙手握肋木，軀幹重心逐漸下移，使肩部受到輕度牽伸，然後雙上肢用力將軀體拉起，反覆3～5次（圖9－23）。

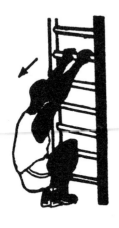

圖9－23　肋木牽伸法

2.滑車運動法：雙手握住滑車裝置上之圓環，以健臂帶動患臂，輕輕前後、左右側方向拉動，速度要緩慢。為了增加屈肘內旋位之活動，可將患側手放於腰後部，在健側拉動下向對側肩胛骨方向接近，約1～5min，也可根據情況適當延長（圖9－24）。

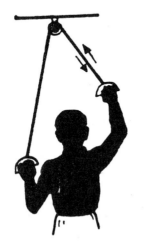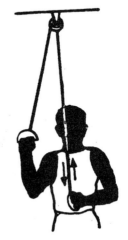

圖9－24　滑車運動法

3.**啞鈴運動法**：此運動方法對提高上肢肌力較爲明顯，根據自己的情況選擇合適的重量啞鈴，一般用5～10kg 即可，但要先選用2kg的啞鈴，而後再逐漸增加負荷。手持啞鈴可進行兩臂向前平舉、側舉等動作，也可進行肩臂內外旋動作（圖9－25）。此項活動每日1～2次，每次3～5min 即可。

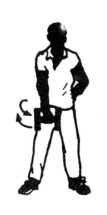

圖9－25　啞鈴運動法

4.**雙臂屈伸運動法**：利用牆壁或肋木，直立位，雙手扶牆，雙肘關節屈曲，然後再伸直，利用身體的重量進行雙臂屈伸力量運動鍛鍊，每日1～2次，每次3～5min。

5.**拉力器運動法**：握牆拉力器鐵環，面向牆拉力器拉，背向牆拉力器反手拉。重量砝碼可隨上肢肌力的增加及關節功能的改善而逐漸增加重量負荷。進行拉力器運動不僅可鍛鍊肩帶肌力。同時對改善肩關節動度十分有效。可根據肩關節肌肉損傷的輕重、部位及肌肉萎縮的具體情況進行某個肌肉群的重點運動，因爲此項運動法可更換用力方向，如向下拉、平拉、外展內收

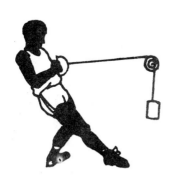

圖9－26　拉力器運動法

拉、上舉拉等（圖9－26）。此項活動每日1～2次，每次5～8min。

四、注意事項

主要應注意：①在制定運動處方前要明確診斷，注意與頸椎病性肩周炎相鑒別。②在運動中如僅出現輕度疼痛反應，一般不應停止運動，但運動時要求動作緩慢，逐漸加至最大負荷、最大幅度。年大體弱者，更不要做粗暴的力量運動鍛鍊，以免加重損傷。③在肩周炎急性期，運動量要小，主要是進行緩解疼痛、保持關節動度、預防局部粘連形成方面的運動，如用木棒運動法等，不要進行過重負荷的力量鍛鍊。④每天運動1～3次，每次5～10min，要長期堅持肩部的運動，即可治療肩周炎，又可預防肩關節的功能障礙。⑤必要時可配合理療，按摩治療。

第三節　腰　　痛

一、診斷依據

（一）慢性腰肌勞損

主要依據：①有或無急性勞損史，可反覆急性發作。②經常腰部不適或輕度疼痛，久坐及持久彎腰或腰部活動時疼痛加重。一側或兩側腰段骶棘肌有壓痛，腰部活動度稍受限。③X線攝片排除骨性病變。

（二）慢性腰骶部勞損

主要依據：①有或無急性勞損史，可反覆急性發作。②下腰部經常不適或輕度疼痛，久坐或持續彎腰疼痛加重。局部有輕度壓痛。腰椎活動度稍受限。③X線攝片排除骨性病變。

（三）慢性骶髂勞損

主要依據：①有或無急性勞損史，可反覆發作。②骶髂部不適或輕度疼痛，有時向臀部或大腿後部放散。久坐或久彎腰時疼痛加重，局部輕度壓痛，骶髂關節牽扯試驗輕度疼痛。③X線攝片排除骨性病變。

（四）腰椎間盤突出症

主要依據：①常有外傷或慢性腰痛史。②腰痛向一側或兩側下肢放散至小腿或足背外側，活動或腹壓增加加重，臥床則減輕。可有脊椎側彎畸形，腰部活動受限，壓痛及叩擊痛多在腰4－5或腰5、骶1間骶棘突旁，並放散到患肢。直腿抬高試驗陽性，伸拇伸趾肌力減弱。③中央型椎間盤突出：兩側或一側下肢放散痛，或有大小便、性功能及馬鞍區感覺障礙。馬尾受壓嚴重者或有兩下肢感覺喪失及癱瘓。④椎管狹窄症：多繼發於腰椎間盤突出症、骨性關節炎等。多有間歇性跛行。蹲下、臥床可緩解。⑤X線攝片或脊椎側彎，腰椎生理弧度消失，偶有椎間隙變窄或椎體骨質增生。CT檢查有助於椎管狹窄症的診斷及定位，必要時作椎管造影。

（五）腰椎後關節紊亂症

主要依據：①腰部有扭傷或勞損史。②單側或雙側腰肌有酸困、痛感，有時出現向臀部、骶尾部的放散痛，但不過膝。③多數患者晨起時腰痛加重，輕微活動後減輕。④相應棘突或棘突旁有壓痛，重者脊椎活動功能受限。⑤X線檢查可見關節突關節錯位或棘突偏歪，關節突骨質密度增加或變尖。椎弓峽部有上頂下壓徵象。

二、運動目的

運動目的是：①加強腰背肌、腹肌、臀部肌肉的張力，

維持脊柱內外平衡。②改善腰背肌的血液循環，消除腫脹，促進炎症吸收。③放鬆肌肉，解除對神經的壓迫，有些運動又能對脊髓和神經根起到牽拉作用，有利於預防或分離粘連，增加神經的營養代謝功能。④運動可使病人養成合適的姿勢習慣，促進脊柱迅速恢復正常生理功能，促使有錯位的後關節自然復位，鞏固療效，防止復發。

三、運動方法

（一）腰背徒手操運動法

1.**轉體法**：叉腰立位，雙腳間距略寬於肩，輪流向左右轉體，轉體時，同側手臂伸直向外後上方擺，眼望掌心，腰儘量後轉（圖9－27）。然後作兩下肢弓箭步，轉體時以腰為軸，兩足尖轉（圖9－27）。而後再恢復分腿立位，體前屈，模仿劈柴動作，雙臂儘量從雙下肢之間後伸，動作要做的輕鬆，動度要逐漸增加（圖9－27）。轉體法每個動作要反覆作5～8次，每日做1～2次。

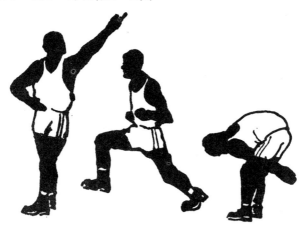

圖9－27　轉體法

　　2.**腰部前屈後伸法**：雙足微開站立，雙手叉腰使軀幹前屈後伸運動，運動幅度由小到大，並且注意腰肌放鬆（圖9－28）。每個姿勢每次作 5 ～ 8 次，每日 1 ～ 2 次即可。

　　3.**腰部側屈回旋法**：兩足微開站立，兩手叉腰使軀幹作左右側屈活動，運動幅度由小到大，至最大限度為止，活動

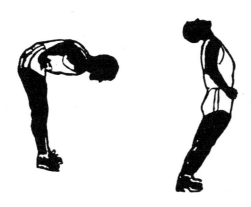

圖9－28　　前屈後伸法

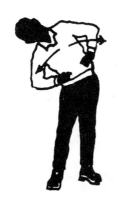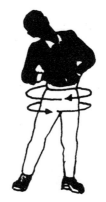

圖9－29　　側屈回旋法

時要使腰肌有牽拉感。而後再恢復站立勢，雙手叉腰，作腰部環轉運動，先向左環轉一週，再向右環轉一週，範圍由小到大，速度由慢逐漸變快（圖9－29）。此方法每天運動1～2次，每次作5～8次即可。

（二）床上運動法

1.剪式交叉運動法：仰臥位，兩腿同時直腿舉起呈45°，在此姿勢下，左右下肢共作剪式交叉動作3～4次，然後放下（圖9－30）。

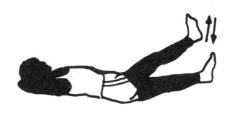

圖9－30　剪式交叉運動法

2.蹬腿運動法：仰臥位，兩下肢伸直，兩手置於身旁或置於枕後，雙下肢輪流作屈髖、屈膝、背屈踝關節，足跟離開床面，而後用力伸膝、伸髖，並逐漸增高蹬腿角度（圖9－31）。每日可作1～2次，每次重複5～8次。

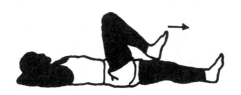

圖9－31　蹬腿運動法

3.下肢外展運動法：取側臥位，交替外展下肢，膝關節要伸直，可逐漸增加外展角度（圖9－32）。此法每日1～2次，每次重複作5～8次。此方法對臀中肌鍛鍊效果較好。

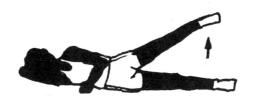

圖9－32　下肢外展運動法

4.下肢內旋運動法：取俯臥位，雙前臂置於前額下，足跟與膝一起向外旋轉，足跟分開，然後用力夾腿，使大腿向內方旋轉，足跟靠攏，此運動法可增強梨狀肌，每次反覆作5～8次，每日1～2次（圖9－33）。

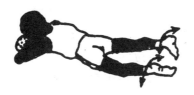

圖9－33　下肢內旋運動法

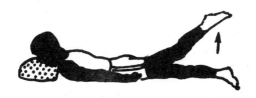

圖9－34　後伸腿運動法

5.後伸腿運動法：取俯臥位，交替後伸下肢，該法可鍛鍊臀大肌，每次可重複5～8次，每日1～2次（圖9-34）。

（三）腰背肌力運動法

1.背肌運動法：又稱鯉魚打挺。俯臥位，兩腿伸直，雙手置在身後，同時抬頭及雙下肢直腿後伸，使腰部儘量後伸，使頭和雙足儘量逐漸抬高（圖9-35）。此動作每日作1～2次，每次重複3～5次。

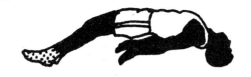

圖9-35　背肌運動法

2.腰負重屈伸運動法：利用滑車裝置，將腰帶與負重繩相連結，重量負荷先從輕量開始，而後逐漸增加至最大負荷。雙手扶在固定的支撐槓上或利用雙槓，進行腰部屈伸運動鍛鍊。此方法對增強軀幹肌力和韌帶彈性作用較大，又能對脊髓和神經根起到牽拉作用，有利於分離粘連，增加神經根的營養代謝功能。做法還可參考（圖9-12）。此法每日可練1～2次，每次5～10min。

（四）腰部放鬆運動法

1.懸吊運動法：雙手緊握單槓，肋木或門框，在懸吊的同時儘量放鬆腰部，並作下肢向前、後、左、右方向的擺動，或作腰旋轉等，每次懸吊持續時間不宜過長，以不出現腰骶部疼痛和手臂無明顯疲勞為宜，每日可運動1～3次，每次1～3min（圖9-36）。此法對體弱者不適宜，待體力恢復後再進行。

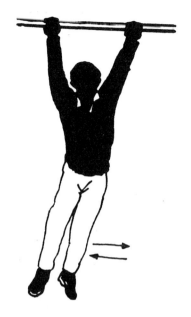

圖9－36　懸吊運動法

2.仰臥位放鬆法·仰臥位，將適當高度、大小的枕頭或墊子放在頭頸部和雙膝的下方，並用襯墊或折疊的毛巾放在脊椎的腰區，雙臂擺在舒適的外展位置。此法每日1～3次，每次20～30min。

3.俯臥位放鬆法：用兩個枕頭分別放在雙髖、雙踝關節下方，雙臂擺在最舒適的位置。此法每日1～3次，每次20～30min（圖9－37）。

4.側臥位放鬆法：患側下肢屈曲，在兩膝關節處置一枕頭加以支持，腰要自然屈曲。此放鬆法可防治腰腿痛，此法每日1～3次，每次20～30min（圖9－38）。

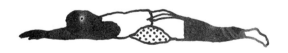

圖9－37　俯臥位放鬆法

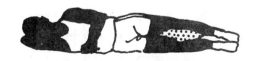

圖9－38　側臥位放鬆法

　　5.仰臥屈腿抬高放鬆法：雙髖及膝關節屈曲各形成90°，並用帶襯墊的凳子或枕頭加以支持。此法每天1～2次，每次20～30min（圖9－39）。

　　6.頭低放鬆法：利用腰背肌放鬆架或採用床邊。腹部及枕部墊厚墊、高度要適中，儘量使髖關節屈曲90°左右，雙下肢要固定以利於放鬆。此方法主要是放鬆腰肌，緩解腰骶部的肌緊張，並且有牽伸作用。每日作1～2次即可，每次3～5min，待身體適應後再適當延長持續放鬆的時間，要注意做好醫護監督，觀察血壓變化，必要時可用心電圖監護。有頭暈等症狀應停止進行（圖9－40）。

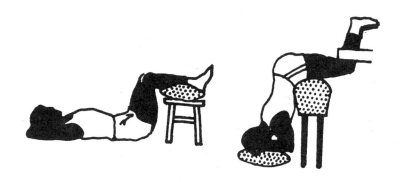

圖9－39　仰臥屈腿抬高放鬆法　　圖9－40　頭低放鬆法

四、注意事項

　　應注意：①運動鍛鍊前要明確腰痛的原因，在明確診斷的基礎上，再根據病情、體力情況制定合適的運動處方。②急性期要停止或減少運動，以減少筋膜充血、水腫、滲出，以利於炎症吸收。有的應絕對臥床休息，如急性腰扭傷、急性腰椎間盤突出、急性梨狀肌損傷等。但是因損傷程度不盡

相同，其急性期也不相同，一般為 2 週左右，在急性期內可適當作肌肉的輕微伸縮活動，防止形成粘連性後遺症。但過早的負重運動又易造成復發，形成新的創傷。因此，在臨床上一般採用臨床症狀明顯好轉或僅有酸、困、脹感，即可開始進行腰背肌鍛鍊以及增強韌帶彈性的運動鍛鍊。③年齡過大、體弱，並伴有心血管疾病者不要做嚴重閉氣動作，以免誘發心臟病。④遵守循序漸進的原則，腰部運動鍛鍊的作用範圍比較廣泛，除增強腰背肌力外，尚可增強腹肌、臀肌、椎間韌帶、伸展膕繩肌，矯正脊柱畸形等，因此，運動不但能治療腰痛，而且更主要的還可以起到預防作用。⑤進行腰部運動鍛鍊動作要緩慢，要按運動處方中的運動程序去做，注意姿勢和要領，保持脊柱的正常曲度。一般每日運動 1～2 次，每次10～30min，有些放鬆運動，如仰臥放鬆法即可在睡眠中採用。

第四節　足痛症

一、診斷依據

（一）跟痛症

主要依據：①有跟部銳物頂壓史，多無外傷史。漸起跟部跖面行走痛，不受壓時痛輕。大多數有壓痛，久臥久坐後突然站立疼痛加重，稍加活動會有好轉，但行走時往往有疼痛。②跟部跖側皮膚無紅腫，皮溫略高，當足跟部軟組織炎症水腫時，表現足跟周圍腫脹。③跟部正側位 X 線片常難發現異常。有時見骨質脫鈣、增生或骨刺。

（二）跖痛症

主要依據：①前足跖趾部行走痛，嚴重時可有腫脹、皮溫略高和壓痛。壓痛點多數在跖骨頭及跖趾關節處，過度背伸、跖屈跖趾關節時疼痛加重。②當跖腱膜損傷時足底有壓痛，並可觸及到瘢痕癒合處的硬條索或硬結。使足過度背伸，牽拉跖腱膜，有足底痛。在足前部橫形擠壓也有足部痛。③有足外形改變，前足橫弓變平，平足症，足輕度外翻，拇外翻，跖趾關節突出部有皮膚增厚及有滑囊，在足底部可見到胼胝、雞眼等合併症。④足 X 線片早期變化不大，晚期可見拇趾外翻，第一跖骨相對內移，骨質增生。

二、運動目的

運動目的是：①增加足底部的肌力，改善足底部的血液循環，活動足部關節。②緩解足部筋膜的異常緊張，有利於平衡足部各組織之間的平衡狀態，有利於炎症的吸收，緩解疼痛。③可緩解腓腸肌的痙攣，使增生的滑囊或粘連的結節散開，維持正常足弓，恢復足的正常功能。

三、運動方法

（一）增強足力運動法

1.足背伸運動法：坐位，兩下肢伸直，雙手握寬布帶或毛巾的兩端，寬布帶中部套於患足足底，用力拉布帶，幫助患足背伸（圖9－41）。此法每日作1～2次，每次3～5 min。

2.足尖蹺起法：面對牆站

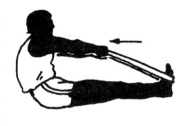

圖9－41　足背伸運動法

立，距牆約60cm，身體前傾，兩臂撐牆，足尖蹺起，停留10s左右，而後還原。根據身體情況可稍加大離牆距離，並逐漸延長足尖蹺起的時間。一般此法每日可作1～3次，每次5～10min。

為了有助於足背伸，牽伸足底筋膜對跟腱及小腿後側肌肉均起到鍛鍊作用，可利用台階或門欄進行足底懸空，足底後半部分重心下壓，持續15～20s，每日作1～2次，每次3～5min（圖9－42）。

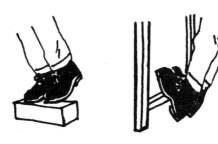

圖9－42　足尖蹺起法

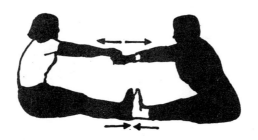

圖9－43　雙人蹬足法

3.**雙人蹬足法**：雙人分別取坐位，雙下肢稍屈曲，雙足相對，雙上肢前伸，雙手指屈曲相鉤，兩人同時雙足相蹬，雙手用力相拉，拉時臀部可稍抬起（圖9－43）。此運動法每日作1～2次，每次3～5 min。

4.**蹬皮筋運動法**：俯臥位，雙手或單手握皮筋的兩端，中間套在足背部，使足用力背屈（圖9－44）。這種運動法每日可作1～2次，每次3～5 min。

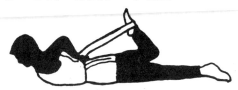

圖9－44　蹬皮筋運動法

（二）維持足弓運動法

1.**木棒蹬滾法**：坐位，雙足放平，取一長30～50cm，直徑5cm左右的木棒一根，雙足放在木棒上用力來回轉動木棒，根據自己的承受能力可以逐漸加力。此運動法每日作1～3次，每次10～20min。進行該項運動可提高足底肌力，有利於踝關節的功能恢復，按摩足心還有保健作用（圖9－45）。

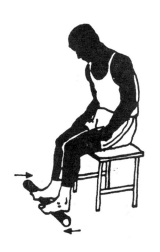

圖9－45　木棒蹬滾法

2.**雙足箝球法**：坐位，兩足彎曲足掌箝起乒乓球，小橡

皮球（圖9－46）。此法每日可作3～5次，每次10～20 min。

　　3.足踩木球法：坐位，足下各放一木製圓球或健身球，使球在足底下滾動，用力要適度（圖9－47）。此法每日作1～3次，每次5～10min。

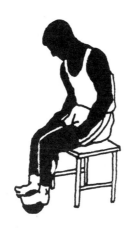 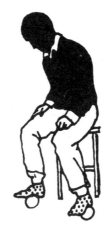

圖9－46　雙足箍球法　　　圖9－47　足踩木球法

四、注意事項

　　應注意：①運動鍛鍊之前，要經醫生詳細檢查，明確診斷，尤其是對有些內科、全身性疾病而引起的足痛症更應明確診斷。②足痛症的急性發作階段，要停止或減少足部的運動。③跖骨骨折後，拆除外固定即應逐漸進行屈伸肌收縮鍛鍊和功能鍛鍊，以增強肌力，防止關節攣縮。④要穿寬大合適的鞋子，並適當增加海綿鞋墊，注意清潔衛生，注意做好足保健。

第五節　偏　　癱

一、診斷依據

　　主要依據是：①有腦血栓形成、腦出血病史。②有典型的肢體攣縮畸形，如肩內收內旋、肘腕指屈曲、前臂旋前、股內旋、髖膝伸直、足跖屈內翻等。③單側肢體肌力下降，下降程度從3級至零級不等。④有的存在感覺障礙和失語、生活不能自理。⑤需要時作 CT 檢查或腦血管造影，可進一步明確病變部位和性質。

二、運動目的

　　運動目的是：①恢復運動機能。運動鍛鍊主要依靠大腦皮層的機能可塑性及未受損害的神經通路，發展其代償機能，從而恢復肢體運動機能，尤其是當偏癱病人意識已經清晰，病情趨向穩定應及早運動，以利於神經衝動的傳導和代償機制的形成。②調節情緒，轉移對疾病的注意力，調動自身積極因素，增強信心，促進功能恢復。③保持正確的身體姿勢，提高肢體協調能力，使肢體活動逐漸形成平穩、準確動作。④預防和治療關節畸形及肌肉萎縮，改善肌肉、神經的營養狀態，減輕或控制肌肉、組織的病理改變。⑤提高身體各項機能，預防併發病，如肺炎、褥瘡等。

三、運動方法

（一）被動運動法

　　1.下肢關節屈伸法：仰臥位，由他人幫助將下肢提起，

並進行被動屈伸，包括髖關節、膝關節、踝關節的屈伸，每日可作3～5次，每次5～10min（圖9－48）。

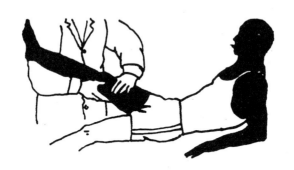

圖9－48　下肢關節屈伸法

2.**手指的屈伸法**：術者將患者病側手指被動進行伸屈（圖9－49）。此方法每日可作3～5次，每次5～10min。床上被動運動可儘早進行，有利於及早出現主動運動。

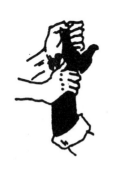

圖9－49　手指屈伸法

3.**姿勢放置法**：使病人保持正確臥床姿勢。宜多採仰臥位和健側臥位，向患側臥時要避免癱瘓肢體受壓。仰臥位時，癱瘓上肢應每日3～5次，每次3～5min放於枕下，保持肩關節於外展位和腕指於功能位。於癱瘓下肢的外側放置枕墊或沙袋以防股外旋。足部應予適當支持以防垂足和足內翻。上述姿勢放置法在被動情況下應每日3～5次，每次3～5min 或更長。

　　床上被動運動法要求活動關節全面，運動要有節奏，在幾次活動後適當插入一次大幅度的活動。爲使緊張肌群得到充分伸展，可在伸直肘關節時先將前臂後旋，背屈踝關節時先屈曲膝關節，伸直膝關節時先放鬆大腿內收肌群。

　　該項運動要在偏癱後儘早進行，一般情況下，腦血栓形成的病人在第二天即可開始，腦出血病人待病情穩定時，即可作輕柔的被動活動。

（二）主動運動法

　　1.健側運動法：急性期後，即可進行健側運動法。包括四肢關節功能的運動、肌力的運動、靈活性運動。因爲進行健側肢體的運動對患側肌力有一定的影響，對患病後保持健側肢體肌力，防止肌萎縮，對病側的康復是非常必要的。一般情況下，健側床上的主動運動每日可作 3 ～ 5 次，每次5～10min 即可。

　　2.病側床上主動運動法：在主動動作恢復前，可應用本體促進法以促使主動動作出現。當癱瘓側肢體出現微弱動作時，應鼓勵病人作主動運動。①軀幹肌運動法：仰臥位，以頭、足、雙肘及臂爲支撐

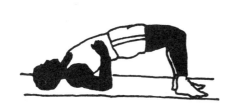

圖9－50　背肌運動法

點，腰向上抬起，增強背肌的肌力（圖9－50），此法每日作 3 ～ 5 次，每次 3 ～ 5 min 即可；②抬頭挺胸運動法：俯臥位，以雙手、雙肘、雙下肢爲支撐點，作抬頭挺胸運動（圖9－51），此項運動要依據身體情況進行，一般每日可

作3～5次，每次3～5 min 即可，頭抬高的幅度每日可適當增加；③下肢運動法：下肢主動運動法主要是為偏癱後下肢的功能康復，站立行走運動鍛鍊打下基礎，主要包括下肢的內外旋，下肢的屈伸，下肢的外展，髖關節的外展，膝關節的屈曲，足踝背屈內翻，足趾的背屈等。隨著病情的恢復可適當增加下肢抗阻性力量運動，即他人在病人肢體主動活動時適當增加力量，以更有效的促進肌力。如下肢抗阻力屈伸運動（圖9-52）。此運動法每日可作3～5次，每次5～10min；④上肢運動法：上肢運動主要是以日常生活為目的，可適當進行肩胛部的後伸、上舉，肩關節的外展和外旋，肘關節的屈曲、伸展，前臂的內外旋等運動，此項運動每日可作3～5次，每次5～10min；⑤坐起運動法：該運動法可在腦血栓形成後7～10d，腦出血後20～30d 根據病人身體情況，可進行床上坐起鍛鍊。首先可進行半卧位適應性鍛鍊，而後逐漸坐起，在坐勢平衡的基礎上再進行床邊雙下肢下垂式的坐勢鍛鍊。坐起運動法可每日作1～3次，每次3～10min 即可。

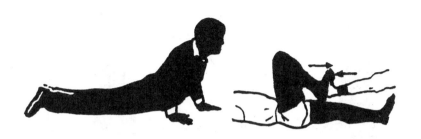

圖9-51　抬頭挺胸運動法　　　圖9-52　下肢運動法

(三)行走運動法

1.站立運動法：在完成床上運動法鍛鍊之後，依據病人身體情況，可逐漸進入行走運動法的鍛鍊。在進行行走運動鍛鍊之前，首先要進行站立運動鍛鍊。①助手扶助站立法：在他人的協助下進行站立運動；②坐下，站立運動法：病人可用健側手扶支撐物進行從坐位變站位，再從站位變坐位的運動鍛鍊。該運動法每日可作 3 ～ 5 次，每次 5 ～10min。

2.邁步運動法：通過被動、主動運動鍛鍊後，站立已兩腿平均負重，上身基本保持正直，能扶物站穩後，即可扶物作下肢的左右移動、前後移動、踏步等運動鍛鍊爲步行作準備。該方法每天可作 3 ～ 5 次，每次 5 ～10min。

3.行走運動法：①平行棒運動法：利用平行棒作支托進行行走運動鍛鍊，可以採用在站好的基礎上先健側下肢邁步，而後再患側下肢邁步（圖9－53），也可以採用在健側手扶持平行棒的基礎上，身體向左右側方邁步。或扶持下進行行走運動鍛鍊（圖9－54）；②扶車運動法：可利用行走

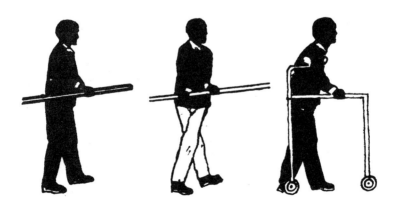

圖9－53 平行棒運動法　　圖9－54 側邁步運動法　　圖9－55 扶車運動法

練習車，調節好合適高度，病人在車中間，手扶車框架進行行走運動鍛鍊（圖9－55）；③手扶手杖運動法：通過上述行走運動鍛鍊後，可採用手扶手杖行走運動鍛鍊，首先應先將手杖往前放置一步，第1步患肢再邁步，第2步健足再跟上，而後重複行走。

（四）協調性運動法

該運動法包括整個機體的協調性和日常生活動作協調性運動鍛鍊。一般包括四肢聯合動作鍛鍊，如在完成擴胸動作的同時，配合小幅度的下蹲運動。非對稱性運動鍛鍊，如進行太極拳的某些動作鍛鍊。還可進行類遊戲性運動，如傳球，或把物品投向指定地點等。

日常生活動作鍛鍊，包括飲食、洗漱、更衣、大小便等生活自理動作的鍛鍊。對失語病人還要進行語言鍛鍊。

四、注意事項

應注意：①嚴格掌握偏癱病人進行運動鍛鍊的時機，對於腦血栓形成的病人在發病2d後，腦出血的病人則要待病情穩定時即可作輕柔的被動活動。當腦血栓形成病人發病已1週，腦出血病人發病已3週，病情穩定，包括意識轉清，血壓、脈搏、呼吸穩定，這時可進行機能方面的主動運動。

②對於初練行走者，要注意下肢肌肉肌力的運動鍛鍊，並要有人專門協助，千萬不要蠻幹冒進，謹防跌倒摔傷。③注意醫務監督。當步行練習時血壓達26.6/16kPa以上，或10.6/6.6kPa以下時，應暫緩步行運動鍛鍊。當發生心慌、氣短，心率超過120次/min，呼吸超過28次/min時，要暫停運動，或減少運動量。

第六節　高血壓病

一、診斷依據

主要依據是：①凡收縮壓≥21.3kPa，舒張壓≥12.7kPa，二者具有一項即可診斷為高血壓病。②診斷高血壓病者，除血壓符合上述條件外，尚須排除慢性腎炎、慢性腎盂腎炎、腎動脈狹窄、嗜鉻細胞瘤、原發性醛固酮增多症、及大動脈炎等所致繼發性高血壓病。

二、運動目的

運動目的是：①降低血壓，改善自覺症狀。②調節植物神經的功能狀態，降低交感神經的興奮性，提高迷走神經的興奮性，促進末梢血管擴張，緩解小動脈的痙攣，從而有助於降壓。③作用於大腦皮質和皮質下血管運動中樞，使其緊張度趨於正常，促使血壓下降。④改善血流動力學的反應，提高整個身體的運動能力。⑤調節情緒，從而減少血壓波動幅度並減少神經官能症症狀。⑥運動可預防血栓形成，有利於防治動脈硬化。⑦有利於病人建立一種運動健身的生活習慣。

三、運動方法

（一）耐力運動法

高血壓病病人的運動方法較多，目前多採用耐力運動項目，如長時間行走，放鬆式長時間慢跑、長時間的游泳、長時間的騎自行車等。以健身跑為例，每日可進行20～30min

的慢速、放鬆式，步幅要小，儘量使全身肌肉及皮下組織放鬆和抖動方式的跑步。不要作迅速緊張式的快跑。

（二）太極拳運動法

可以打全套太極拳，也可僅進行某個動作，如原地野馬分鬃、左右攬雀尾、原地雲手等，每個動作可進行10次左右，每日1～2次。由於太極拳運動動作柔和，姿勢放鬆、思緒寧靜而有利於降低血壓。

（三）氣功運動法

1.坐式放鬆法：椅坐式或盤腿坐式，自然呼吸，默念鬆、靜兩字，誘導身體各部分從頭到腳依次放鬆，每次放鬆功可進行20min左右，每日1～2次。

2.站樁放鬆法：兩足分開同肩寬，兩膝微曲，腰直，胸平，兩臂抬起在胸前圓曲作抱大樹狀，兩手各指微曲作半握拳狀。自然呼吸，同時用意念作各種良性的自我暗示，以求身心放鬆。該放鬆法每日可作1～2次，每次10～30min，還可根據自己的身體情況逐漸增加放鬆運動的持續時間。

（四）體操運動法

1.腹式呼吸運動法：站式或坐式，呼氣時要使腹部下陷，呼氣時要鼓腹，在呼氣的同時放鬆全身肌肉。此方法每日1～2次，每次3～5min。

2.握拳運動法：站式，屈肘同時緩慢握拳，而後伸肘、伸指放鬆。此運動每日可作1～2次，每次2～3min。

3.擺臂運動法：站式，身體前屈約45°，雙臂向前後方向放鬆擺動。該運動每日作1～2次，每次5～10min。

4.鬆腰運動法：站式，雙臂支撐於桌邊緣，身體微前屈，放鬆機體進行腰部向左右輕鬆擺動。此運動每日1～2次，每次3～5min。

5.**蹬腿運動法**：站式，抬起一側下肢，屈膝，蹬腿同時足尖緩慢用力背屈，而後屈膝還原放鬆，兩下肢輪流進行。此運動每日作1～2次，每次3～5min。

6.**伸展運動法**：站式，吸氣時雙臂上舉外展，呼氣時身體前屈雙臂放鬆下垂。該運動每日作 1 ～2次，每次作5～10 min。

四、注意事項

應注意：①掌握高血壓病運動鍛鍊的適應症，雖然運動對高血壓病人的血壓降低有明顯的效果，尤其是對一期高血壓效果更為明顯。對二期高血壓病人來講，降壓效果有反覆。對三期高血壓病人，在開運動處方中要謹愼，有嚴重心律不齊、心動過速、明顯的心絞痛或心功能失代償者禁忌進行運動。

②隨時觀察血壓變化，當收縮壓上升到24kPa 以上，舒張壓上升到14.6kPa 以上時，不要再增加運動量。當運動中出現頭痛、頭暈、胸悶等症狀時應暫停運動。

③不宜做懸掛、推舉、緊握（閉氣）、舉重等十分緊張的運動。

④按照動靜結合的原則，一般一期高血壓病人每日運動1次，每次1h左右。如進行較大運動量則每週可進行2～3次，每次30min 左右即可。對二期高血壓病人，多採用中等運動量，每日運動1～2次，每次20min 左右，但放鬆運動每天可運動2～4次，每次20～30min。

⑤採取綜合防治，如降低體重、戒煙、低脂飲食，對二期高血壓可適當服降壓藥物，長期堅持運動等，以求得最佳療效。

第七節 冠心病

一、診斷依據

主要依據是：①有典型的勞累性心絞痛、自發性心絞痛發作病史。②心電圖呈有持久的 Q 波或 QS 波、運動試驗陽性、伴有心律失常。③年齡在40歲以上，伴有一項以上易患因素（高血壓、高血脂、糖尿病）者，休息時心電圖有明顯心肌缺血型表現，運動試驗陽性。④必要時及有條件時可進行超聲心動圖和放射性核素等其它檢查以協助診斷。

二、運動目的

運動目的是：①加速冠狀動脈側支循環的形成，心肌毛細血管密度增加，改善心肌本身的功能及供血。②提高心臟的泵血機能，提高心輸出量，不同程度的改善心衰症狀。③提高病人適應性，調節血壓、降低心率，增加心射血指數。④改善精神狀態，增強植物神經系統對心血管系統、內分泌系統和新陳代謝的調節功能。⑤限制冠心病的一些易患因素，如通過運動使體重下降，降低過高的血壓、降低血脂等，有助於防止冠心病的發展。⑥提高血液的纖維蛋白溶解酶活性，抑制血小板凝聚，防止動脈粥樣硬化的發展，減少血栓形成的危險。⑦改善肺的血液循環和通氣功能，從而有利於心肌供氧，並減輕心臟的負擔，預防肺炎，並且運動有助於減少心肌的耗氧量。⑧促進養成健康的生活習慣，提高整體健康水平，增強抗病能力，從而為生活自理和恢復某些勞動能力創造有利條件，避免、預防發生某些合併症、及某些危險性。

三、運動方法

（一）冠心病心絞痛間歇期的運動方法

1.**步行運動法**：①定量步行法：選擇平坦的路面進行步行，距離從100m 開始，逐步增至500m、1000m 以至更多，要依各自情況而定；②間歇步行法：400～800m 平路，以3～4min 走200m 的速度行進，每走完200m 後休息3～4min；③步速定量法：首先行走2min，每 min 行走步速55步左右，待適應後逐漸增加步速，可逐漸增加到100步/min，步行時間每日1～2次，每次10～30min。④帶坡度行走法：2000m 平路，其中有兩段短程（約100m）帶有3～5°坡高，用20～25min 步行1000m，休息8min，返程用20～25min，每日1～2次。

2.**游泳運動法**：①水中體操運動法：在水池中反覆進行上肢划水運動及水平位雙下肢蹬水運動，每日1～2次，每次10～20min；②距離定量游泳運動法：可參考（表4－38）游泳運動計劃表。

3.**功率自行車運動法**：進行該項運動要嚴格掌握運動量，根據功率自行車運動試驗的結果，制定出遞增運動負荷的運動處方，必要時在運動中連續進行心電監護。爲了便於臨床應用，將功率自行車運動與其它運動項目之間的相互關係列（表9－1）供參考。

表9－1　功率自行車運動負荷及其心率表

相當於何種運動	功率〔kg/（m·min）〕			
	300	600	900	1200
相當於何種運動	步行5km/h 輕手工勞動 家務勞動	步行7km/h 中等體力 勞動	跑步9km/h 步行8km/h， 自行車21km/h， 重體力勞動	跑步11km/h 爬泳50m/min， 極重體力 勞動
心率(次/min）	90～100	100～120	130～140	150～160

4.**慢跑運動法**：跑步屬耐力性有氧運動，是鍛鍊心臟功能的主要方法。一般在進行慢跑之前應先在慢走，快走鍛鍊的基礎上再進行慢跑，或在步行2～3km後無不良反應時，才允許作慢跑鍛鍊。在方法上最好採用間歇運動法，即慢跑30s，行走30s，再慢跑30s，休息60s。隨著體力的改善再過渡到慢跑。

5.**氣功放鬆法**：常用強壯功，此種運動法分為3段：①呼吸法：用端坐式，全身放鬆，吸氣時膈肌下降，腹部外凸，呼氣時膈肌上升，腹部內凹。每日作1～2次，每次10～20min；②靜坐法：練完呼吸法之後，接著練靜坐法，靜坐時要意守丹田（臍下5cm），意守時要排除雜念，但不必過分留意，而要似守非守，若即若離，鬆靜自然，恰到好處。靜坐法每日作1～2次，每次30～40min；③收功法：練完靜坐法之後，以意領氣從肚臍開始畫圈，自左往右畫24圈，然後再以同樣方法從右往左畫36圈，而後離坐。

6.**體操運動法**：常用的有健心操，做法分為：①原地踏步：提腿踏步，提腿高度由低至高，再由高至低（約30s～1min）；②叉腰呼吸：直立，兩手叉腰，挺胸，兩肘向後，吸氣，束胸，兩肘稍向前靠，呼氣；③盤膝壓腿：兩腿併攏，膝微屈，兩手扶膝，繞膝，在繞膝時先向左側繞膝10次，然後再向右側繞膝10次，接著再作左、右體轉壓腿，向左體轉時，左下肢向前左方稍伸開，重心放在左下肢上，雙手扶左膝上，向下壓3～5次，再後再向右體轉，壓右膝。④野馬分鬃：簡化太極拳中的野馬分鬃節左、右側各作3～5次。

（二）心肌梗塞康復期的運動方法

急性心肌梗塞是由於冠狀動脈急性閉塞，使部分心肌缺

血壞死而發生的病症。有關急性心肌梗塞康復期的時間化分不盡相同，一般採用（表9-2）。在體療康復中，一般認為急性心肌梗塞病人的恢復期是從出院至恢復工作之前的一段時間，病人病情穩定，無心前區疼痛及明顯心悸、氣喘，體溫、血壓、血常規及血沉均恢復正常，心電圖改變有明顯好轉。

表9-2　急性心肌梗塞康復醫療分期表

階段時期	心肌梗塞後時間	處所
Ⅰ急性期	3～5d	冠心病監護室
Ⅱ急性期	其餘住院時間	一般病室
Ⅲ恢復期	3～8週	患者家中
Ⅳ復原—維持期	＞8週	恢復原來體力活動

　　急性心肌梗塞的恢復期病人，可根據醫生所做的運動試驗結果，按運動處方所規定的進行運動。

　　1.步行運動法：可參照（表9-3）的運動鍛鍊方案。

表9-3　急性心肌梗塞步行運動程序

病程（週）	次/d	時間（min）	距離（m）	方法
1～3	1	＜5	＜400	漫步
4	1	5	402	漫步
5	2	5	402	漫步
6	1	10	802	漫步
7	1	10	802	漫步
8	1	15	1207	漫步
9	1	15	1207	漫步
10	1	20	1609	步行
11	1	30	2145	步行
12	1	30	3218	步行
13				集體康復

2.**體操運動法**．在恢復期的第 1～2週可適當進行輕微的呼吸練習及四肢遠端的關節伸展屈曲運動鍛鍊，一般包括：①腹式呼吸運動法：約3～5min，雙手重疊放於腹部，呼吸要輕鬆自然；②握拳運動法：約1～2min，握拳時不要用大力，鬆拳時要使五指充分放鬆伸開；③足趾屈伸運動法：約1～2min，伸趾時吸氣，屈趾時呼氣；④肘屈伸運動法：約1～2min，屈肘時吸氣，伸肘時呼氣；⑤踝屈伸運動法：約1～2min，雙足背伸時吸氣，雙足趾屈時呼氣；⑥收腹呼吸運動法：約1～2min，吸氣時腹部鼓起，呼氣時輕輕收縮腹肌，不可憋氣。

上述運動法每日可作1～2次，每次10～15min。通過1～2週的臥位運動後，體力有所增加，即可根據病人的具體情況進行恢復期的第3～4週運動鍛鍊，在這個階段一般運動包括：①腹式呼吸運動法：約3～5min，站式，雙手插腰，放鬆肩部，呼吸要輕鬆自然；②擺臂運動法：約1～2min，站式，身體前傾約45°，雙臂向前後方向自然擺動；③轉體運動法：約1～2min，雙手放於膝部，向左右方向轉體時兩臂交替外展，同時進行吸氣，還原時呼氣；④提踵運動法：約1～3min，站式，腳跟提起時吸氣，還原時呼氣；⑤踏步運動法：約3～5min，高抬腿原地踏步；⑥下蹲呼吸運動法：約1～2min，雙手插腰，放鬆肩部，軀幹伸直時吸氣，下蹲時呼氣。

3.**功率自行車運動法**：在醫務監督下，按運動試驗的結果，可以作功率自行車定量的運動鍛鍊。但使用功率自行車運動鍛鍊，一般主張在發病後3個月之後，無心絞痛症狀，血壓在26.6/13.3kPa以下，無心律失常。常用的方法是在急性心肌梗塞後21天之後可以採用120～150kg/（m·

min），進行6min，以後逐漸增至10min。發病後6週，如病人情況允許，可逐漸遞增至600kg/（m·min）（在一次鍛鍊中，負荷量每3min120kg/（m·min）的標準遞增）。急性心肌梗塞1年後，每週可運動2～3次，每次15～20min，負荷量視運動試驗的結果而定。

四、注意事項

（一）嚴格掌握適應症

冠心病心絞痛患者凡屬下列情況，適宜進行運動鍛鍊：①高血脂症可疑心絞痛（心電圖可疑或陰性）；②心電圖運動試驗陽性，但不需服抗心絞痛藥；③心絞痛已初步控制，不用服或基本上不用服抗心絞痛藥。急性心肌梗塞恢復期患者，病變已控制，病情穩定，逐漸康復者，可進行一般性運動。

（二）全面評價病情

對運動方法、步驟、副作用預防均要有個詳細計劃。有下列情況之一者不宜進行體療運動；①心絞痛頻繁發作或休息時亦有疼痛；②難以控制的明顯的心律失常；③失代償的充血性心力衰竭；④合併嚴重的高血壓病；⑤近期心肌梗塞。

（三）嚴格遵守個別對待的原則

根據患者具體情況，分別制定合適的運動處方，不要將運動方法，運動量強硬統一，不要機械地追求一定的「最高心率」。

（四）循序漸進

不管進行何種運動方法，動作不應該過於急促，或複雜難學，這樣會引起患者心情緊張、煩躁或厭倦，甚至誘發心絞痛。

㈤做好醫務監督

定時測血壓、心率，並備好急救用品（氧氣筒、急救藥物），以便萬一發生意外時能及時搶救。

第八節　慢性支氣管炎、肺氣腫

一、診斷依據

（一）慢性支氣管炎

主要依據：①咳嗽、咯痰或伴喘息反覆發作，每年的發病持續時間至少3個月，並連續兩年以上。②常有吸煙史。③胸部 X 線檢查早期無異常，病史長及反覆發作者可見兩肺絞增粗、紊亂，呈網狀、條索狀或斑點狀陰影，以下肺野較明顯。

（二）肺氣腫

主要依據：①有慢性支氣管炎、支氣管哮喘等病史。②發病緩慢，有原發病症狀如咳嗽、咯痰等。早期勞動時有氣短，並隨病情進展而加重，並伴有疲乏，體重減輕及勞動力喪失。③早期無明顯異常體徵，典型者有桶狀胸，呼吸運動減弱，語言、語顫減弱，肺反響增強，肝濁音界下移，心濁音界縮小，呼吸音減弱，呼氣延長。④胸部 X 線檢查有肺野透光度增強，肺周圍血管減少、變細，膈肌下降、變平，活動度減弱，心影垂直、狹長，或有肺大泡。⑤必要時進行肺功能檢查。

二、運動目的

運動目的是：①增強體質，提高免疫功能，改善防禦機

能，減輕支氣管的炎症，改善氣道的通暢性。②糾正不合理的呼吸方式，恢復平靜的腹式呼吸，建立有效呼吸。③增加呼吸容量，改善呼吸功能，保持肺組織的彈性，及胸廓的順應性，防止過早出現肺組織的退行性變。④放鬆所有緊張收縮的輔助呼吸肌群，減少呼吸氧耗，並反射性地緩解細支氣管的痙攣，對氣短、氣急症狀常能控制發作。⑤可增加輔助呼吸肌的力量和呼吸深度，使膈肌活動增加，提高肺活量，減少肺泡內的殘餘氣量，有效地改善肺通氣量和吸氧量，改善胸腔的血液循環。

三、運動方法

（一）一般運動法

1.**游泳運動**：該項運動對提高肺活量效果相當明顯，而且還可提高耐寒能力，增強機體的抵抗能力。該項活動在有條件的情況下應每週 1 ～ 3 次，每次20～30min。

2.**划船運動法**：可利用划船器進行運動鍛鍊，該項運動主要是鍛鍊胸大肌及腹肌，這對提高肺通氣量十分重要。此項運動每日 1 ～ 2 次，每次20～30min。

（二）呼吸鍛鍊運動法

1.**靜力性腹式呼吸法**：可用坐位，腹式呼吸是靠腹肌和膈肌收縮而進行的一種呼吸，吸氣時，膈肌收縮，位置下移向腹腔施壓，腹壁隆起，同時由於膈肌收縮，胸腔體積擴大，能容納吸進去的大量空氣。呼氣時則相反，膈肌鬆弛，回復原位，同時腹肌收縮，腹部凹陷，這種練習每日可作 1 ～ 2 次，每次 5 ～10min。也可用仰臥位進行。為了提高鍛鍊效果，在仰臥位時下腹部置5～10kg 沙袋進行腹式呼吸練習。

2.**動力性呼吸運動法**：坐位，自然吸氣，呼氣時軀幹前傾，雙手自然下垂。此法每日可作3～5次，每次3～10min。

3.**下胸式呼吸運動法**：此種呼吸法以擴大胸廓，牽扯橫膈，即吸氣時雙手放在下胸兩側，使胸廓抗阻地向外擴展，呼氣時雙手在下胸部外加壓力，使橫膈活動幅度明顯增加。此方法每日可作3～5次，每次3～10min。

4.**抱膝呼吸運動法**：坐位，兩手側平舉吸氣，吸氣末雙手抱一側膝關節處盡力向腹屈曲，而後呼氣（圖9－56）。該方法每日可作3～5次，每次3～5min。

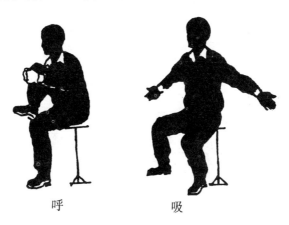

呼　　　　　吸

圖9－56　抱膝呼吸運動法

5.**吹氣運動法**：通過玻璃管或塑料管向水中吹氣，吹氣時間要逐漸延長，每日可吹3～5次，每次2～3min（圖9－57）。此法主要是提高支氣管內壓力，有助於氣體的呼出。

6.**繫帶呼吸運動法**：坐式或站式，用寬布帶交叉纏於下

胸季肋部，呼氣時收縮布帶以擠壓季肋部，吸氣時對抗此布帶的壓力，擴張下胸部及上腹部，同時慢慢放鬆布帶（圖9－58）。此法每日作 3 ～5次，每次 2 ～3min。

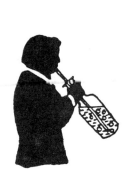
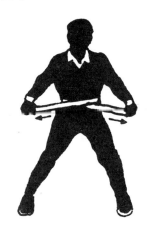

圖9－57　吹氣運動法　　**圖9－58　繫帶呼吸運動法**

（三）呼吸操運動法

1.壓胸呼吸法：站立位，深呼吸，呼氣時用雙手壓迫胸廓兩側，加強呼氣。該法每日可作 3 ～5次，每次 3 ～5min。

2.壓腹呼吸法：站立位，深呼吸，在呼氣時用雙手壓迫上腹部，加強呼氣。該法每日可作 3 ～5次，每次 3 ～5min。

3.「托天」呼吸法：直立位，雙手置胸前，手心向上進行吸氣，翻掌上舉過頭頂呼氣。該法每日作 3 ～5次，每次 3 ～5min。

4.蹲站呼吸法：立位，兩腳開立與肩同寬，兩臂外展於肩平，手心向上，深吸氣時頭微上仰，深呼氣時做深膝蹲，

同時雙手放於腹前，在呼氣將完時稍加力壓腹部，改善呼氣功能（圖9-59）。此法每日作 2～3次，每次 3～5min。

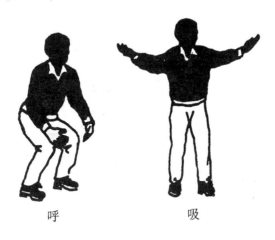

呼　　　　　　　吸

圖9-59　蹲站呼吸法

四、注意事項

應注意：①消除精神上的緊張，提高疾病治癒的信心。②患肺原性心臟病病人的運動強度要經運動試驗的結果去確定。③預防感冒，不要在運動中出汗過多，運動後及時增加衣服，不要運動後馬上洗澡，在感冒流行期間少外出，儘量進行室內運動。④當有上呼吸道感染時，暫時不要進行運動，必要時可服抗菌藥物控制炎症，在初步控制呼吸道炎症的基礎上進行呼吸運動。⑤要長期堅持有規律的運動鍛鍊，養成健康的生活習慣，戒除吸煙。

第九節　糖尿病

一、診斷依據

主要依據是：①糖尿病典型症狀如多飲、多尿、多食、消瘦、乏力等，併血糖升高，空腹血糖≥7.8mmol/L，任何時候血糖≥11.1mmol/L，可診斷爲糖尿病。②空腹血漿血糖不止一次≥7.8mmol/L。③空腹血漿血糖爲臨界值；口服葡萄糖耐量試驗（OGTT），服糖後0～2h內有一次以上≥11.1mmol/L。④遺傳因素較強，常爲常染色體顯性遺傳。⑤肥胖常爲誘因，控制進食加運動使體重下降時，高血糖症和糖耐量異常可恢復正常。

二、運動目的

運動目的是：①改善神經系統對機體糖代謝的調節，促進人體組織對糖的吸收和利用，尤其是運動時肌肉收縮，引起局部缺氧，促進葡萄糖通過細胞膜透入肌細胞，從而增進組織細胞對葡萄糖的攝取作用。②提高機體內各組織對胰島素的敏感性，提高胰島素的利用效率，從而減少對胰島素的需要量。③增進消化系統、泌尿系統、內分泌系統以及機體其他系統的新陳代謝機能，增強人體抗病能力，防止體力衰弱，預防或減少糖尿病的合併症。④降低血脂（包括膽固醇），消除過多的脂肪，起到減肥的作用，同時運動可以活躍胰腺功能，並發展代償功能。⑤使周身血液重新分配，消除肝臟瘀血，增加對肝糖元的儲備能力，即可降低血糖又可減少尿糖，並能減輕由於肝瘀血引起肝糖元貯存減少，肝糖

元被脂肪代替而形成的脂肪肝。

三、運動方法

（一）體操運動法

1.**雙臂支撐運動法**：站立位，面向牆壁，約一臂距離，進行雙臂屈伸練習（圖9－60）。該法每日可作1～2次，每次20～30s，或作20～30次屈伸。也可用低位支撐法（圖9－61）。

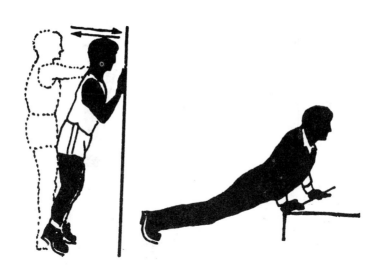

圖9－60　雙臂支撐運動法　　**圖9－61　低位支撐運動法**

2.**下蹲運動法**：足開立與肩同寬，進行半蹲（或全蹲）運動（圖9－62）。該項運動可增強下肢肌力，每日作1～2次，每次連續進行20～30次。

3.**腹背屈伸運動法**：站立位，背對牆，與牆相距約一臂距離，身體前屈時雙手指盡力接觸地面，身體直立兩臂上

舉，身體後伸時雙手指盡力接觸牆壁（圖9－63）。該運動法可增強腹肌、背肌肌力，一般每日可作1～2次，每次作10～20次。

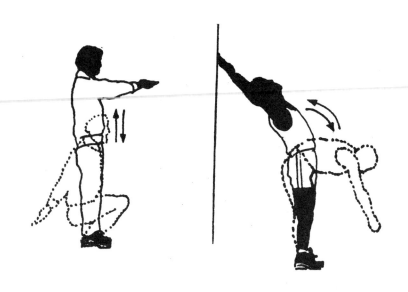

圖9－62　下蹲運動法　　圖9－63　腹背屈伸運動法

4.展臂呼吸運動法：站式，在雙手臂上舉外展的同時進行緩慢吸氣，還原時充分呼氣（圖9－64）。該項活動可增強膈肌、呼吸肌力量，消除肝瘀血及肌肉疲勞。一般可每日作1～2次，每次5～10min。

（二）步行運動法

全身情況良好，糖尿病較輕的肥胖型病人，可進行快速步行，即120～125步/min，一般情況尙可的病人可進行中速步行，即110～115步/min，相當於6km/h，達到出汗爲止。合併心肺功能不良的糖尿病病人，一般採用慢速步行，

即80～100步/min。步行運動一般每日可作1～2次，每次10
～15min。

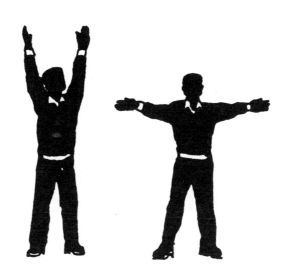

圖9－64　展臂呼吸運動法

（三）功率自行車運動法

該項運動的目的是使肌肉活動旺盛，達到降糖目的，其
運動量可採用中等運動量，即心率應達110次/min 左右。但
開始時，應小運動量，待體力增加後再逐漸增加到中等運動
量。該項運動每日可作 1 ～ 2 次，每次10～20min，合適的
運動量最好是經過運動試驗確定。

四、注意事項

（一）嚴格掌握運動強度

要根據每個病人每天生活行動調查（參考表5－16）計

算出一日生活消耗量，再根據每天從食物中攝取的熱量、及體重控制每日多少 g，而後再求出運動量。計算公式是：

$$X = Q + S - R$$

式中 X ——擬進行的運動量；

　　Q ——每日攝取熱量；

　　S ——體重減輕所釋放熱量；

　　R ——日常生活熱消耗量。

　　例如一老人，體重60kg，身高159cm，為了達到每日減肥50g，每天固定飲食在7536.2kJ，日常生活消耗熱量是6933.3kJ，如採用騎自行車運動，每日需運動多少時間。

$$運動量 = 7536.2 + 1883.9 - 6933.3 = 2486.8kJ$$

式中1883.9——即是每日減輕體重50g，則每日須釋放熱量約1883.9kJ。

　　又因運動量＝運動強度×持續時間，查（表5－17）可知騎自行車運動13km/h，運動強度是0.669kJ/（kg·min），即2486.8kJ＝0.669×60（kg）×持續時間（min），則運動持續時間（min）＝2486.8/0.669×60＝61.95（min）。

（二）選擇適宜的運動項目

　　在運動項目選擇方面，宜選擇運動強度易掌握的，能使全身肌肉都參與活動，便於長期堅持，最好一個人也能進行的、愉快的、有節奏的、易激起人興趣的；負荷量不過強，便於休息後反覆進行的，不要競技性很強的運動項目。

（三）選擇好適應證

一般以非胰島素依賴型糖尿病為主要對象，肥胖者更為適宜。但對於胰島素依賴型糖尿病用胰島素治療病情穩定者也可接受運動治療。伴嚴重慢性併發症，感染、病情不穩定，空腹血糖在13.9mmol/L（250mg/dl）以上，酮症、易發生低血糖者應視為禁忌。

（四）根據用胰島素情況及進餐時間去選擇運動時間

最好飯後1h後運動較為合適。此時血糖含量較高，鍛鍊可發揮心臟對血糖的調節作用，促使合成糖元，也有利於加速血糖利用。嚴禁空腹時運動，尤其是耐力性運動項目更應避免，以免發生低血糖。

㈤醫務監督

做好醫務監督，並定期檢查血糖及尿糖，及時調整運動處方。

㈥綜合治療

運動療法、飲食療法、藥物治療是糖尿病的三大治療原則，要結合病人情況使用。

第十節　慢性胃炎、消化性潰瘍

一、診斷依據

（一）慢性胃炎

主要依據：①上腹部疼痛、飽脹、消化不良、食慾不振等。少數患者可能有上消化道出血。②五肽胃泌素或增量組織胺胃液分析，測定基礎泌酸量及最大泌酸量有助於功能診斷。③X線鋇餐檢查可有胃竇部激惹現象；胃竇大小彎呈鋸

齒狀、痙攣性收縮、胃粘膜皺襞粗亂等。④必要時可作胃鏡檢查及作胃粘膜活檢以明確診斷。

（二）消化性潰瘍

主要依據：①慢性病程，週期性發作，常與季節變化、精神因素、飲食不當有關：或有長期服用能致潰瘍的藥物，如阿斯匹林等病史。②上腹隱痛、灼痛或鈍痛，服鹼性藥物後緩解。典型者胃潰瘍常於劍突下偏左，好發於餐後半小時到 1~2h；十二指腸潰瘍常於中上腹偏右，好發於餐後 3~4h 或半夜痛醒。疼痛常伴反酸、噯氣。③基礎泌酸量及最大泌酸量測定有助於診斷。胃潰瘍的基礎泌酸量正常或稍低，但不應為游離酸缺乏；十二指腸潰瘍的最大泌酸量增高，但應小於 60mmol/L。④潰瘍活動期大便潛血陽性。⑤X 線鋇餐檢查可見龕影及粘膜皺襞集中等直接徵象。⑥胃鏡檢查，可於胃或十二指腸球部、球後部見有圓或橢圓形、底部平整、邊緣整齊的潰瘍。

二、運動目的

運動目的是：①調整大腦皮質的功能活動，尤其是氣功的入靜作用，使大腦皮層進入內抑制狀態，使頑固的興奮灶得到抑制，減輕潰瘍病病變的發展和症狀的發作，為病變部位的癒合創造有利條件。

②通過對植物神經系統的調節，使胃——腸——胰激素的分泌增加，尤其是幽門竇和十二指腸部位所分泌的胃泌素和胰泌素增加，改善胃蠕動功能，緩解血管痙攣，促進胃腸道功能。

③改善腹腔血液和淋巴循環。

三、運動方法

（一）體操運動法

1.**胃前開合運動法**：自然站立，兩臂左右平伸，手掌向下，而後兩臂在胸前屈臂交叉，左前臂在內，右前臂在外，而後雙臂再經兩側上舉到頭頂，手背相對，頭略仰起（圖9－65）。兩臂再從兩側下落，同時彎腰，兩手自下向上捧起，同時上體抬起，當兩手至頭高時，內翻雙掌下壓，當兩手落至上腹部時，兩拇指抵在胃部上緣部，其餘四指按胃部下緣處，同時彎腰呼氣，當呼氣完成時，徐緩挺身吸氣，拇指仍抵在胃部上緣處，其餘四指伸開，使胃舒張。此法每日可作1～3次，每次5～10min。動作要緩慢，調整好呼吸。

2.**調理脾胃單舉手運動法**：站立，右掌心向上於腹前，上托至下頷吸氣，翻掌上托至頭頂，閉氣，右手放下呼氣，左右交替（圖9－66）。此法每日作1～3次，每次5～10min。

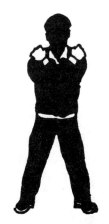 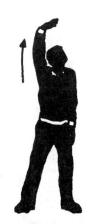

圖9－65　胃前開合運動法　圖9－66　調理脾胃單舉手運動法

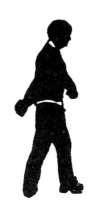

圖9-67 迎風擺錘運動法

3.迎風擺錘運動法：自然站立，左腳向左跨出半步，以輕鬆爲適度，兩手握拳，分別前後擺動至腹前和腰背，交替敲擊前腹和腰部（圖9-67）。此法每日可作1～3次，每次5～10min。敲前腹時拳心向內，敲腰部時拳心向外，用力要適度。

（二）太極拳運動法

對本病較爲合適，每日可作1～2次，每次5～10min。

（三）氣功運動法

氣功運動對老年人消化性潰瘍病較爲適宜的。主要是練習放鬆功，具體做法可參考高血壓病的氣功運動法（第九章第六節）。也可進行內養功運動鍛鍊。內養功分臥式、坐式、側臥式。練功時注意呼吸配合，練功初期可用自然呼吸法，逐步練習腹式呼吸。呼吸要靜細，均勻，深長，柔和。同時還要注意默念「自己靜」，「自己靜坐身體能健康」等，只是用意念默念，而不要念出聲。練功時還要意守丹田，達到進一步入靜。

爲了提高氣功療效，在氣功入靜的基礎上還可用揉腹按摩法，雙手放在左上腹部（大致相當於胃區）用手掌作輕微的擦摩，節律中等，然後，圍繞臍部，從右下腹起作環形揉按（用掌指操作，但主要是用中間的三指指力）從上而下，從右至左；在揉按的同時，有節律的旋轉，按壓100次左右，再以反向揉摩約100次左右。全部練功時間約20min，一般每日可作1～2次。

四、注意事項

應注意：①運動速度不宜太快，要使機體放鬆，配合呼吸，在一般情況下，每日可作1～2次，每次每個運動動作可反覆進行8～10次。為了提高身體整體健康水平，要適當配合跑步運動，球類運動等。②飯後不要馬上運動，因為飯後馬上運動可明顯降低胃部血流，降低胃電圖頻率，使胃排空減慢，消化機能降低。應待飯後1h之後再進行運動為宜。③運動中密切注意病情變化，如有出血或穿孔可能時，應隨時停止運動。如屬胃、十二指腸潰瘍活動期，症狀明顯者不宜進行大強度運動，但氣功運動法可以作。原則上潰瘍活動期應少作腹肌運動，待症狀緩解後再進行運動。④注意養成健康的生活習慣，如戒煙、戒酒，應少食多餐，避免吃刺激性食物。

第十一節　習慣性便秘

一、診斷依據

主要依據是：①大便次數減少和大便乾硬不易排出。②無明顯症狀或陽性體徵的下腹脹壓感覺，常有便意、欲便不暢。③用不透X線的標記物測定通過胃腸道的時間大於54 h。④排除結腸、直腸惡性病變。

二、運動目的

運動目的是：①刺激胃腸蠕動，調節胃腸道張力，促進排便。②增強腹肌肌力，提高膈肌、提肛門肌及腸壁平滑肌

的張力，增強排便能力。③調節神經精神活動、植物神經系統機能，使精神狀態比較穩定，恢復和建立排便反射，從而改善神經系統對腸管運動的調節。

三、運動方法

（一）體操運動法

1.**屈腿運動法**：仰臥位，雙腿同時提起屈膝、屈髖，使股前儘量貼腹，然後還原（圖9－68）。此運動每日可作1～2次，每次重複10～15次。配合呼吸，即屈曲時吸氣，還原時呼氣。

2.**舉腿運動法**：仰臥位，兩腿同時舉起，伸直膝關節，然後緩慢放下（圖9－69）。此法每日1～2次，每次重複10～15次。

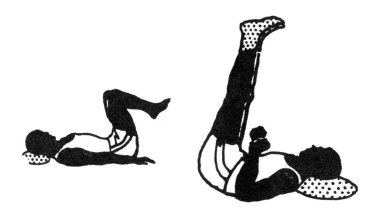

圖9－68　屈腿運動法　　　圖9－69　舉腿運動法

3.**空踏車運動法**：仰臥位，輪流屈伸雙腿，模仿踏自行車運動，動作較快而靈活，屈伸範圍儘量大。此法每日可作

1～2次，每次30s 左右（圖9－70）。

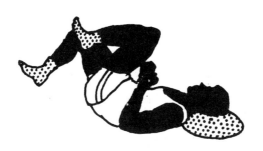

圖9－70　空踏車運動法

4.**仰臥起坐運動法**：此方法運動難度較大，但仰臥起坐的姿勢可用斜板，或背部墊高，隨著腹肌的增加，再改爲平臥位，作的次數一般依本人體力情況而定，每日可作1～5次，每次可重複2～10次不等（圖9－71）。

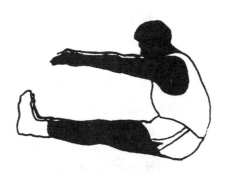

圖9－71　仰臥起坐運動法

5.**蹲起運動法**：呈直立姿勢，然後屈膝下蹲再站立，作蹲起運動時臀部儘量靠近足跟，大腿前面力爭靠近下腹部。要量力而行，切不可使用挫力。下蹲次數可依人而定，一般每日可作1～2次，每次重複10～15次即可。

6.**捶腰運動法**：站立位，兩手輕握拳，手背輕捶叩腰部。此法每日作1～2次，每次3～5min 即可。

（二）氣功運動法

1.**摩腹運動法**：取坐位或站位，全身放鬆，入靜，尤其是腹壁要放鬆。首先用右手掌心或掌根貼於腹部右側，左手掌壓在右手背上，以肚臍為中心，從右往上揉到左邊，再從上向下揉到右邊，呈圓形按摩20次。用力由輕到重，適可而止，然後再用右手掌按在肚臍下，左手掌重疊放在右手背部，用顫抖法進行一起一伏的按壓並抖動20次，按抖要由慢到快。該運動法每日可作1～2次，每次5～10min 即可。

2.**內養功運動法**：用仰臥位，在入靜的基礎上進行深腹式呼吸，每天可作2～3次，每次20～30min。此法簡單易做，對便秘有較好的治療效果。

（三）步行運動法

步行在清晨進行，起床後到戶外快速步行30min，體力較差者可散步15min，然後飲一杯開水，去廁所，形成習慣。

（四）原地跑、跳運動法

利用跑、跳運動促使腸管受到震盪，而促進蠕動，有助於解除便秘。體力好者可進行慢跑。此運動法每日可作1～2次，每次3～5min。

四、注意事項

應注意：①運動前必須明確診斷，排除其它病因後屬單

純性習慣性便秘方可進行運動療法。②不宜在飯後立即進行運動，以免影響胃腸的消化和吸收功能。③養成良好的生活習慣，堅持經常運動及定時排便的習慣。④進食要注意含纖維素多的食物及蔬菜。

第十二節　胃下垂

一、診斷依據

主要依據是：①常有腹部脹悶、消化不良、頭痛、頭昏、易疲勞、便秘等症狀。②常有體質虛弱，消瘦的表現。③X線鋇餐檢查胃下界低於髂骨嵴平面4cm。

二、運動目的

運動目的是：①提高胃腸道平滑肌張力和蠕動，促進胃排空，消除或改善其過度擴張和鬆弛下垂狀態。②提高腹壁肌力，形成生理的「肌肉腹帶」，從而起到支持內臟於正常位置。③增強胃腸消化和吸收功能，增進食慾，減輕或消除症狀。

三、運動方法

（一）體操運動法

1.仰臥起坐運動法：見（圖9－71）。

2.靜力性腹肌運動法：仰臥位，雙下肢併攏伸直，抬高至45°時

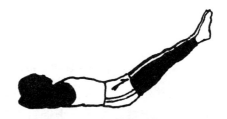

圖9－72　靜力性腹肌運動法

保持10～20s（圖9－72）。當腹肌力量提高後可堅持抬高時間再長一些。

　　3.**腹式呼吸運動法**：該方法每日可作1～2次，每次10～15min。其目的消除腹空的靜脈瘀血，加強胃腸蠕動和排空。

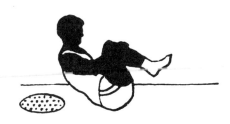

圖9－73　壓腹運動法

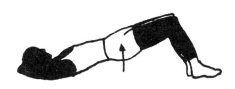

圖9－74　抬盆運動法

　　4.**壓腹運動法**：仰臥位，抱雙腿壓腹部，反覆進行，可增強腹肌、伸展腰肌（圖9－73）。該法每日可作3～5次，每次3～5min。

　　5.**抬盆運動法**：屈曲雙膝，抬起骨盆，反覆進行（圖9－74）。此法每日可作3～5次，每次3～5min。其目的增加腰背肌力量、伸展腹肌。

　　6.**空踏車運動法**：參見（圖9－70）。

四、注意事項

　　應注意：①胃下垂病人一般體力較差，一定要注意運動量，尤其是腹肌力量運動鍛鍊，更應從小運動量開始，而後漸增。②進餐後不要馬上進行運動，尤其是跑、跳等運動，以免胃體及韌帶受到重力影響而加重病情。最好是在飯後

1h之後再運動。③對合併有腹腔臟器急性炎症、活動性潰瘍病、腸結核、嚴重腹痛、出血、經常腹瀉等應暫停運動。症狀嚴重者，可暫採用人工腹帶或胃托，但不宜長期使用。待症狀緩解後再進行運動。

第十三節　痔

一、診斷依據

主要依據是：①排便常帶血或便後出血。反覆便血可有貧血症狀。②肛門口或大便時有紫紅色腫物突出，數目不等，肛門處有發脹、異物感及疼痛。少數粘膜糜爛，有時腫物脫出不易還納。③直腸指診及肛門鏡檢查可確診。應排除直腸癌及直腸息肉等。

二、運動目的

運動目的是：①使鬆弛的腹肌、骨盆底肌得到緩解，改善腹腔、盆腔和直腸部的血液循環，促進腹腔內的靜脈回流，降低靜脈壓力，消除直腸上靜脈的擴張狀態。②提高心血管的收縮機能，減輕靜脈的壓力，消除便秘，提高整體的肌肉力量。

三、運動方法

（一）氣功運動法

1.**仰臥式強壯功**：仰臥位，入靜後，先意守丹田，而後意想肛門慢慢上提。此功每日作1～2次，每次10～20min。

2.**少林內功**：站立，然後兩上肢後伸，屈肘，掌背屈於

腰後。兩掌緩緩上托，掌心向上，指端相對，猶托重物，徐徐上舉過頭，肘部要挺，兩目平視，頭勿盼顧，兩膝勿鬆，勁要含蓄。此功每日可作1～2次，每次重複10～30遍。

3.**騎馬呼吸運動法**：雙腿開立，蹲成大馬步，雙手輕握拳，雙臂前伸，拳心向下，拳眼相對。在蹲式過程中，要提肛，即收縮肛門括約肌，一收一放鬆。此法每日可作1～3次，每次5～10min。

（二）體操運動法

1.**仰臥提肛運動法**：仰臥位，兩腿交叉，臀部及大腿用力夾緊，同時肛門如忍糞狀緩緩用力上提，提肛時吸氣，全身放鬆時呼氣。此法每日作3～5次，每次要反覆進行10～20次的放鬆、提肛動作。

2.**仰臥屈膝運動法**：仰臥位，屈膝，使兩腳跟靠近臀部，兩手置於枕後，以腳掌和肩部作支點，將骨盆舉起，同時提收肛門；放鬆時將骨盆放下。熟練後，亦可配合呼吸，提肛時吸氣，放鬆時呼氣（圖9－75）。此法每日作1～3次，每次3～5min。

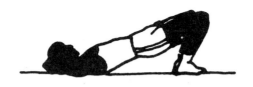

圖9－75 仰臥屈膝運動法

3.**腹式深呼吸運動法**：此法每日可作1～3次，每次3～5min。

4.坐位提膝運動法：坐在高凳上，吸氣時骨盆底肌收縮，兩腳提起離地面，呼氣時骨盆底肌放鬆（提肛肌放鬆），兩腳放下。此運動法每日作3～5次，每次1～2min。

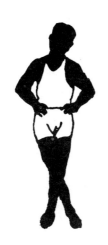

圖9－76　夾腿提肛運動法

5.夾腿提肛運動法：兩腿交叉，坐在床邊或椅上，全身放鬆，兩腿保持交叉站起，同時收臀夾腿，提肛，然後坐下還原時全身放鬆（圖9－76）。此法每日作3～5次，每次重覆作10～30次。

6.腹肌運動法：包括仰臥起坐，斜板舉腿、仰臥舉腿等。根據體力情況，選擇運動。每日一般可作1～2次，每次3～5min。

四、注意事項

應注意：①該運動方法對痔的防治有重要作用，尤其是對輕度的或早期的痔效果更明顯，應長期堅持運動。②遵守肌肉收縮與放鬆相互交替的原則，該運動法每日要作1～2次，每次20min左右。勿憋氣或過分用力，以免引起胸、腹腔內壓力增高，使骨盆腔內臟器的靜脈壓也增高。③凡是有劇痛的肛門裂、痔核發炎，嵌頓性脫肛伴有急性炎症者可暫不進行運動，待炎症消退後再進行運動。④不宜進行久站及負重的運動項目，運動量不宜太大，以免腹肌疲勞。⑤注意飲食，保持大便暢通。

第十四節　慢性前列腺炎、前列腺增生症

一、診斷依據

（一）慢性前列腺炎

主要依據：①可有尿次稍多，排尿時尿道內有燒灼感及尿不盡感。②是否有骶部、會陰、下腹部、腹股溝區，尿道或睪丸不適或脹痛。③尿道外口是否有粘性分泌物，多在尿末或便後，量多少不等。④可有性功能紊亂。⑤前列腺按摩液鏡檢：白細胞或膿細胞每高倍視野超過10個，卵磷脂個體減少。⑥前列線指診可正常，亦可表面不平，硬度不均勻，是否有局部壓痛。長期慢性炎症可有使前列腺體積縮小、質硬。

（二）前列腺增生症

主要依據：①多見於老年患者。以夜尿次增加、進行性排尿困難、直至尿瀦留或充盈性尿失禁。合併感染時，是否有尿痛和血尿。長期梗阻可致腎功減退。②可有痔、疝等併發症。③肛門指診檢查，前列腺兩側葉增大，中央溝消失。硬度中等，均勻。中葉增生者，肛門指診前列腺增大不顯著。④膀胱鏡檢查，見前列腺中葉或側葉向膀胱內突出。⑤尿流率測定顯示排尿遲緩。

二、運動目的

運動目的是：①運動可促進男性激素的分泌，可防治前列腺肥大。②促進盆腔器官的血液循環，消除瘀血及炎症。

三、運動方法

（一）體操運動法

1.**震臀運動法**：仰臥卜位，兩腿
自然伸直，將臀部抬起後放下，如
此反覆震蕩骨盆，此法一般每日作
1～3次，每次3～5min。此法主要
有利於消除瘀血及炎症。

2.**仰臥屈膝運動法**：參見（圖
9－76），但臀部要抬高，同時要
深吸氣、提肛。

3.**擺腰運動法**：仰臥位，兩腿
自然伸直，腰像魚游水樣左右擺動
（圖9－77）。一般此法每日作1～
2次，每次重複作150次左右或依體
力而定。

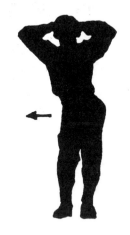

圖9－77　擺腰運動法

4.**扇形運動法**：仰臥位，兩腿伸

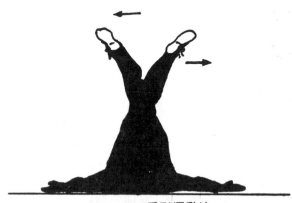

圖9－78　扇形運動法

直並抬起離床約40～45°，兩腿交叉和外展50～100次，每個腿的動作恰像扇面（圖9-78）。此法每日作1～2次。

5.**擊腰運動法**：自然站立，兩腳如肩寬，雙手鬆握拳，以腰脊柱爲軸，左右旋轉，兩拳則如兒童玩具搖鼓樣式，腰向左轉時右拳及右前臂擊小腹，左拳及左小臂擊尾閭（圖9-79）。此法每日可作2～3次，每次5～10min。

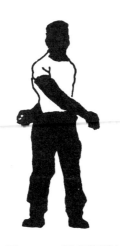

圖9-79 擊腰運動法

（二）其它運動法

常用的有太極拳、太極劍、氣功（內養功）、散步等，結合自己的身體特點進行運動，運動量要達中等運動強度。

四、注意事項

應注意：①進行體療前要排除前列腺癌。②運動之前應排空大、小便。③體療期間可配合其他方法治療，如每晚熱浴20min 等有利於提高療效。④對於前列腺增生症如體療效果不明顯，則要考慮進行手術治療。

第十五節　惡性腫瘤

一、診斷依據

主要依據是：①消瘦、貧血或體重減輕，呈惡病質。②病理檢查有腫瘤細胞。③X 線、CT 等檢查有助於診斷。④

老年人常見腫瘤有肺癌、結腸癌、前列腺癌、乳腺癌，其自覺症狀不盡相同，但均表現為四肢無力、心慌、氣短，周身酸痛等。

二、運動目的

運動目的是：①有利於增強機體的抵抗力，提高機體對腫瘤治療的耐受性。②提高病人戰勝疾病的信心，改變憂愁和煩惱的思想環境，調節情緒，使病情好轉。③促進消化系統的功能，增加食慾，提高整體身體素質，改善全身各系統與臟器的功能，以利於化療、放療或手術後身體恢復。④充分發揮殘缺器官的代償功能，如肺癌術後的呼吸運動，結腸造瘻術後的排便功能鍛鍊等。

三、運動方法

（一）氣功運動法

1.五禽戲：該法是模仿猿、鹿、虎、熊、鶴五種動物生動活潑的姿態來運動的，其中包括：①猿形：雙膝微屈，邁步輕靈，掌變爪手，前伸取物，屈手下垂，腳尖點地，左右反覆；②鹿形：左右虛步，伸手屈肘，雙掌相對，兩臂環繞、腰胯旋轉，左右互換；③虎形：立正姿勢，左足點地，成左虛步，兩拳上伸，拳心向裡，兩虎口相對，眼視指尖，左右虎撲；④熊形：兩足平行，雙臂下垂，腰膀晃動，屈曲右膝，右肩下晃，左肩外展，左臂抬高，反覆晃動，關節放鬆；⑤鶴形：站立兩臂下垂，左腳邁步，右腳虛步，兩臂抬起深吸氣，右腳併左腳，兩臂下落，屈膝下蹲深呼氣，左右反覆進行。

該運動法主要用於四肢部位腫瘤恢復期的鍛鍊。一般每

日可作為1～3次，每次3～5min。

2.站樁功：方法簡單，兩手前伸，肘微屈曲，膝微屈，心靜，自然呼吸，全身放鬆。作站樁功一般每日1～2次，每次的時間5～30min 不等，依自己身體情況而定。

3.新氣功法：新氣功是一種動靜相兼的功法。練功中要求合於圓、軟、遠的原則。

這種功法共有五種基本功。即步風呼吸、升降開合、漫步行功、穴位按摩、揉小棍等。這五種基本功是根據整體治療的原則而創設的。因此，為了保健和防治各種慢性病，開始練功時都練這五種基本功。但還要按照辨證施治的原則增加中度行功（60步/min）、快步行功（65～80步/min）、吐納導引和各種按摩等功法，以提高療效，縮短療程。新氣功法一般每日可作1～3次，每次20～30min。

（二）太極拳運動法

太極拳運動對體力較差的腫瘤病人更為適宜。一般每日可作１～3次，每次3～5min。

（三）其他娛樂性運動

癌症病人可適當進行一些集體運動，如健身舞、門球、釣魚、台球、徒步觀光等有利於調節神經，增加愉快輕鬆感，互相鼓勵，有利於腫瘤的康復。

四、注意事項

應注意：①一旦已確診為癌症，應儘快採用手術、放療、化療治療；運動只是康復的主要手段之一。②初期運動動作要簡單，易學易做，不需花費多大氣力，臥床時即可進行。這些運動能幫助病人輕度恢復體力，當病人可以起床活動時，即可加大動量，以增加體力儲備，補償腫瘤或治療腫

瘤造成的消耗，爲恢復正常活動準備條件，進而適當增加運動量，進行綜合性運動，以加強體力，恢復健康。③一定要樹立起「三心」，即信心、決心、恆心。努力調動主觀能動性，通過堅持運動增強體質，提高機體功能，阻止和消滅癌的發展和存在。

第十六節　老年性痴呆

一、診斷依據

主要依據是：①慢性進行性的體力和智力衰退。②首先是性格的變化，隨後出現人格的改變，記憶力障礙，缺乏羞恥，由於猜疑和幻覺而導致衝動和破壞行爲。③有的終日臥床，大小便不能自理，同時可能伴有老年白內障、老年性震顫等。④CT 檢查可見腦組織彌漫性萎縮。⑤常有高血壓的病史及有反覆發作的腦供血不足或腦中風的病史。⑥腦血流圖呈現動脈硬化徵象。

二、運動目的

運動目的是：①延緩大腦的萎縮速度，使大腦細胞減少速度減慢，有利於維持大腦細胞的正常功能。②使腦部的血流增加，有利於腦部血液循環，對腦血管性痴呆有利。③有利於維持正常的感覺、傳導通路的功能，推遲大腦的衰老，喚回失去的記憶，保持和增進精神健康。④提高機體健康水平，增強抵抗力，減少併發症。

三、運動方法

（一）一般健身運動法

1.**步行運動法**：在他人陪同或適當扶助下進行步行運動。步行對大腦有一定的刺激作用，調節大腦的血液循環。根據身體情況，每日可作 1～3次，每次10～30min。

2.**遊戲運動法**：單純性老年期痴呆病人可以對各種簡單的或複雜的遊戲起反應作用。如拍皮球、傳球、放風箏等形式新奇和多樣化的娛樂活動。適當配合一定的音樂進行運動療效更好些。

3.**健身球運動法**：該方法可調節大腦中樞神經、健腦益智。此法每日可作 3～5次，每次10～30min。

4.**水中運動法**：水中運動可增加樂趣，有助於強壯神經系統，水中運動後易於使神經系統轉為抑制狀態，飲食量增加，睡眠有改善。此法在有條件的情況下每日可作1～2次，每次20～30min。要有人陪同，並注意安全。

（二）功能康復運動法

1.**生活自理訓練法**：包括吃飯、穿衣、大小便、定向、記憶等，有利於改善病人的生活自理能力，穩定其情緒和心理處境。

2.**人格康復訓練法**：改善社交娛樂功能，包括多交談，回憶過去，行為教育，激發病人的思維和活力，參加閱覽，讀報活動等。

四、注意事項

應注意：①老年性痴呆病人，在運動康復中既無積極求治的意志，又無和醫生合作的耐心，因此，要耐心組織，多

做示範，逐漸培養對運動的興趣。②運動方法要簡單，有興趣，盡可能組織病人參加集體運動。③作好運動中的醫務監督，讓病人消除孤獨及不安全感。

大展出版社有限公司 | 圖書目錄

地址：台北市北投區11204　　電話：(02) 8236031
　　　致遠一路二段12巷1號　　　　　　8236033
郵撥：　0166955～1　　　　傳眞：(02) 8272069

• 法律專欄連載 • 電腦編號 58

台大法學院　法律學系／策劃
　　　　　　　　法律服務社／編著

①別讓您的權利睡著了①	200元
②別讓您的權利睡著了②	200元

• 秘傳占卜系列 • 電腦編號 14

①手相術	淺野八郎著	150元
②人相術	淺野八郎著	150元
③西洋占星術	淺野八郎著	150元
④中國神奇占卜	淺野八郎著	150元
⑤夢判斷	淺野八郎著	150元
⑥前世、來世占卜	淺野八郎著	150元
⑦法國式血型學	淺野八郎著	150元
⑧靈感、符咒學	淺野八郎著	150元
⑨紙牌占卜學	淺野八郎著	150元
⑩ＥＳＰ超能力占卜	淺野八郎著	150元
⑪猶太數的秘術	淺野八郎著	150元
⑫新心理測驗	淺野八郎著	160元
⑬塔羅牌預言秘法	淺野八郎著	200元

• 趣味心理講座 • 電腦編號 15

①性格測驗1	探索男與女	淺野八郎著	140元
②性格測驗2	透視人心奧秘	淺野八郎著	140元
③性格測驗3	發現陌生的自己	淺野八郎著	140元
④性格測驗4	發現你的真面目	淺野八郎著	140元
⑤性格測驗5	讓你們吃驚	淺野八郎著	140元
⑥性格測驗6	洞穿心理盲點	淺野八郎著	140元
⑦性格測驗7	探索對方心理	淺野八郎著	140元
⑧性格測驗8	由吃認識自己	淺野八郎著	140元

⑨性格測驗９　戀愛知多少　　　　　淺野八郎著　160元
⑩性格測驗10　由裝扮瞭解人心　　　淺野八郎著　160元
⑪性格測驗11　敲開內心玄機　　　　淺野八郎著　140元
⑫性格測驗12　透視你的未來　　　　淺野八郎著　140元
⑬血型與你的一生　　　　　　　　　淺野八郎著　160元
⑭趣味推理遊戲　　　　　　　　　　淺野八郎著　160元
⑮行為語言解析　　　　　　　　　　淺野八郎著　160元

・婦 幼 天 地・電腦編號 16

①八萬人減肥成果　　　　　　　　　黃靜香譯　　180元
②三分鐘減肥體操　　　　　　　　　楊鴻儒譯　　150元
③窈窕淑女美髮秘訣　　　　　　　　柯素娥譯　　130元
④使妳更迷人　　　　　　　　　　　成　玉譯　　130元
⑤女性的更年期　　　　　　　　　　官舒妍編譯　160元
⑥胎內育兒法　　　　　　　　　　　李玉瓊編譯　150元
⑦早產兒袋鼠式護理　　　　　　　　唐岱蘭譯　　200元
⑧初次懷孕與生產　　　　　　　婦幼天地編譯組　180元
⑨初次育兒12個月　　　　　　　婦幼天地編譯組　180元
⑩斷乳食與幼兒食　　　　　　　婦幼天地編譯組　180元
⑪培養幼兒能力與性向　　　　　婦幼天地編譯組　180元
⑫培養幼兒創造力的玩具與遊戲　婦幼天地編譯組　180元
⑬幼兒的症狀與疾病　　　　　　婦幼天地編譯組　180元
⑭腿部苗條健美法　　　　　　　婦幼天地編譯組　180元
⑮女性腰痛別忽視　　　　　　　婦幼天地編譯組　150元
⑯舒展身心體操術　　　　　　　　　李玉瓊編譯　130元
⑰三分鐘臉部體操　　　　　　　　　趙薇妮著　　160元
⑱生動的笑容表情術　　　　　　　　趙薇妮著　　160元
⑲心曠神怡減肥法　　　　　　　　　川津祐介著　130元
⑳內衣使妳更美麗　　　　　　　　　陳玄茹譯　　130元
㉑瑜伽美姿美容　　　　　　　　　　黃靜香編著　150元
㉒高雅女性裝扮學　　　　　　　　　陳珮玲譯　　180元
㉓蠶糞肌膚美顏法　　　　　　　　　坂梨秀子著　160元
㉔認識妳的身體　　　　　　　　　　李玉瓊譯　　160元
㉕產後恢復苗條體態　　　　　居理安・芙萊喬著　200元
㉖正確護髮美容法　　　　　　　　山崎伊久江著　180元
㉗安琪拉美姿養生學　　　　　安琪拉蘭斯博瑞著　180元
㉘女體性醫學剖析　　　　　　　　　增田豐著　　220元
㉙懷孕與生產剖析　　　　　　　　　岡部綾子著　180元
㉚斷奶後的健康育兒　　　　　　　東城百合子著　220元
㉛引出孩子幹勁的責罵藝術　　　　　多湖輝著　　170元

㉜培養孩子獨立的藝術　　　　　多湖輝著　　170元
㉝子宮肌瘤與卵巢囊腫　　　　陳秀琳編著　　180元
㉞下半身減肥法　　　　納他夏・史達賓著　　180元
㉟女性自然美容法　　　　　　吳雅菁編著　　180元
㊱再也不發胖　　　　　　池園悅太郎著　　170元
㊲生男生女控制術　　　　　中垣勝裕著　　220元
㊳使妳的肌膚更亮麗　　　　　楊　皓編著　　170元
㊴臉部輪廓變美　　　　　　芝崎義夫著　　180元
㊵斑點、皺紋自己治療　　　　高須克彌著　　180元
㊶面皰自己治療　　　　　　伊藤雄康著　　180元
㊷隨心所欲瘦身冥想法　　　　原久子著　　180元
㊸胎兒革命　　　　　　　　鈴木丈織著　　180元
㊹NS磁氣平衡法塑造窈窕奇蹟　古屋和江著　　180元

・青 春 天 地・電腦編號 17

①A血型與星座　　　　　　柯素娥編譯　　160元
②B血型與星座　　　　　　柯素娥編譯　　160元
③O血型與星座　　　　　　柯素娥編譯　　160元
④AB血型與星座　　　　　柯素娥編譯　　120元
⑤青春期性教室　　　　　　呂貴嵐編譯　　130元
⑥事半功倍讀書法　　　　　王毅希編譯　　150元
⑦難解數學破題　　　　　　宋釗宜編譯　　130元
⑧速算解題技巧　　　　　　宋釗宜編譯　　130元
⑨小論文寫作秘訣　　　　　林顯茂編譯　　120元
⑪中學生野外遊戲　　　　　熊谷康編著　　120元
⑫恐怖極短篇　　　　　　　柯素娥編譯　　130元
⑬恐怖夜話　　　　　　　　小毛驢編譯　　130元
⑭恐怖幽默短篇　　　　　　小毛驢編譯　　120元
⑮黑色幽默短篇　　　　　　小毛驢編譯　　120元
⑯靈異怪談　　　　　　　　小毛驢編譯　　130元
⑰錯覺遊戲　　　　　　　　小毛驢編譯　　130元
⑱整人遊戲　　　　　　　　小毛驢編著　　150元
⑲有趣的超常識　　　　　　柯素娥編譯　　130元
⑳哦！原來如此　　　　　　林慶旺編譯　　130元
㉑趣味競賽100種　　　　　劉名揚編譯　　120元
㉒數學謎題入門　　　　　　宋釗宜編譯　　150元
㉓數學謎題解析　　　　　　宋釗宜編譯　　150元
㉔透視男女心理　　　　　　林慶旺編譯　　120元
㉕少女情懷的自白　　　　　李桂蘭編譯　　120元
㉖由兄弟姊妹看命運　　　　李玉瓊編譯　　130元

㉗趣味的科學魔術　　　　　　林慶旺編譯　150元
㉘趣味的心理實驗室　　　　　李燕玲編譯　150元
㉙愛與性心理測驗　　　　　　小毛驢編譯　130元
㉚刑案推理解謎　　　　　　　小毛驢編譯　130元
㉛偵探常識推理　　　　　　　小毛驢編譯　130元
㉜偵探常識解謎　　　　　　　小毛驢編譯　130元
㉝偵探推理遊戲　　　　　　　小毛驢編譯　130元
㉞趣味的超魔術　　　　　　　廖玉山編著　150元
㉟趣味的珍奇發明　　　　　　柯素娥編著　150元
㊱登山用具與技巧　　　　　　陳瑞菊編著　150元

・健 康 天 地・電腦編號 18

①壓力的預防與治療　　　　　柯素娥編譯　130元
②超科學氣的魔力　　　　　　柯素娥編譯　130元
③尿療法治病的神奇　　　　　中尾良一著　130元
④鐵證如山的尿療法奇蹟　　　廖玉山譯　120元
⑤一日斷食健康法　　　　　　葉慈容編譯　150元
⑥胃部強健法　　　　　　　　陳炳崑譯　120元
⑦癌症早期檢查法　　　　　　廖松濤譯　160元
⑧老人痴呆症防止法　　　　　柯素娥編譯　130元
⑨松葉汁健康飲料　　　　　　陳麗芬編譯　130元
⑩揉肚臍健康法　　　　　　　永井秋夫著　150元
⑪過勞死、猝死的預防　　　　卓秀貞編譯　130元
⑫高血壓治療與飲食　　　　　藤山順豐著　150元
⑬老人看護指南　　　　　　　柯素娥編譯　150元
⑭美容外科淺談　　　　　　　楊啟宏著　150元
⑮美容外科新境界　　　　　　楊啟宏著　150元
⑯鹽是天然的醫生　　　　　　西英司郎著　140元
⑰年輕十歲不是夢　　　　　　梁瑞麟譯　200元
⑱茶料理治百病　　　　　　　桑野和民著　180元
⑲綠茶治病寶典　　　　　　　桑野和民著　150元
⑳杜仲茶養顏減肥法　　　　　西田博著　150元
㉑蜂膠驚人療效　　　　　　　瀨長良三郎著　180元
㉒蜂膠治百病　　　　　　　　瀨長良三郎著　180元
㉓醫藥與生活　　　　　　　　鄭炳全著　180元
㉔鈣長生寶典　　　　　　　　落合敏著　180元
㉕大蒜長生寶典　　　　　　　木下繁太郎著　160元
㉖居家自我健康檢查　　　　　石川恭三著　160元
㉗永恒的健康人生　　　　　　李秀鈴譯　200元
㉘大豆卵磷脂長生寶典　　　　劉雪卿譯　150元

㉙芳香療法　　　　　　　　　　梁艾琳譯　　160元
㉚醋長生寶典　　　　　　　　　柯素娥譯　　180元
㉛從星座透視健康　　　　席拉・吉蒂斯著　　180元
㉜愉悅自在保健學　　　　　野本二士夫著　　160元
㉝裸睡健康法　　　　　　　　丸山淳士等著　　160元
㉞糖尿病預防與治療　　　　　藤田順豐著　　180元
㉟維他命長生寶典　　　　　　菅原明子著　　180元
㊱維他命C新效果　　　　　　　鐘文訓編　　150元
㊲手、腳病理按摩　　　　　　　堤芳朗著　　160元
㊳AIDS瞭解與預防　　　　　彼得塔歇爾著　　180元
㊴甲殼質殼聚糖健康法　　　　　沈永嘉譯　　160元
㊵神經痛預防與治療　　　　　木下眞男著　　160元
㊶室內身體鍛鍊法　　　　　　陳炳崑編著　　160元
㊷吃出健康藥膳　　　　　　　劉大器編著　　180元
㊸自我指壓術　　　　　　　　蘇燕謀編著　　160元
㊹紅蘿蔔汁斷食療法　　　　　李玉瓊編著　　150元
㊺洗心術健康秘法　　　　　　竺翠萍編譯　　170元
㊻枇杷葉健康療法　　　　　　柯素娥編譯　　180元
㊼抗衰血癒　　　　　　　　　　楊啟宏著　　180元
㊽與癌搏鬥記　　　　　　　　逸見政孝著　　180元
㊾冬蟲夏草長生寶典　　　　　高橋義博著　　170元
㊿痔瘡・大腸疾病先端療法　　宮島伸宜著　　180元
51膠布治癒頑固慢性病　　　　加瀨建造著　　180元
52芝麻神奇健康法　　　　　　小林貞作著　　170元
53香煙能防止癡呆？　　　　　高田明和著　　180元
54穀菜食治癌療法　　　　　　佐藤成志著　　180元
55貼藥健康法　　　　　　　　松原英多著　　180元
56克服癌症調和道呼吸法　　　帶津良一著　　180元
57B型肝炎預防與治療　　　　野村喜重郎著　　180元
58青春永駐養生導引術　　　　早島正雄著　　180元
59改變呼吸法創造健康　　　　　原久子著　　180元
60荷爾蒙平衡養生秘訣　　　　　出村博著　　180元
61水美肌健康法　　　　　　　井戶勝富著　　170元
62認識食物掌握健康　　　　　廖梅珠編著　　170元
63痛風劇痛消除法　　　　　　鈴木吉彥著　　180元
64酸莖菌驚人療效　　　　　　上田明彥著　　180元
65大豆卵磷脂治現代病　　　　神津健一著　　200元
66時辰療法──危險時刻凌晨4時　呂建強等著　　180元
67自然治癒力提升法　　　　　帶津良一著　　180元
68巧妙的氣保健法　　　　　　藤平墨子著　　180元
69治癒C型肝炎　　　　　　　熊田博光著　　180元

⑩肝臟病預防與治療　　　　　劉名揚編著　180元
⑪腰痛平衡療法　　　　　　　荒井政信著　180元
⑫根治多汗症、狐臭　　　　　稻葉益巳著　220元
⑬40歲以後的骨質疏鬆症　　　沈永嘉譯　180元
⑭認識中藥　　　　　　　　　松下一成著　180元
⑮認識氣的科學　　　　　　佐佐木茂美著　180元
⑯我戰勝了癌症　　　　　　　安田伸著　180元
⑰斑點是身心的危險信號　　　中野進著　180元
⑱艾波拉病毒大震撼　　　　　玉川重德著　180元
⑲重新還我黑髮　　　　　　桑名隆一郎著　180元
⑳身體節律與健康　　　　　　林博史著　180元
㉑生薑治萬病　　　　　　　　石原結實著　180元

・實用女性學講座・電腦編號 19

①解讀女性內心世界　　　　　島田一男著　150元
②塑造成熟的女性　　　　　　島田一男著　150元
③女性整體裝扮學　　　　　　黃靜香編著　180元
④女性應對禮儀　　　　　　　黃靜香編著　180元
⑤女性婚前必修　　　　　　　小野十傳著　200元
⑥徹底瞭解女人　　　　　　　田口二州著　180元
⑦拆穿女性謊言88招　　　　　島田一男著　200元
⑧解讀女人心　　　　　　　　島田一男著　200元

・校 園 系 列・電腦編號 20

①讀書集中術　　　　　　　　多湖輝著　150元
②應考的訣竅　　　　　　　　多湖輝著　150元
③輕鬆讀書贏得聯考　　　　　多湖輝著　150元
④讀書記憶秘訣　　　　　　　多湖輝著　150元
⑤視力恢復！超速讀術　　　　江錦雲譯　180元
⑥讀書36計　　　　　　　　　黃柏松編著　180元
⑦驚人的速讀術　　　　　　　鐘文訓編著　170元
⑧學生課業輔導良方　　　　　多湖輝著　180元
⑨超速讀超記憶法　　　　　　廖松濤編著　180元
⑩速算解題技巧　　　　　　　宋釗宜編著　200元
⑪看圖學英文　　　　　　　　陳炳崑編著　200元

・實用心理學講座・電腦編號 21

①拆穿欺騙伎倆　　　　　　　多湖輝著　140元

②創造好構想　　　　　　　多湖輝著　140元
③面對面心理術　　　　　　多湖輝著　160元
④偽裝心理術　　　　　　　多湖輝著　140元
⑤透視人性弱點　　　　　　多湖輝著　140元
⑥自我表現術　　　　　　　多湖輝著　180元
⑦不可思議的人性心理　　　多湖輝著　150元
⑧催眠術入門　　　　　　　多湖輝著　150元
⑨責罵部屬的藝術　　　　　多湖輝著　150元
⑩精神力　　　　　　　　　多湖輝著　150元
⑪厚黑說服術　　　　　　　多湖輝著　150元
⑫集中力　　　　　　　　　多湖輝著　150元
⑬構想力　　　　　　　　　多湖輝著　150元
⑭深層心理術　　　　　　　多湖輝著　160元
⑮深層語言術　　　　　　　多湖輝著　160元
⑯深層說服術　　　　　　　多湖輝著　180元
⑰掌握潛在心理　　　　　　多湖輝著　160元
⑱洞悉心理陷阱　　　　　　多湖輝著　180元
⑲解讀金錢心理　　　　　　多湖輝著　180元
⑳拆穿語言圈套　　　　　　多湖輝著　180元
㉑語言的內心玄機　　　　　多湖輝著　180元

・超現實心理講座・ 電腦編號 22

①超意識覺醒法　　　　　　詹蔚芬編譯　130元
②護摩秘法與人生　　　　　劉名揚編譯　130元
③秘法！超級仙術入門　　　陸　明譯　150元
④給地球人的訊息　　　　　柯素娥編著　150元
⑤密教的神通力　　　　　　劉名揚編著　130元
⑥神秘奇妙的世界　　　　　平川陽一著　180元
⑦地球文明的超革命　　　　吳秋嬌譯　200元
⑧力量石的秘密　　　　　　吳秋嬌譯　180元
⑨超能力的靈異世界　　　　馬小莉譯　200元
⑩逃離地球毀滅的命運　　　吳秋嬌譯　200元
⑪宇宙與地球終結之謎　　　南山宏著　200元
⑫驚世奇功揭秘　　　　　　傅起鳳著　200元
⑬啟發身心潛力心象訓練法　栗田昌裕著　180元
⑭仙道術遁甲法　　　　　　高藤聰一郎著　220元
⑮神通力的秘密　　　　　　中岡俊哉著　180元
⑯仙人成仙術　　　　　　　高藤聰一郎著　200元
⑰仙道符咒氣功法　　　　　高藤聰一郎著　220元
⑱仙道風水術尋龍法　　　　高藤聰一郎著　200元

⑲仙道奇蹟超幻像　　　　　高藤聰一郎著　200元
⑳仙道鍊金術房中法　　　　高藤聰一郎著　200元
㉑奇蹟超醫療治癒難病　　　　深野一幸著　220元
㉒揭開月球的神秘力量　　　超科學研究會　180元
㉓西藏密教奧義　　　　　　高藤聰一郎著　250元

・養 生 保 健・電腦編號23

①醫療養生氣功　　　　　　　黃孝寬著　250元
②中國氣功圖譜　　　　　　　余功保著　230元
③少林醫療氣功精粹　　　　　井玉蘭著　250元
④龍形實用氣功　　　　　　吳大才等著　220元
⑤魚戲增視強身氣功　　　　　宮　嬰著　220元
⑥嚴新氣功　　　　　　　　前新培金著　250元
⑦道家玄牝氣功　　　　　　　張　章著　200元
⑧仙家秘傳袪病功　　　　　　李遠國著　160元
⑨少林十大健身功　　　　　　秦慶豐著　180元
⑩中國自控氣功　　　　　　　張明武著　250元
⑪醫療防癌氣功　　　　　　　黃孝寬著　250元
⑫醫療強身氣功　　　　　　　黃孝寬著　250元
⑬醫療點穴氣功　　　　　　　黃孝寬著　250元
⑭中國八卦如意功　　　　　　趙維漢著　180元
⑮正宗馬禮堂養氣功　　　　　馬禮堂著　420元
⑯秘傳道家筋經內丹功　　　　王慶餘著　280元
⑰三元開慧功　　　　　　　　辛桂林著　250元
⑱防癌治癌新氣功　　　　　　郭　林著　180元
⑲禪定與佛家氣功修煉　　　　劉天君著　200元
⑳顛倒之術　　　　　　　　　梅自強著　360元
㉑簡明氣功辭典　　　　　　　吳家駿編　360元
㉒八卦三合功　　　　　　　　張全亮著　230元
㉓朱砂掌健身養生功　　　　　楊　永著　250元
㉔抗老功　　　　　　　　　　陳九鶴著　230元

・社會人智囊・電腦編號24

①糾紛談判術　　　　　　　清水增三著　160元
②創造關鍵術　　　　　　　淺野八郎著　150元
③觀人術　　　　　　　　　淺野八郎著　180元
④應急詭辯術　　　　　　　廖英迪編著　160元
⑤天才家學習術　　　　　　木原武一著　160元
⑥貓型狗式鑑人術　　　　　淺野八郎著　180元

⑦逆轉運掌握術　　　　　　淺野八郎著　180元
⑧人際圓融術　　　　　　　澁谷昌三著　160元
⑨解讀人心術　　　　　　　淺野八郎著　180元
⑩與上司水乳交融術　　　　秋元隆司著　180元
⑪男女心態定律　　　　　　　小田晉著　180元
⑫幽默說話術　　　　　　　林振輝編著　200元
⑬人能信賴幾分　　　　　　淺野八郎著　180元
⑭我一定能成功　　　　　　　李玉瓊譯　180元
⑮獻給青年的嘉言　　　　　　陳蒼杰譯　180元
⑯知人、知面、知其心　　　林振輝編著　180元
⑰塑造堅強的個性　　　　　　坂上肇著　180元
⑱為自己而活　　　　　　　佐藤綾子著　180元
⑲未來十年與愉快生活有約　船井幸雄著　180元
⑳超級銷售話術　　　　　　　杜秀卿譯　180元
㉑感性培育術　　　　　　　黃靜香編著　180元
㉒公司新鮮人的禮儀規範　　　蔡媛惠譯　180元
㉓傑出職員鍛鍊術　　　　　佐佐木正著　180元
㉔面談獲勝戰略　　　　　　　李芳黛譯　180元
㉕金玉良言撼人心　　　　　　森純大著　180元
㉖男女幽默趣典　　　　　　劉華亭編著　180元
㉗機智說話術　　　　　　　劉華亭編著　180元
㉘心理諮商室　　　　　　　　柯素娥譯　180元
㉙如何在公司頭角崢嶸　　　佐佐木正著　180元
㉚機智應對術　　　　　　　李玉瓊編著　200元
㉛克服低潮良方　　　　　　坂野雄二著　180元
㉜智慧型說話技巧　　　　　沈永嘉編著　　元
㉝記憶力、集中力增進術　　廖松濤編著　180元

・精 選 系 列・電腦編號 25

①毛澤東與鄧小平　　　　渡邊利夫等著　280元
②中國大崩裂　　　　　　江戶介雄著　180元
③台灣・亞洲奇蹟　　　　上村幸治著　220元
④7-ELEVEN高盈收策略　國友隆一著　180元
⑤台灣獨立　　　　　　　　森　詠著　200元
⑥迷失中國的末路　　　　江戶雄介著　220元
⑦2000年5月全世界毀滅　紫藤甲子男著　180元
⑧失去鄧小平的中國　　　小島朋之著　220元
⑨世界史爭議性異人傳　　　桐生操著　200元
⑩淨化心靈享人生　　　　松濤弘道著　220元
⑪人生心情診斷　　　　　賴藤和寬著　220元

⑫中美大決戰　　　　　　　　　檜山良昭著　220元

・運 動 遊 戲・ 電腦編號 26

①雙人運動　　　　　　　　　　李玉瓊譯　160元
②愉快的跳繩運動　　　　　　　廖玉山譯　180元
③運動會項目精選　　　　　　　王佑京譯　150元
④肋木運動　　　　　　　　　　廖玉山譯　150元
⑤測力運動　　　　　　　　　　王佑宗譯　150元

・休 閒 娛 樂・ 電腦編號 27

①海水魚飼養法　　　　　　　　田中智浩著　300元
②金魚飼養法　　　　　　　　　曾雪玫譯　250元
③熱門海水魚　　　　　　　　　毛利匡明著　480元
④愛犬的教養與訓練　　　　　　池田好雄著　250元

・銀髮族智慧學・ 電腦編號 28

①銀髮六十樂逍遙　　　　　　　多湖輝著　170元
②人生六十反年輕　　　　　　　多湖輝著　170元
③六十歲的決斷　　　　　　　　多湖輝著　170元

・飲 食 保 健・ 電腦編號 29

①自己製作健康茶　　　　　　　大海淳著　220元
②好吃、具藥效茶料理　　　　　德永睦子著　220元
③改善慢性病健康藥草茶　　　　吳秋嬌譯　200元
④藥酒與健康果菜汁　　　　　　成玉編著　250元

・家庭醫學保健・ 電腦編號 30

①女性醫學大全　　　　　　　　雨森良彥著　380元
②初為人父育兒寶典　　　　　　小瀧周曹著　220元
③性活力強健法　　　　　　　　相建華著　220元
④30歲以上的懷孕與生產　　　　李芳黛編著　220元
⑤舒適的女性更年期　　　　　　野末悅子著　200元
⑥夫妻前戲的技巧　　　　　　　笠井寬司著　200元
⑦病理足穴按摩　　　　　　　　金慧明著　220元
⑧爸爸的更年期　　　　　　　　河野孝旺著　200元
⑨橡皮帶健康法　　　　　　　　山田晶著　200元

⑩33天健美減肥　　　　　　相建華等著　180元
⑪男性健美入門　　　　　　孫玉祿編著　180元
⑫強化肝臟秘訣　　　　主婦の友社編　200元
⑬了解藥物副作用　　　　　　張果馨譯　200元
⑭女性醫學小百科　　　　　松山榮吉著　200元
⑮左轉健康秘訣　　　　　　龜田修等著　200元
⑯實用天然藥物　　　　　　鄭炳全編著　260元
⑰神秘無痛平衡療法　　　　　林宗駛著　180元
⑱膝蓋健康法　　　　　　　　張果馨譯　180元

・心 靈 雅 集・電腦編號 00

①禪言佛語看人生　　　　　松濤弘道著　180元
②禪密敎的奧秘　　　　　　　葉逯謙譯　120元
③觀音大法力　　　　　　　田口日勝著　120元
④觀音法力的大功德　　　　田口日勝著　120元
⑤達摩禪106智慧　　　　　　劉華亭編譯　220元
⑥有趣的佛敎研究　　　　　　葉逯謙編譯　170元
⑦夢的開運法　　　　　　　　蕭京凌譯　130元
⑧禪學智慧　　　　　　　　　柯素娥編譯　130元
⑨女性佛敎入門　　　　　　　許俐萍譯　110元
⑩佛像小百科　　　　　　心靈雅集編譯組　130元
⑪佛敎小百科趣談　　　　心靈雅集編譯組　120元
⑫佛敎小百科漫談　　　　心靈雅集編譯組　150元
⑬佛敎知識小百科　　　　心靈雅集編譯組　150元
⑭佛學名言智慧　　　　　　松濤弘道著　220元
⑮釋迦名言智慧　　　　　　松濤弘道著　220元
⑯活人禪　　　　　　　　　平田精耕著　120元
⑰坐禪入門　　　　　　　　柯素娥編譯　150元
⑱現代禪悟　　　　　　　　柯素娥編譯　130元
⑲道元禪師語錄　　　　　心靈雅集編譯組　130元
⑳佛學經典指南　　　　　心靈雅集編譯組　130元
㉑何謂「生」　阿含經　　心靈雅集編譯組　150元
㉒一切皆空　般若心經　　心靈雅集編譯組　150元
㉓超越迷惘　法句經　　　心靈雅集編譯組　130元
㉔開拓宇宙觀　華嚴經　　心靈雅集編譯組　180元
㉕真實之道　法華經　　　心靈雅集編譯組　130元
㉖自由自在　涅槃經　　　心靈雅集編譯組　130元
㉗沈默的敎示　維摩經　　心靈雅集編譯組　150元
㉘開通心眼　佛語佛戒　　心靈雅集編譯組　130元
㉙揭秘寶庫　密敎經典　　心靈雅集編譯組　180元

㉚坐禪與養生　　　　　　　　廖松濤譯　110元
㉛釋尊十戒　　　　　　　　　柯素娥編譯　120元
㉜佛法與神通　　　　　　　　劉欣如編著　120元
㉝悟（正法眼藏的世界）　　　柯素娥編譯　120元
㉞只管打坐　　　　　　　　　劉欣如編著　120元
㉟喬答摩・佛陀傳　　　　　　劉欣如編著　120元
㊱唐玄奘留學記　　　　　　　劉欣如編著　120元
㊲佛教的人生觀　　　　　　　劉欣如編著　110元
㊳無門關（上卷）　　　　心靈雅集編譯組　150元
㊴無門關（下卷）　　　　心靈雅集編譯組　150元
㊵業的思想　　　　　　　　　劉欣如編著　130元
㊶佛法難學嗎　　　　　　　　劉欣如著　140元
㊷佛法實用嗎　　　　　　　　劉欣如著　140元
㊸佛法殊勝嗎　　　　　　　　劉欣如著　140元
㊹因果報應法則　　　　　　　李常傳編　180元
㊺佛教醫學的奧秘　　　　　　劉欣如編著　150元
㊻紅塵絕唱　　　　　　　　　海　若著　130元
㊼佛教生活風情　　　　洪丕謨、姜玉珍著　220元
㊽行住坐臥有佛法　　　　　　劉欣如著　160元
㊾起心動念是佛法　　　　　　劉欣如著　160元
㊿四字禪語　　　　　　　　曹洞宗青年會　200元
51妙法蓮華經　　　　　　　　劉欣如編著　160元
52根本佛教與大乘佛教　　　　葉作森編　180元
53大乘佛經　　　　　　　　　定方晟著　180元
54須彌山與極樂世界　　　　　定方晟著　180元
55阿闍世的悟道　　　　　　　定方晟著　180元
56金剛經的生活智慧　　　　　劉欣如著　180元

・經營管理・電腦編號 01

◎創新經營六十六大計（精）　蔡弘文編　780元
①如何獲取生意情報　　　　　蘇燕謀譯　110元
②經濟常識問答　　　　　　　蘇燕謀譯　130元
④台灣商戰風雲錄　　　　　　陳中雄著　120元
⑤推銷大王秘錄　　　　　　　原一平著　180元
⑥新創意・賺大錢　　　　　　王家成譯　90元
⑦工廠管理新手法　　　　　　琪　輝著　120元
⑨經營參謀　　　　　　　　　柯順隆譯　120元
⑩美國實業24小時　　　　　　柯順隆譯　80元
⑪撼動人心的推銷法　　　　　原一平著　150元
⑫高竿經營法　　　　　　　　蔡弘文編　120元

⑬如何掌握顧客　　　　　　柯順隆譯　　150元
⑭一等一賺錢策略　　　　　　蔡弘文編　　120元
⑯成功經營妙方　　　　　　　鐘文訓著　　120元
⑰一流的管理　　　　　　　　蔡弘文編　　150元
⑱外國人看中韓經濟　　　　　劉華亭譯　　150元
⑳突破商場人際學　　　　　林振輝編著　　90元
㉑無中生有術　　　　　　　　琪輝編著　　140元
㉒如何使女人打開錢包　　　林振輝編著　　100元
㉓操縱上司術　　　　　　　　邑井操著　　90元
㉔小公司經營策略　　　　　　王嘉誠著　　160元
㉕成功的會議技巧　　　　　　鐘文訓編　　100元
㉖新時代老闆學　　　　　　黃柏松編著　　100元
㉗如何創造商場智囊團　　　林振輝編譯　　150元
㉘一分鐘推銷術　　　　　　林振輝編譯　　180元
㉙五分鐘育才　　　　　　　黃柏松編譯　　100元
㉚成功商場戰術　　　　　　　陸明編譯　　100元
㉛商場談話技巧　　　　　　劉華亭編譯　　120元
㉜企業帝王學　　　　　　　　鐘文訓譯　　90元
㉝自我經濟學　　　　　　　廖松濤編譯　　100元
㉞一流的經營　　　　　　　陶田生編著　　120元
㉟女性職員管理術　　　　　王昭國編譯　　120元
㊱ＩＢＭ的人事管理　　　　鐘文訓編譯　　150元
㊲現代電腦常識　　　　　　王昭國編譯　　150元
㊳電腦管理的危機　　　　　鐘文訓編譯　　120元
㊴如何發揮廣告效果　　　　王昭國編譯　　150元
㊵最新管理技巧　　　　　　王昭國編譯　　150元
㊶一流推銷術　　　　　　　廖松濤編譯　　150元
㊷包裝與促銷技巧　　　　　王昭國編譯　　130元
㊸企業王國指揮塔　　　　松下幸之助著　　120元
㊹企業精銳兵團　　　　　松下幸之助著　　120元
㊺企業人事管理　　　　　松下幸之助著　　100元
㊻華僑經商致富術　　　　　廖松濤編譯　　130元
㊼豐田式銷售技巧　　　　　廖松濤編譯　　180元
㊽如何掌握銷售技巧　　　　王昭國編著　　130元
㊿洞燭機先的經營　　　　　鐘文訓編譯　　150元
52新世紀的服務業　　　　　鐘文訓編譯　　100元
53成功的領導者　　　　　　廖松濤編譯　　120元
54女推銷員成功術　　　　　李玉瓊編譯　　130元
55ＩＢＭ人才培育術　　　　鐘文訓編譯　　100元
56企業人自我突破法　　　　黃琪輝編著　　150元
58財富開發術　　　　　　　蔡弘文編著　　130元

⑤成功的店舖設計	鐘文訓編著	150元
⑥企管回春法	蔡弘文編著	130元
⑥小企業經營指南	鐘文訓編譯	100元
⑥商場致勝名言	鐘文訓編譯	150元
⑥迎接商業新時代	廖松濤編譯	100元
⑥新手股票投資入門	何朝乾　編	200元
⑥上揚股與下跌股	何朝乾編譯	180元
⑥股票速成學	何朝乾編譯	200元
⑥理財與股票投資策略	黃俊豪編著	180元
⑦黃金投資策略	黃俊豪編著	180元
⑦厚黑管理學	廖松濤編譯	180元
⑦股市致勝格言	呂梅莎編譯	180元
⑦透視西武集團	林谷燁編譯	150元
⑦巡迴行銷術	陳蒼杰譯	150元
⑦推銷的魔術	王嘉誠譯	120元
⑦60秒指導部屬	周蓮芬編譯	150元
⑦精銳女推銷員特訓	李玉瓊編譯	130元
⑧企劃、提案、報告圖表的技巧	鄭　汶　譯	180元
⑧海外不動產投資	許達守編譯	150元
⑧八百伴的世界策略	李玉瓊譯	150元
⑧服務業品質管理	吳宜芬譯	180元
⑧零庫存銷售	黃東謙編譯	150元
⑧三分鐘推銷管理	劉名揚編譯	150元
⑧推銷大王奮鬥史	原一平著	150元
⑧豐田汽車的生產管理	林谷燁編譯	150元

・成功寶庫・ 電腦編號 02

①上班族交際術	江森滋著	100元
②拍馬屁訣竅	廖玉山編譯	110元
④聽話的藝術	歐陽輝編譯	110元
⑨求職轉業成功術	陳　義編著	110元
⑩上班族禮儀	廖玉山編著	120元
⑪接近心理學	李玉瓊編著	100元
⑫創造自信的新人生	廖松濤編著	120元
⑭上班族如何出人頭地	廖松濤編著	100元
⑮神奇瞬間瞑想法	廖松濤編譯	100元
⑯人生成功之鑰	楊意苓編著	150元
⑲給企業人的諍言	鐘文訓編著	120元
⑳企業家自律訓練法	陳　義編譯	100元
㉑上班族妖怪學	廖松濤編著	100元

㉒猶太人縱橫世界的奇蹟　　　孟佑政編著　110元
㉓訪問推銷術　　　　　　　　黃靜香編著　130元
㉕你是上班族中強者　　　　　嚴思圖編著　100元
㉖向失敗挑戰　　　　　　　　黃靜香編著　100元
㉚成功頓悟100則　　　　　　蕭京凌編譯　130元
㉛掌握好運100則　　　　　　蕭京凌編譯　110元
㉜知性幽默　　　　　　　　　李玉瓊編譯　130元
㉝熟記對方絕招　　　　　　　黃靜香編著　100元
㉞男性成功秘訣　　　　　　　陳蒼杰編譯　130元
㊱業務員成功秘方　　　　　　李玉瓊編著　120元
㊲察言觀色的技巧　　　　　　劉華亭編著　180元
㊳一流領導力　　　　　　　　施義彥編譯　120元
㊴一流說服力　　　　　　　　李玉瓊編著　130元
㊵30秒鐘推銷術　　　　　　　廖松濤編譯　150元
㊶猶太成功商法　　　　　　　周蓮芬編譯　120元
㊷尖端時代行銷策略　　　　　陳蒼杰編著　100元
㊸顧客管理學　　　　　　　　廖松濤編著　100元
㊹如何使對方說Yes　　　　　程　羲編著　150元
㊺如何提高工作效率　　　　　劉華亭編著　150元
㊼上班族口才學　　　　　　　楊鴻儒譯　　120元
㊽上班族新鮮人須知　　　　　程　羲編著　120元
㊾如何左右逢源　　　　　　　程　羲編著　130元
㊿語言的心理戰　　　　　　　多湖輝著　　130元
51扣人心弦演說術　　　　　　劉名揚編著　120元
55性惡企業管理學　　　　　　陳蒼杰譯　　130元
56自我啟發200招　　　　　　楊鴻儒編著　150元
57做個傑出女職員　　　　　　劉名揚編著　130元
58靈活的集團營運術　　　　　楊鴻儒編著　120元
60個案研究活用法　　　　　　楊鴻儒編著　130元
61企業教育訓練遊戲　　　　　楊鴻儒編著　120元
62管理者的智慧　　　　　　　程　義編譯　130元
63做個佼佼管理者　　　　　　馬筱莉編譯　130元
66活用佛學於經營　　　　　　松濤弘道著　150元
67活用禪學於企業　　　　　　柯素娥編譯　130元
68詭辯的智慧　　　　　　　　沈永嘉編譯　150元
69幽默詭辯術　　　　　　　　廖玉山編譯　150元
70拿破崙智慧箴言　　　　　　柯素娥編譯　130元
71自我培育‧超越　　　　　　蕭京凌編譯　150元
74時間即一切　　　　　　　　沈永嘉編譯　130元
75自我脫胎換骨　　　　　　　柯素娥譯　　150元
76贏在起跑點─人才培育鐵則　楊鴻儒編著　150元

⑦做一枚活棋　　　　　　　李玉瓊編譯　　130元
⑧面試成功戰略　　　　　　柯素娥編譯　　130元
⑦白我介紹與社交禮儀　　　柯素娥編譯　　150元
⑧說NO的技巧　　　　　　廖玉山編譯　　130元
⑧瞬間攻破心防法　　　　　廖玉山編譯　　120元
⑧改變一生的名言　　　　　李玉瓊編譯　　130元
⑧性格性向創前程　　　　　楊鴻儒編譯　　130元
⑧訪問行銷新竅門　　　　　廖玉山編譯　　150元
⑧無所不達的推銷話術　　　李玉瓊編譯　　150元

・處世智慧・ 電腦編號 03

①如何改變你自己　　　　　陸明編譯　　120元
⑥靈感成功術　　　　　　　譚繼山編譯　　80元
⑧扭轉一生的五分鐘　　　　黃柏松編譯　　100元
⑩現代人的詭計　　　　　　林振輝譯　　100元
⑫如何利用你的時間　　　　蘇遠謀譯　　80元
⑬口才必勝術　　　　　　　黃柏松編譯　　120元
⑭女性的智慧　　　　　　　譚繼山編譯　　90元
⑮如何突破孤獨　　　　　　張文志編譯　　80元
⑯人生的體驗　　　　　　　陸明編譯　　80元
⑰微笑社交術　　　　　　　張芳明譯　　90元
⑱幽默吹牛術　　　　　　　金子登著　　90元
⑲攻心說服術　　　　　　　多湖輝著　　100元
⑳當機立斷　　　　　　　　陸明編譯　　70元
㉑勝利者的戰略　　　　　　宋恩臨編譯　　80元
㉒如何交朋友　　　　　　　安紀芳編著　　70元
㉓鬥智奇謀（諸葛孔明兵法）　陳炳崑著　　70元
㉔慧心良言　　　　　　　　亦　奇著　　80元
㉕名家慧語　　　　　　　　蔡逸鴻主編　　90元
㉗稱霸者啟示金言　　　　　黃柏松編譯　　90元
㉘如何發揮你的潛能　　　　陸明編譯　　90元
㉙女人身態語言學　　　　　李常傳譯　　130元
㉚摸透女人心　　　　　　　張文志譯　　90元
㉛現代戀愛秘訣　　　　　　王家成譯　　70元
㉜給女人的悄悄話　　　　　妮倩編譯　　90元
㉞如何開拓快樂人生　　　　陸明編譯　　90元
㉟驚人時間活用法　　　　　鐘文訓譯　　80元
㊱成功的捷徑　　　　　　　鐘文訓譯　　70元
㊲幽默逗笑術　　　　　　　林振輝著　　120元
㊳活用血型讀書法　　　　　陳炳崑譯　　80元

㉟心　燈	葉于模著	100元
⑩當心受騙	林顯茂譯	90元
㊶心・體・命運	蘇燕謀譯	70元
㊷如何使頭腦更敏銳	陸明編譯	70元
㊸宮本武藏五輪書金言錄	宮本武藏著	100元
㊺勇者的智慧	黃柏松編譯	80元
㊼成熟的愛	林振輝譯	120元
㊽現代女性駕馭術	蔡德華著	90元
㊾禁忌遊戲	酒井潔著	90元
㊼摸透男人心	劉華亭編譯	80元
㊼如何達成願望	謝世輝著	90元
㊼創造奇蹟的「想念法」	謝世輝著	90元
㊼創造成功奇蹟	謝世輝著	90元
㊼幻想與成功	廖松濤譯	80元
㊼反派角色的啟示	廖松濤編譯	70元
㊼現代女性須知	劉華亭編著	75元
㊼如何突破內向	姜倩怡編譯	110元
㊼讀心術入門	王家成編譯	100元
㊼如何解除內心壓力	林美羽編著	110元
㊼取信於人的技巧	多湖輝著	110元
㊼如何培養堅強的自我	林美羽編著	90元
㊼自我能力的開拓	卓一凡編著	110元
㊼縱橫交涉術	嚴思圖編著	90元
㊼如何培養妳的魅力	劉文珊編著	90元
㊼魅力的力量	姜倩怡編著	90元
㊼個性膽怯者的成功術	廖松濤編譯	100元
㊼人性的光輝	文可式編著	90元
㊼培養靈敏頭腦秘訣	廖玉山編著	90元
㊼夜晚心理術	鄭秀美編譯	80元
㊼如何做個成熟的女性	李玉瓊編著	80元
㊼現代女性成功術	劉文珊編著	90元
㊼成功說話技巧	梁惠珠編譯	100元
㊼人生的真諦	鐘文訓編譯	100元
㊼妳是人見人愛的女孩	廖松濤編著	120元
㊼指尖・頭腦體操	蕭京凌編譯	90元
㊼電話應對禮儀	蕭京凌編譯	120元
㊼自我表現的威力	廖松濤編譯	100元
㊼名人名語啟示錄	喬家楓編著	100元
㊼男與女的哲思	程鐘梅編譯	110元
㊼靈思慧語	牧　風著	110元
㊼心靈夜語	牧　風著	100元

⑭激盪腦力訓練	廖松濤編譯	100元
⑮三分鐘頭腦活性法	廖玉山編譯	110元
⑯星期一的智慧	廖玉山編譯	100元
⑰溝通說服術	賴文琇編譯	100元

・健 康 與 美 容・ 電腦編號 04

③媚酒傳（中國王朝秘酒）	陸明主編	120元
⑤中國回春健康術	蔡一藩著	100元
⑥奇蹟的斷食療法	蘇燕謀譯	130元
⑧健美食物法	陳炳崑譯	120元
⑨驚異的漢方療法	唐龍編著	90元
⑩不老強精食	唐龍編著	100元
⑫五分鐘跳繩健身法	蘇明達譯	100元
⑬睡眠健康法	王家成譯	80元
⑭你就是名醫	張芳明譯	90元
⑮如何保護你的眼睛	蘇燕謀譯	70元
⑲釋迦長壽健康法	譚繼山譯	90元
⑳腳部按摩健康法	譚繼山譯	120元
㉑自律健康法	蘇明達譯	90元
㉓身心保健座右銘	張仁福著	160元
㉔腦中風家庭看護與運動治療	林振輝譯	100元
㉕秘傳醫學人相術	成玉主編	120元
㉖導引術入門(1)治療慢性病	成玉主編	110元
㉗導引術入門(2)健康・美容	成玉主編	110元
㉘導引術入門(3)身心健康法	成玉主編	110元
㉙妙用靈藥・蘆薈	李常傳譯	150元
㉚萬病回春百科	吳通華著	150元
㉛初次懷孕的10個月	成玉編譯	130元
㉜中國秘傳氣功治百病	陳炳崑編譯	130元
㉟仙人長生不老學	陸明編譯	100元
㊱釋迦秘傳米粒刺激法	鐘文訓譯	120元
㊲痔・治療與預防	陸明編譯	130元
㊳自我防身絕技	陳炳崑編譯	120元
㊴運動不足時疲勞消除法	廖松濤譯	110元
㊵三溫暖健康法	鐘文訓編譯	90元
㊸維他命與健康	鐘文訓譯	150元
㊺森林浴—綠的健康法	劉華亭編譯	80元
㊼導引術入門(4)酒浴健康法	成玉主編	90元
㊽導引術入門(5)不老回春法	成玉主編	90元
㊾山白竹（劍竹）健康法	鐘文訓譯	90元

(50)解救你的心臟	鐘文訓編譯	100元
(51)牙齒保健法	廖玉山譯	90元
(52)超人氣功法	陸明編譯	110元
(54)借力的奇蹟(1)	力拔山著	100元
(55)借力的奇蹟(2)	力拔山著	100元
(56)五分鐘小睡健康法	呂添發撰	120元
(57)禿髮、白髮預防與治療	陳炳崑撰	120元
(59)艾草健康法	張汝明編譯	90元
(60)一分鐘健康診斷	蕭京凌編譯	90元
(61)念術入門	黃靜香編譯	90元
(62)念術健康法	黃靜香編譯	90元
(63)健身回春法	梁惠珠編譯	100元
(64)姿勢養生法	黃秀娟編譯	90元
(65)仙人瞑想法	鐘文訓譯	120元
(66)人蔘的神效	林慶旺譯	100元
(67)奇穴治百病	吳通華著	120元
(68)中國傳統健康法	靳海東著	100元
(71)酵素健康法	楊　皓編譯	120元
(73)腰痛預防與治療	五味雅吉著	130元
(74)如何預防心臟病・腦中風	譚定長等著	100元
(75)少女的生理秘密	蕭京凌譯	120元
(76)頭部按摩與針灸	楊鴻儒譯	100元
(77)雙極療術入門	林聖道著	100元
(78)氣功自療法	梁景蓮著	120元
(79)大蒜健康法	李玉瓊編譯	100元
(81)健胸美容秘訣	黃靜香譯	120元
(82)鍺奇蹟療效	林宏儒譯	120元
(83)三分鐘健身運動	廖玉山譯	120元
(84)尿療法的奇蹟	廖玉山譯	120元
(85)神奇的聚積療法	廖玉山譯	120元
(86)預防運動傷害伸展體操	楊鴻儒編譯	120元
(88)五日就能改變你	柯素娥譯	110元
(89)三分鐘氣功健康法	陳美華譯	120元
(91)道家氣功術	早島正雄著	130元
(92)氣功減肥術	早島正雄著	120元
(93)超能力氣功法	柯素娥譯	130元
(94)氣的瞑想法	早島正雄著	120元

・家庭／生活・電腦編號05

①單身女郎生活經驗談	廖玉山編著	100元

②血型・人際關係	黃靜編著	120元
③血型・妻子	黃靜編著	110元
④血型・丈夫	廖玉山編譯	130元
⑤血型・升學考試	沈永嘉編譯	120元
⑥血型・臉型・愛情	鐘文訓編譯	120元
⑦現代社交須知	廖松濤編譯	100元
⑧簡易家庭按摩	鐘文訓編譯	150元
⑨圖解家庭看護	廖玉山編譯	120元
⑩生男育女隨心所欲	岡正基編著	160元
⑪家庭急救治療法	鐘文訓編著	100元
⑫新孕婦體操	林曉鐘譯	120元
⑬從食物改變個性	廖玉山編譯	100元
⑭藥草的自然療法	東城百合子著	200元
⑮糙米菜食與健康料理	東城百合子著	180元
⑯現代人的婚姻危機	黃靜編著	90元
⑰親子遊戲 0歲	林慶旺編譯	100元
⑱親子遊戲 1～2歲	林慶旺編譯	110元
⑲親子遊戲 3歲	林慶旺編譯	100元
⑳女性醫學新知	林曉鐘編譯	130元
㉑媽媽與嬰兒	張汝明編譯	180元
㉒生活智慧百科	黃靜編譯	100元
㉓手相・健康・你	林曉鐘編譯	120元
㉔菜食與健康	張汝明編譯	110元
㉕家庭素食料理	陳東達著	140元
㉖性能力活用秘法	米開・尼里著	150元
㉗兩性之間	林慶旺編譯	120元
㉘性感經穴健康法	蕭京凌編譯	150元
㉙幼兒推拿健康法	蕭京凌編譯	100元
㉚談中國料理	丁秀山編著	100元
㉛舌技入門	增田豐著	160元
㉜預防癌症的飲食法	黃靜香編著	150元
㉝性與健康寶典	黃靜香編著	180元
㉞正確避孕法	蕭京凌編譯	180元
㉟吃的更漂亮美容食譜	楊萬里著	120元
㊱圖解交際舞速成	鐘文訓編譯	150元
㊲觀相導引術	沈永嘉譯	130元
㊳初為人母12個月	陳義譯	180元
㊴圖解麻將入門	顧安行編譯	160元
㊵麻將必勝秘訣	石利夫編譯	160元
㊶女性一生與漢方	蕭京凌編譯	100元
㊷家電的使用與修護	鐘文訓編譯	160元

㊸錯誤的家庭醫療法	鐘文訓編譯	100元
㊹簡易防身術	陳慧珍編譯	150元
㊺茶健康法	鐘文訓編譯	130元
㊻雞尾酒大全	劉雪卿譯	180元
㊼生活的藝術	沈永嘉編著	120元
㊽雜草雜果健康法	沈永嘉編著	120元
㊾如何選擇理想妻子	荒谷慈著	110元
㊿如何選擇理想丈夫	荒谷慈著	110元
51中國食與性的智慧	根本光人著	150元
52開運法話	陳宏男譯	100元
53禪語經典＜上＞	平田精耕著	150元
54禪語經典＜下＞	平田精耕著	150元
55手掌按摩健康法	鐘文訓譯	180元
56腳底按摩健康法	鐘文訓譯	150元
57仙道運氣健身法	李玉瓊譯	150元
58健心、健體呼吸法	蕭京凌譯	120元
59自彊術入門	蕭京凌譯	120元
60指技入門	增田豐著	160元
61下半身鍛鍊法	增田豐著	180元
62表象式學舞法	黃靜香編譯	180元
63圖解家庭瑜伽	鐘文訓譯	130元
64食物治療寶典	黃靜香編譯	130元
65智障兒保育入門	楊鴻儒譯	130元
66自閉兒童指導入門	楊鴻儒譯	180元
67乳癌發現與治療	黃靜香譯	130元
68盆栽培養與欣賞	廖啟新編譯	180元
69世界手語入門	蕭京凌編譯	180元
70賽馬必勝法	李錦雀編譯	200元
71中藥健康粥	蕭京凌編譯	120元
72健康食品指南	劉文珊編譯	130元
73健康長壽飲食法	鐘文訓編譯	150元
74夜生活規則	增田豐著	160元
75自製家庭食品	鐘文訓編譯	200元
76仙道帝王招財術	廖玉山譯	130元
77「氣」的蓄財術	劉名揚譯	130元
78佛教健康法入門	劉名揚譯	130元
79男女健康醫學	郭汝蘭譯	150元
80成功的果樹培育法	張煌編譯	130元
81實用家庭菜園	孔翔儀編譯	130元
82氣與中國飲食法	柯素娥編譯	130元
83世界生活趣譚	林其英著	160元

⑧胎教二八〇天	鄭淑美譯	180元
⑧酒自己動手釀	柯素娥編著	160元
⑧自己動「手」健康法	劉雪卿譯	160元
⑧香味活用法	森田洋子著	160元
⑧寰宇趣聞搜奇	林其英著	200元
⑧手指回旋健康法	栗田昌裕著	200元
⑨家庭巧妙收藏	蘇秀玉譯	200元
⑨餐桌禮儀入門	風間璋子著	200元
⑨住宅設計要訣	吉田春美著	200元

・命理與預言・ 電腦編號 06

①星座算命術	張文志譯	120元
②中國式面相學入門	蕭京凌編著	180元
③圖解命運學	陸明編著	200元
④中國秘傳面相術	陳炳崑編著	110元
⑤13星座占星術	馬克・矢崎著	200元
⑥命名彙典	水雲居士編著	180元
⑦簡明紫微斗術命運學	唐龍編著	220元
⑧住宅風水吉凶判斷法	琪輝編譯	180元
⑨鬼谷算命秘術	鬼谷子著	200元
⑩密教開運咒法	中岡俊哉著	250元
⑪女性星魂術	岩滿羅門著	200元
⑫簡明四柱推命學	李常傳編譯	150元
⑬手相鑑定奧秘	高山東明著	200元
⑭簡易精確手相	高山東明著	200元
⑮13星座戀愛占卜	彤雲編譯組	200元
⑯女巫的咒法	柯素娥譯	230元
⑰六星命運占卜學	馬文莉編著	230元
⑱樸克牌占卜入門	王家成譯	100元
⑲A血型與十二生肖	鄒雲英編譯	90元
⑳B血型與十二生肖	鄒雲英編譯	90元
㉑O血型與十二生肖	鄒雲英編譯	100元
㉒AB血型與十二生肖	鄒雲英編譯	90元
㉓筆跡占卜學	周子敬著	220元
㉔神秘消失的人類	林達中譯	80元
㉕世界之謎與怪談	陳炳崑譯	80元
㉖符咒術入門	柳玉山人編	150元
㉗神奇的白符咒	柳玉山人編	160元
㉘神奇的紫符咒	柳玉山人編	200元
㉙秘咒魔法開運術	吳慧鈴編譯	180元

㉚諾米空秘咒法　　　　　馬克・矢崎著　　220元
㉛改變命運的手相術　　　　鐘文訓編著　　120元
㉜黃帝手相占術　　　　　　鮑黎明著　　　230元
㉝惡魔的咒法　　　　　　　杜美芳譯　　　230元
㉞脚相開運術　　　　　　　王瑞禎譯　　　130元
㉟面相開運術　　　　　　　許麗玲譯　　　150元
㊱房屋風水與運勢　　　　　邱震睿編譯　　160元
㊲商店風水與運勢　　　　　邱震睿編譯　　200元
㊳諸葛流天文遁甲　　　　　巫立華譯　　　150元
㊴聖帝五龍占術　　　　　　廖玉山譯　　　180元
㊵萬能神算　　　　　　　　張助馨編著　　120元
㊶神祕的前世占卜　　　　　劉名揚譯　　　150元
㊷諸葛流奇門遁甲　　　　　巫立華譯　　　150元
㊸諸葛流四柱推命　　　　　巫立華譯　　　180元
㊹室內擺設創好運　　　　　小林祥晃著　　200元
㊺室內裝潢開運法　　　　　小林祥晃著　　230元
㊻新・大開運吉方位　　　　小林祥晃著　　200元
㊼風水的奧義　　　　　　　小林祥晃著　　200元
㊽開運風水收藏術　　　　　小林祥晃著　　200元
㊾商場開運風水術　　　　　小林祥晃著　　200元
㊿骰子開運易占　　　　　　立野清隆著　　250元

・敎 養 特 輯・電腦編號 07

①管敎子女絕招　　　　　　多湖輝著　　　70元
⑤如何敎育幼兒　　　　　　林振輝譯　　　80元
⑥看圖學英文　　　　　　　陳炳崑編著　　90元
⑦關心孩子的眼睛　　　　　陸明編　　　　70元
⑧如何生育優秀下一代　　　邱夢蕾編著　　100元
⑩現代育兒指南　　　　　　劉華亭編譯　　90元
⑫如何培養自立的下一代　　黃靜香編譯　　80元
⑭敎養孩子的母親暗示法　　多湖輝著　　　90元
⑮奇蹟敎養法　　　　　　　鐘文訓編譯　　90元
⑯慈父嚴母的時代　　　　　多湖輝著　　　90元
⑰如何發現問題兒童的才智　林慶旺譯　　　100元
⑱再見！夜尿症　　　　　　黃靜香編譯　　90元
⑲育兒新智慧　　　　　　　黃靜編譯　　　90元
⑳長子培育術　　　　　　　劉華亭編譯　　80元
㉑親子運動遊戲　　　　　　蕭京凌編譯　　90元
㉒一分鐘刺激會話法　　　　鐘文訓編著　　90元
㉓啟發孩子讀書的興趣　　　李玉瓊編著　　100元

㉔如何使孩子更聰明　　　　　黃靜編著　　100元
㉕3・4歲育兒寶典　　　　　黃靜香編譯　　100元
㉖一對一教育法　　　　　　林振輝編譯　　100元
㉗母親的七大過失　　　　　鐘文訓編譯　　100元
㉘幼兒才能開發測驗　　　　蕭京凌編譯　　100元
㉙教養孩子的智慧之眼　　　黃靜香編譯　　100元
㉚如何創造天才兒童　　　　林振輝編譯　　90元
㉛如何使孩子數學滿點　　　林明嬋編著　　100元

・消 遣 特 輯・電腦編號 08

①小動物飼養秘訣　　　　　徐道政譯　　120元
②狗的飼養與訓練　　　　　張文志譯　　130元
③四季釣魚法　　　　　　　釣朋會編　　120元
④鴿的飼養與訓練　　　　　林振輝譯　　120元
⑤金魚飼養法　　　　　　　鐘文訓編譯　130元
⑥熱帶魚飼養法　　　　　　鐘文訓編譯　180元
⑧妙事多多　　　　　　　　金家驊編譯　80元
⑨有趣的性知識　　　　　　蘇燕謀編譯　100元
⑩圖解攝影技巧　　　　　　譚繼山編譯　220元
⑪100種小鳥養育法　　　　譚繼山編譯　200元
⑫撲克牌遊戲與贏牌秘訣　　林振輝編譯　120元
⑬遊戲與餘興節目　　　　　廖松濤編著　100元
⑭撲克牌魔術・算命・遊戲　林振輝編譯　100元
⑯世界怪動物之謎　　　　　王家成譯　　90元
⑰有趣智商測驗　　　　　　譚繼山譯　　120元
⑲絕妙電話遊戲　　　　　　開心俱樂部著　80元
⑳透視超能力　　　　　　　廖玉山譯　　90元
㉑戶外登山野營　　　　　　劉青篁編譯　90元
㉒測驗你的智力　　　　　　蕭京凌編著　90元
㉓有趣數字遊戲　　　　　　廖玉山編著　90元
㉔巴士旅行遊戲　　　　　　陳羲編著　　110元
㉕快樂的生活常識　　　　　林泰彥編著　90元
㉖室內室外遊戲　　　　　　蕭京凌編著　110元
㉗神奇的火柴棒測驗術　　　廖玉山編著　100元
㉘醫學趣味問答　　　　　　陸明編譯　　90元
㉙撲克牌單人遊戲　　　　　周蓮芬編譯　130元
㉚靈驗撲克牌占卜　　　　　周蓮芬編譯　120元
㉜性趣無窮　　　　　　　　蕭京凌編譯　110元
㉝歡樂遊戲手冊　　　　　　張汝明編譯　100元
㉞美國技藝大全　　　　　　程玫立編譯　100元

國家圖書館出版品預行編目資料

銀髮族健身指南/孫瑞台、葛玉祥編、李文基、王佩琨編著
——初版，——臺北市，大展，民87
面；　　公分，——（銀髮族智慧學；4）
ISBN 957-557-780-9（平裝）

1.運動與健康　2.老人

411.71　　　　　　　　　　　　　　86014356

行政院新聞局局版臺陸字第100920號核准
北京人民軍醫出版社授權中文繁體字版
（原書名：老年人運動健身指南）

銀髮族健身指南

ISBN 957-557-780-9

編 著 者/ 孫瑞台、葛玉祥、李文基、王佩琨
發 行 人/ 蔡　森　明
出 版 者/ 大展出版社有限公司
社　　址/ 台北市北投區（石牌）致遠一路2段12巷1號
電　　話/ （0）28236031・28236033
傳　　真/ （0）28272069
郵政劃撥/ 0166955-1
登 記 證/ 局版臺業字第2171號
承 印 者/ 國順圖書印刷公司
裝　　訂/ 嶸興裝訂有限公司
排 版 者/ 弘益電腦排版有限公司
初　　版/ 1998年（民87年）1月

定　價/ 250元

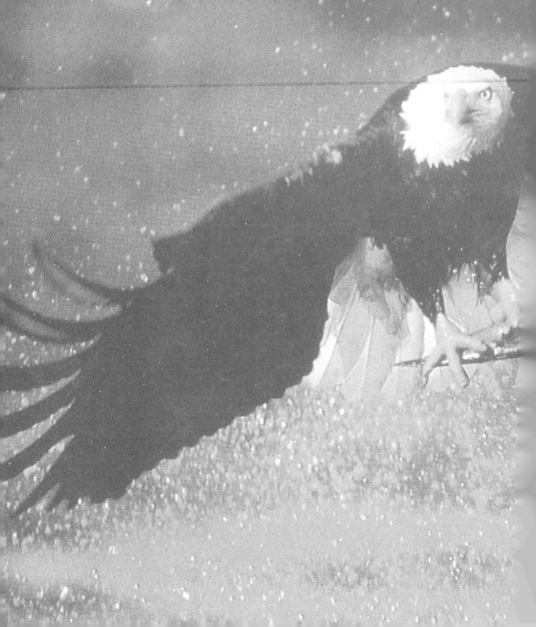

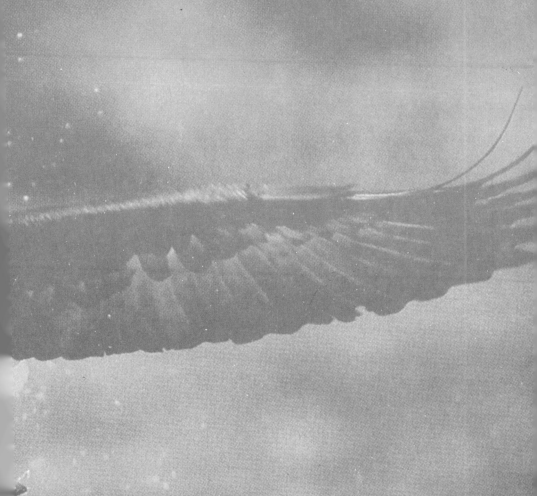

大展好書 ✕ 好書大展